ADIÓS AL INFARTO

ADIÓS AL INFARTO

DR. LUIS ANDRÉS LABRADA RONDÓN

SEGUNDA EDICIÓN

Copyright © 2014 por Dr. Luis Andrés Labrada Rondón.

Primera edición/2013. Editorial Diáspora
Segunda edición: 2014
Portada: La Jungla, del pintor cubano Wifredo Lam

Número de Control de la Biblioteca del Congreso de EE. UU.:		2014902375
ISBN:	Tapa Dura	978-1-4633-7860-8
	Tapa Blanda	978-1-4633-7862-2
	Libro Electrónico	978-1-4633-7861-5

La información, ideas y sugerencias en este libro no pretenden reemplazar ningún consejo médico profesional. Antes de seguir las sugerencias contenidas en este libro, usted debe consultar a su médico personal. Ni el autor ni el editor de la obra se hacen responsables por cualquier pérdida o daño que supuestamente se deriven como consecuencia del uso o aplicación de cualquier información o sugerencia contenidas en este libro.

Este libro fue impreso en los Estados Unidos de América.

Fecha de revisión: 01/05/2014

Para realizar pedidos de este libro, contacte con:
Palibrio LLC
1663 Liberty Drive
Suite 200
Bloomington, IN 47403
Gratis desde EE. UU. al 877.407.5847
Gratis desde México al 01.800.288.2243
Gratis desde España al 900.866.949
Desde otro país al +1.812.671.9757
Fax: 01.812.355.1576
ventas@palibrio.com
521829

Me pueden escribir a:

cardio.1404@gmail.com

ÍNDICE DE MATERIAS

SOBRE EL AUTOR 13

PRÓLOGO A LA SEGUNDA EDICIÓN............................15

A MIS LECTORES: 19

LOS INICIOS 25
- Angina de pecho 32

TRANSMISIÓN GENÉTICA DE LA ENFERMEDAD CORONARIA 39
- Infarto agudo del miocardio. 41

LA SOCIEDAD AMERICANA DE CARDIOLOGIA 45
- Trasplantes cardiacos..46
- Nuevos conceptos anatómicos.........................51
- El ecocardiograma...52
- El ecoscopio. 53

EL ESTUDIO FRAMINGHAM..55
- Aportes adicionales 58
- Factor de protección: 61
- Riesgo: 62
- A.- Riesgo absoluto: 63
- B.- Riesgo relativo: 65
- C.- Riesgo atribuible:...66
- D.- Riesgo absoluto en expuestos: 67
- E.- Riesgo absoluto en no expuestos: 68
- Cálculo del riesgo coronario. 68
- Sensibilidad y especificidad. 74
- Factores de riesgo coronarios. 75
- Índice puerta - aguja...78

EL ENDOTELIO Y SUS FUNCIONES. 81
- Funciones del endotelio....................................85
- Consecuencias de la disfunción endotelial. 86
- Restitución de la función endotelial por las estatinas. 86
- Administración de las estatinas.........................88

ANÁLISIS DE LOS FACTORES DE RIESGO CORONARIOS 89
- Hipertensión arterial. 91
- Epidemiología...93
- Complicaciones de la hipertension arterial.....................97
- Crisis hipertensiva 98
- Tratamiento prioritario en las crisis hipertensivas 99
- Cardiopatía hipertensiva. 100
- Tratamiento de la hipertensión arterial. 101
- Control comunitario...114

DISLIPIDEMIAS...117
- En prevencion primaria: 120
- En prevencion secundaria:..120
- Tratamiento de la dislipidemia. 124
- Disfunción endotelial en las dislipidemias.......................129
- Estatinas de uso cotidiano. 130

OBESIDAD...137
- Definición. 139
- Causas de obesidad. 139
- Exploración de la gládula tiroides. 143
- Las "calorías vacías"...144
- Consecuencias de la obesidad.....................................146
- Tratamiento..150
- Sustancias endocanabinoides. 153
- Obesidad y via endocanabinoide 153

DIABETES MELLITUS. 157
- Clasificación de la diabetes mellitus. 158
- Consecuencias de padecer diabetes mellitus 160
- Hipoglicemiantes orales 164
- Síndrome metabólico 165
- Tratamiento del síndrome metabólico.............................169

HÁBITO DE FUMAR. 173
- Estudio f. 174
- Consecuencias del hábito de fumar. 178
- Consecuencias clínicas...180

CARDIOPATÍA ISQUÉMICA. 185
- Índice de motilidad parietal 187
- Tratamiento general 188
- Rehabilitacion cardiaca integral 189

FACTORES PSICOSOCIALES. 193

ESTRÉS 195
- Consecuencias del estrés 197
- Estrés dictatorial..198

SEDENTARISMO. 201
- El fenómeno de la pantalla. 202
- Importancia del ejercicio físico. 204
- Beneficios del ejercicio físico habitual 205
- Guerreros de fin de semana..................................207

ALCOHOLISMO CRÓNICO 209
- Consecuencias del alcoholismo para la salud. 211
- Consecuencias sociales del consumo de alcohol.........211
- Tratamiento...213

EDAD...215
- Teorias sobre el envejecimiento del corazon.............215
- 1.- Teoría del genoma: 216
- 2.- Teoría fisiológica:..217
- 3.- Teoría anatómica: 221
- Cómo cambia el cuerpo con la edad. 225
- Cambios cardiovasculares con el envejecimiento........226
- Factores que aceleran el envejecimiento. 229

INFECCIONES 231
- Los gérmenes...233
- Tratamiento...234

ENFERMEDAD CARDIOVASCULAR EN LA MUJER 237
- Efectos protectores de los estrógenos. 239

FACTORES DE RIESGO CORONARIOS HEMATOLÓGICOS.........241
- Proteinas c reactivas. 242
- Fibrinógeno elevado. 247

- Ácido úrico elevado...250
- Homocisteinemia. 252

DROGADICCIÓN COMO FACTOR DE RIESGO 263
- Complicaciones del uso de drogas. 265
- Tratamiento..270

PREVENCIÓN GENÉTICA CARDIOVASCULAR.............................273
- Genoma humano 277
- Enfermedad coronaria..279
- Síndrome de down 280
- Síndrome de marfan...281
- Ecocardiografía fetal. 282

DOLOR EN EL PECHO...283
- Síndrome de muerte silenciosa. 284
- Evaluación inicial. 289
- Clasificación 291
- Caso clínico 297

INFARTO DEL MIOCARDIO..299
- Muerte súbita...301
- Cien años del diagnóstico del infarto. 302
- Angina inestable 305
- Dr. Agustín castellanos gonzález.............................309
- Coronariografías 310
- Infartos con coronarias sanas....................................311
- Tratamiento integral 312
- Tratamiento con medicamentos 317
- Vasodilatadores coronarios......................................321
- Reperfusión por cateterismo 331
- Cirugía en el infarto agudo 332
- Terapia con células madre.......................................333

DEDICADO

A LA FUNDACIÓN ST. JUDE PARA EL TRATAMIENTO
DE NIÑOS CON CÁNCER:

- Por su sentido de solidaridad humana sin fronteras y sin ambiciones humanas desmedidas.

- Por ser una obra perfecta y desinteresada que salva miles de vidas todos los años.

- Por su carácter científico e investigativo realizado con humildad.

- Por esos niños que a pesar de estar gravemente enfermos, nos motivan a seguir adelante.

SOBRE EL AUTOR

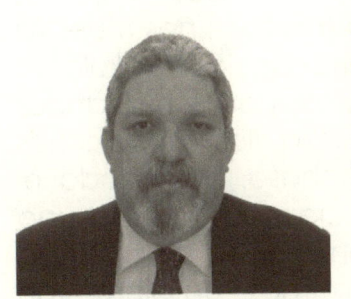

El Dr. Luis Andrés Labrada Rondón egresó como Médico General del Instituto Superior de Ciencias Médicas de Santiago de Cuba. Especialista en Cardiología no invasiva del Hospital Universitario "Saturnino Lora" de Santiago de Cuba. Felow en Cuidados Intensivos del Adulto. Master en investigaciones biomédicas. Investigador titular. Experto en Ecocardiografia de la Universidad de Viena, Austria. Es el Director Científico de CARDIOCENTER. Miembro activo de la Sociedad Americana de Ecocardiografía y de la Sociedad Colombiana de Cardiología y Cirugía Cardiovascular. Exmiembro de la Sociedad Cubana de Cardiologia. Es el Editor General de la "Revista Cardiocenter". Ha publicado varios libros, entre los que quiero destacar "Dolor Precordial. Implicaciones clínicas y Terapéuticas", del que ha dicho el Dr. Ignacio Chávez Rivera, exdirector general del Instituto Nacional de Cardiología de México: "Tenemos que reconocer al Dr. Labrada como un experto de talla mundial en un tema tan controvertido como lo es el dolor precordial"

Sus compañeros de bachillerato lo reconocíamos como un "genio" de las Físicas y las Matemáticas por lo que desde muy temprano en su juventud logró el respeto y la admiración de todos nosotros. Es un estudioso incansable y un lector insaciable, dotado de una memoria prodigiosa. Siempre estuvo entre las lumbreras de nuestro curso y ya desde estudiante de medicina se vislumbraba el especialista de alto nivel que conocemos hoy. Amplió sus conocimientos en Cardiología en el hospital clínico "San Carlos" de la Universidad Complutense de Madrid, España. Allí conoció Dr. Pedro Zarco, quien en cierta ocasión expresó, refiriéndose al Dr. Labrada: "No hay que ser español para alcanzar las cumbres cardiológicas".

Para mí, "Adiós al infarto" es un libro imprescindible al que he calificado como una novela científica porque se mueve entre lo autobiográfico y los descubrimientos cardiológicos más modernos. El libro también nos muestra un profundo recorrido por la historia de la cardiología mundial, con sus logros y descalabros, con sus avances y retrocesos, mostrando con sutileza las conexiones que muchas veces de forma caprichosa, nos brinda el recorrido ascendente de una especialidad. Reciba una vez más Dr. labrada el reconocimiento de la comunidad científica internacional por entregarnos un libro tan necesario en muchos países del mundo. Es un texto indispensable en estos tiempos atormentados y convulsos en los que el egoísmo científico y las ambiciones por el dinero, son capaces de perturbar las mentes más prodigiosas de los mejores hombres de ciencia de nuestros países y de corromper sistemas completos de salud.

Dr. Miguel Livera Naranjo
Moun Sinai Hospital
Miami, Florida

PRÓLOGO A LA SEGUNDA EDICIÓN.

Adiós al infarto. Así titulé mi segundo libro. Nació ocho años después que mi primogénito: Dolor precordial, publicado también en Colombia. No me arrepiento de haber dicho precozmente adiós al infarto, algo tan descabellado, que ha merecido la crítica de algunos neófitos. Debo advertir que es un término que he venido utilizando de forma irónica, pues nada más lejos de la realidad que esa afirmación. Esa es la triste realidad. Estamos a años luz de eliminar el infarto del miocardio porque existen demasiadas trabas que nacen en las entrañas de la propia ciencia y otras se insertan desde los mecanismos burocráticos y políticos que interactúan irrespetuosamente con ella.

Con esta segunda edición de Adiós al infarto, estoy celebrando los primeros 25 años de haberme graduado como especialista en Cardiología, en 1988, en la ciudad de Santiago de Cuba, "la ciudad más caribeña de todo el caribe" como la definió García Márquez. Durante todo este tiempo he tenido la dicha de ser testigo de importantes sucesos científicos introducidos en el fascinante mundo de la cardiología clínica e investigativa. Recuerdo que los primeros ecocardiogramas los realicé en equipos que daban las imágenes en blanco y negro y sólo existía el modo M, es decir, imágenes estáticas de la válvula mitral. Luego se introdujo el modo B, que mostraba, aunque con muchas limitaciones, imágenes en movimiento. Fue así como vi por primera vez a la valva anterior y posterior mitral abriendo y cerrando en perfecta armonía con el momento de la relajación y contracción del ventrículo izquierdo. Llorábamos de alegría durante esos primeros estudios, porque nos permitían ver al corazón en movimiento, en toda su dimensión, con sus sístoles y sus diástoles, representantes genuinas del misterio de la vida. Luego llegó el efecto doppler, el contínuo y el pulsado. Con esos efectos se logran definir la velocidad que toma la sangre al atravesar una estructura, así como el gradiente de presión que se produce. El advenimiento del doppler color perfeccionó la calidad de las imágenes y con ello se perfeccionó la cuantificación de las insuficiencias valvulares. El doppler tisular mide la velocidad de la onda al viajar por los tejidos, efecto que tiene tremenda importancia para definir la función sistólica y diastólica del ventrículo izquierdo.

Todos esos avances me hicieron pensar que habíamos tomado el camino definitivo hacia la disminución de las enfermedades isquémicas del corazón. Ingenuo pensamiento. Hoy es evidente que esas enfermedades siguen tan presentes como hace 30 años, decepción que me ha llevado a la reflexión profunda y al análisis científico directo porque es evidente que algo, dentro de la cardiología mundial, está funcionando mal. Cuando se introdujeron en el mercado los primeros anillos de Stent para el tratamiento de la oclusión de las arterias coronarias, pensamos que el principal problema de la cardiología moderna había llegado a su fin. Grande fue la desilusión cuando nos dimos cuenta de que esos anillos también, en un número importantes de pacientes, se ocluían. De forma emergente salieron los anillos medicados con el objetivo de detener el proceso de oclusión o en el peor de los casos, retrasarlo y si bien es cierto que nos dieron esperanzas, luego nos decepcionamos cuando nos dimos cuenta de que también se ocluían. Entonces, los cirujanos cardiovasculares comenzaron a mejorar las técnicas quirúrgicas planteadas por el Dr. René Favaloro para la revascularización coronaria. Así nació la cirugía a "corazón batiente", un espectáculo maravilloso, en el que el corazón se revasculariza sin necesidad de detener sus movimientos. Cuando yo vi hacer el primer caso, quedé convencido de que habíamos llegado a un punto sin vueltas a atrás. Salí de aquel salón de operaciones con la alegría de haber sido testigo de un hecho trascendental y sin retroceso. Pero no. Años después nos dimos cuenta de que esos puentes también se ocluían con tanta o más rapidez que los implantados por el Dr. Favaloro con el corazón quieto, es decir, en paro.

Ante un panorama tan decepcionante, los farmacólogos actuaron con sagacidad cuando descubrieron el clopidogrel, una tableta mágica - según ellos- que sería la encargada de evitar las oclusiones tanto de los anillos de stent como de los puentes coronarios. Yo estuve eufórico durante varios meses, hasta el día en que atendí, en Cardiocenter, a un médico general que hacía más de un año había sido revascularizado y llevaba el mismo tiempo tomando clopidogrel. Con curiosidad lo interrogué:

- Cómo vas hermano- le pregunté
- Mal, doctor, el puente coronario se me ocluyó y para mí el clopidogrel ese no es más que una aspirina buena por ser francesa- me respondió de mal humor.

Lo de la aspirina francesa había surgido desde el mismo momento en que apareció en el mercado latinoamericano el Iscover, nombre comercial del clopidogrel, producido por unos laboratorios franceses. No sé si fue una casualidad, pero las personas que tomaron ese medicamento- iscover- no mejoraron para nada su enfermedad de base. De todos modos debemos reconocer que la cardiología en las últimas décadas ha estado a la vanguardia de las investigaciones mundiales, con resultados altamente alentadores en una gran variedad de enfermedades.

Por último quiero señalar que durante estos 25 años de desempeñarme como cardiólogo en diferentes partes del mundo, he comprobado que los programas de formación de las nuevas generaciones de médicos, siguen siendo enfocados hacia la curación de las enfermedades y no hacia la prevención de las mismas. Ese concepto debe cambiar de forma radical en este siglo XXI que recién hemos comenzando. Debo ser testarudo cuando a pesar de todo, sigo insistiendo en que no hay sistema de salud en el mundo que resista los gastos económicos que implican las enfermedades isquémicas del corazón.

La primera edición de Adiós al infarto se vendió, en tiempo record, en las principales librerías de Colombia. Entonces la Editorial Diáspora tomó la decisión de realizar una segunda edición en formato digital, para internet, de manera que todos los miembros de la "aldea global" que quisieran, tuvieran acceso al libro. Para ello eligió, de entre un grupo numeroso de propuestas editoriales a www.palibrio.com porque la consideró como la más completa y profesional que existe en el mercado actual. Creo que soy el primer cardiólogo cubano que incursiona en internet con un libro propio. Esta edición la he escrito en su totalidad entre mi apartamento en Tamarac, Florida y mi casa en Houston, Texas, Estados Unidos, país que durante tantos años ha abierto las puertas de su democracia a miles de cubanos.

Muchas gracias.

Dr. Luis Andrés Labrada Rondón
Especialista en cardiología.
Experto en Ecocardiografía.

A MIS LECTORES:

La tradición médica cubana ha trascendido a la pequeña isla caribeña durante varios siglos. Carlos Juan Finlay, el "descubridor" del agente transmisor de la fiebre amarilla, en el siglo XIX, organizó un sistema de salud que daba prioridad a la prevención, aun cuando la comunidad científica internacional de su época tenía escasos conocimientos sobre ese tema. En honor a él se estableció la fecha de su nacimiento, el 3 de diciembre, como el "Día de la Medicina Latinoamericana". El Dr. Joaquín Albarrán, el gran urólogo cubano, había alertado precozmente, en el siglo XIX, sobre los beneficios de la prevención de las enfermedades de transmisión sexual y sobre la prevención del cáncer de próstata. El Dr. Agustín Castellanos González, reconocido como el Padre de la Cardiología Cubana, fue nominado en dos ocasiones al Premio Nobel de Medicina, durante la primera mitad del siglo XX. Fue capaz de vislumbrar las consecuencias positivas que tenía para la población mundial la prevención genética cardiovascular porque era del criterio de que la prevención es la mejor forma de tratamiento de las enfermedades cardiovasculares.

Es verdad que la humanidad sumó 40 años a sus expectativas de vida en el recién terminado siglo XX, pero también lo es que casi todos los sistemas de salud de las naciones más poderosas del mundo terminaron casi quebrados económicamente y diezmados desde el punto de vista científico, por las cuantiosas inversiones realizadas para controlar la mortalidad por enfermedades cardiovasculares. Es un desastre de proporciones incalculables en términos de sufrimiento y dolor, que nos involucra, de alguna manera, a todos. Ante semejante panorama tan desolador, la humanidad no tiene otra alternativa que la de tomar la prevención como la mejor y más económica herramienta para salvar a nuestra especie. Pocas enfermedades humanas tienen un periodo de incubación tan prolongado, silente y traicionero como la aterosclerosis, lo que nos hace seres vulnerables y tan frágiles que tenemos posibilidades reales de padecer una muerte súbita en cualquier momento de nuestras vidas.

Esa situación de latencia crónica fomenta la morbilidad oculta, principal causante del desastre epidemiológico provocado por las enfermedades cardiovasculares. Entran en ese concepto todas aquellas personas portadoras de una enfermedad cardiovascular y que sin embargo, ellos no lo saben y por lo mismo no van a controles médicos ni cumplen con ningún tratamiento. Disminuir la morbilidad oculta debe ser el principal objetivo de la cardiología moderna. Durante la realización del Séptimo Congreso Internacional de Cardiología por Internet, celebrado en 2011, en el que participamos miles de cardiólogos de todo el mundo, la figura central fue el Profesor Valentín Fuster, jefe del departamento de Cardiología del Moun Sinaí General Hospital, de New York y del Centro Internacional para las Investigaciones Cardiovasculares de Madrid. El Dr. Fuster ha dedicado gran parte de su vida científica a estudiar la placa de ateroma y sus complicaciones y siempre se queja de lo mismo; de que a pesar de los millonarios gastos en las investigaciones de laboratorio, el desastre de la alta mortalidad por enfermedades cardiovasculares continúa siendo incontrolable.

Para que el corazón pueda llegar a un estado de deterioro severo, tuvo que pasar mucho tiempo y muchos contratiempos. En primer lugar, la enfermedad no se diagnosticó precozmente, o nunca se diagnosticó. Tan importante como las investigaciones de "laboratorio" que se hacen en los hospitales y clínicas, son las que se deben realizar en el terreno, en los hogares de las personas, en los centros de trabajos, en lugares públicos. Hasta allí deben desplazarse los equipos médicos para realizar labores de pesquizaje y de control de los tratamientos.

No todo está perdido. Varios elementos han hecho que mejore el pronóstico del infarto del miocardio o en el mejor de los casos, han hecho evitable este evento catastrófico. El estudio Framingham, funcionando desde 1948 ha posibilitado el reconocimiento de aquellos elementos nocivos que creaban el terreno fértil para la aparición y desarrollo del infarto. El descubrimiento del óxido nítrico (NO) en 1992, significó un gran paso de avance en la comprensión de cómo actuaban los factores de riesgo coronarios, descubiertos y estudiados en el estudio F. El NO es un gas inerte que ha existido desde que aparecieron las primeras características ambientales, después del Big Bang. Es tan viejo y abundante que siempre ha estado entre nosotros. Hoy sabemos que los factores de riesgo coronarios provocan disfunción endotelial y esta influye sobre los niveles de NO, provocando su disminución, lo que trae como consecuencia una vasoconstricción generalizada con aumento del trabajo cardíaco y disminución subsecuente de las reservas energéticas de este órgano.

La revascularización miocárdica ha evolucionado desde los conceptos originales planteados por René Favaloro en 1960. El argentino se había formado en la Cleveland Clinic, donde hizo los primeros ensayos y realizó los primeros "puentes coronarios" utilizando la arteria mamaria interna y luego la vena safena mayor. Al Dr. Favaloro lo conocí en "El Escorial", en Madrid, España. Me lo presentó otro grande de la cardiología mundial, el Dr. Pedro Zarco, catedrático de la Universidad Complutense de Madrid. Me llamó la atención que el Dr. Favaloro, científico que recorría el mundo explicando su técnica quirúrgica para el tratamiento de la enfermedad oclusiva coronaria a través de puentes, me exhortara a que escribiera un libro sobre prevención cardiovascular, que de alguna manera influyera en evitar esas operaciones, porque según él "nuestros países de América Latina no soportan el peso económico de estas intervenciones quirúrgicas".

- Me han comentado que usted es cubano y experto en prevención cardiovascular; eso lo obliga a escribir un libro sobre ese tema- me dijo.

Y comenzó a describirme los aspectos epidemiológicos que no debía dejar de tocar y lo simple del lenguaje que debía utilizar para que todo el mundo lo entendiera. Allí quedó sellado el compromiso de escribir este libro y allí, en El Escorial, rodeados de un ambiente intelectual impecable, quedó sembrada la semilla que fructificaría muchos años después con la publicación de este libro. La propia historia del Dr. Favaloro le dio la razón. Creó en Buenos Aires, Argentina, la Fundación que hoy lleva su nombre para el tratamiento de las enfermedades cardiovasculares. Tomó como principio realizar cuantas intervenciones quirúrgicas cardiovasculares aparecieran, patrocinadas por su fundación y no resistió la carga económica que eso significaba y colapsó económicamente. Tan duro golpe lastimó profundamente su espíritu humanitario. Entonces tomó la decisión más inesperada para todos. Se suicidó, con un tiro directo al corazón, en junio del año 2000.

El Dr. Pedro Zarco, mi anfitrión en Madrid durante mi entrenamiento en ecocardiografía de estrés, ya le había hablado al Dr. Favaloro sobre mí. Fue el otro instigador para que escribiera sobre prevención del infarto del miocardio. El Dr. Zarco introdujo la coronariografía en España y junto a su amigo René Favaloro, iniciaron la cirugía de revascularización coronaria en aquel país. Yo lo había conocido durante el desarrollo del III Congreso Nacional de Medicina Interna de Cuba, celebrado en Ciudad de La Habana, en 1984. Era miembro extranjero de la Sociedad Cubana de Cardiología, la cuarta en fundarse en el mundo, en 1937. Cuando lo volví a ver en Madrid, era el jefe del laboratorio de pruebas funcionales respiratorias del Hospital Clínico Universitario "San Carlos". Llegaba todos los días muy temprano, en bicicleta. Con ello fomentaba la práctica sistemática de ejercicios.

Murió de un infarto agudo del miocardio, casi a los 90 años.

Por último, quiero significar que este libro lo escribí inspirado en la suspicacia que siempre despierta un infarto del miocardio en nuestros pacientes y en la morbosa curiosidad que estos sienten ante un evento que les amenaza con arrancarles sus vidas. Si este libro contribuye a un mejor entendimiento de las enfermedades isquémicas del corazón, principal causa de muerte en el mundo, entonces habré saldado con dignidad aquella deuda contraída con aquellos verdaderos maestros de la cardiología mundial y habré cerrado un ciclo de divulgación científica a la población que me ha ocupado durante gran parte de mi vida.

Muchas Gracias
Dr. Luis Andrés Labrada Rondón

LOS INICIOS

Cuando yo tenía 12 años supe que mi padre, un humilde campesino, sufría de una enfermedad del corazón que le producía insuficiencia cardíaca. En muchas ocasiones mis padres me llevaron a las consultas de cardiología que se efectuaban en el Hospital Universitario "Carlos Manuel de Céspedes" ubicado en la ciudad cubana de Bayamo. Siempre quedé impresionado cuando su cardiólogo de cabecera, el Dr. Juan Castellanos Tardo, interpretaba el electrocardiograma y predecía alguna mejoría, señalando con absoluta precisión la posición en que se localizaba el infarto del miocardio. Esa experiencia me llevó a definir precozmente que estudiaría medicina y que me especializaría en Cardiología. Con esas motivaciones, devoraba cuantos libros caían en mis manos, siempre que fueran asequibles a mis conocimientos. Pasaba muchas horas esculcando los estantes de la biblioteca de mi pueblo para escoger lo que mejor ilustrara el funcionamiento del cuerpo humano. Desde entonces comencé a formar mi propia biblioteca y ya tenía fama en mi pueblo de ser un lector insaciable. Siempre me han motivado las complejas teorías que se han escrito sobre el corazón y sus vasos, pero pocas veces encontré información científica adecuada para alguien que no fuera médico. Recuerdo que alguna vez mi padre le preguntó a su cardiólogo, ¿qué es un infarto?. El Dr. Castellanos dirigió su mirada al infinito y en forma pausada le sugirió que se imaginara una planta marchita, por falta de agua y otros nutrientes, pero todavía con remanentes de vida. Si aquella planta se abonaba, se hidrataba y se le añadían múltiples nutrientes, retoñaría con la misma vitalidad de siempre. El símil, lejos de aclarar mis dudas, me sumió en un desconcierto deplorable que perduró en mí durante muchos años.

A esa edad -12 años- yo había recibido en la secundaria básica del pueblo donde nací, en una asignatura que para mí era fascinante, Biología Humana, algunas nociones sobre unos elementos o enfermedades que actuaban negativamente sobre el corazón y sus vasos, a los que las compañías de seguros norteamericanas habían denominado "factores de riesgo coronarios". Desde ese mismo momento entendí el carácter depredador para la salud humana de enfermedades tan diversas como la diabetes mellitus, la hipertensión arterial o las cifras de colesterol elevadas. En honor a la verdad, analizando esas situaciones clínicas desde las montañas de información que tenemos hoy, en esa época se conocía muy poco sobre ellos, pero era el inicio del estudio de los principales conceptos sobre los elementos productores de un infarto agudo del miocardio.

Cuando comencé a estudiar la carrera de medicina en 1978, mi profesor de Anatomía Humana, el Dr. Hipólito Pino Núñez tenía la sabiduría que dan 80 años de vida. El Dr. Pino, como todos los estudiantes le decíamos, se había graduado en la Universidad de La Habana en la década del 30, luego se fue a Estados Unidos a especializarse y regresó a Cuba siendo un verdadero científico. Un día, durante el desarrollo de una de sus espectaculares conferencias, el Dr. Pino, ante nuestras miradas atónitas, cortó, con experta delicadeza, un corazón humano en dos mitades perfectamente simétricas y comenzó a explicarnos los misterios de aquel órgano. Hizo una pausa al llegar al tabique interventricular, una pared que divide al ventrículo izquierdo del derecho. Fue capaz de extraerlo íntegro, en un corte anatómico magistral. La misteriosa "pieza" pasó de mano en manos, bajo la mirada curiosa de todos nosotros. Se destacaba el relieve de la porción muscular del septum interventricular, sobre la superficie tenue y delicada de la porción membranosa. No existían poros ni agujeros en esa estructura. Esa última observación fue la que prendió el debate. De inmediato el Dr. Pino tomó la palabra y arremetió contra Claudio

Galeno (160- 140 a. C), el médico griego cuyas teorías predominaron en la medicina clínica mundial durante más de 1500 años.

- Es una deshonra que a nosotros nos digan "Galenos" en honor a aquel hombre incapaz de desafiar los dogmas de su época para estudiar la anatomía directamente sobre cadáveres humanos- nos dijo.

Esa carencia conceptual y anatómica hizo que Galeno planteara uno de los errores que perduró por más tiempo en el campo de la medicina. Al no poder explicar cómo la sangre que llegaba al corazón pasaba de las cavidades derechas a las izquierdas para ser bombeada de nuevo a todo el cuerpo, Galeno se imaginó unos agujeros a nivel del tabique interventricular que permitían ese intercambio de sangre. Con ellos, con los agujeros, explicaba su modelo fisiológico y todos los médicos de su época y de casi un milenio después, los aceptaron con tanto entusiasmo que muchos llegaron a decir que si alguien no los veía era porque Dios se los había eliminado a algunas personas como un gesto de misericordia. Ese día el Dr. Hipólito Pino Núñez terminó su conferencia explicándonos cómo sobre aquel septum interventricular disecado se producía un gran número de infartos, porque la arteria coronaria que lo irrigaba era de las que más se ocluían. Infarto es sinónimo de muerte y es una desgracia para quienes los sufren - nos dijo-.

El Dr. Hipólito Pino Núñez murió de un infarto del miocardio ubicado en la cara anterior del corazón, diagnosticado por nosotros, sus últimos alumnos, cuando le disecamos su corazón. En su testamento había donado su cadáver al laboratorio de anatomía humana que hoy lleva su nombre en una de las facultades de medicina de la ciudad de Santiago de Cuba, "para que después de muerto sigan aprendiendo de mí". Tuvo que venir Andrés Vesalio a poner la anatomía humana en orden y a desmentir de una vez y para siempre los disparates planteados por Claudio Galeno. Vesalio era enano e inteligente, además de atrevido. Robaba de los cementerios parisinos cadáveres, los que descuartizaba para definir con nitidez las estructuras anatómicas. En 1543 publicó el que quizás haya sido el primer gran bestseller de la medicina en todos los tiempos: "De Humani Corpori Machina". Si el libro era magistral por las minuciosas descripciones anatómicas, sus ilustraciones marcaron para siempre la forma de explicar la anatomía humana. Vesalio era preciso e inconfundible. Describió las cuatro válvulas del corazón, así como sus cuatro cavidades, con tanta maestría que nunca hubo que agregarle nada. Supo diferenciar el tejido que rodeaba a esas válvulas, algo que casi 500 años después utilizan los cirujanos cardiovasculares para fijar las prótesis en los reemplazos valvulares. El gran Vesalio se dio cuenta de que el corazón se nutría a través de una red intrincada de vasos sanguíneos que denominó "arterias coronarias". Sus observaciones no dejaron por fuera los aparatos subvalvulares, así como las funciones que estos realizan.

A mi modo de ver, la sabiduría de Andrés Vesalio llegó a la cima del conocimiento humano acumulado hasta ese momento, cuando "descubrió" las tres capas que forman las paredes del corazón, pero se detuvo, como nunca nadie lo había hecho, sobre la capa media, la muscular o miocardio, como mejor se le conoce. Es aquí donde se asientan los infartos, como se descubrió muchos años después, casi de forma casual. Su descubrimiento fue insólito porque lo hizo sin microscopio, esculcando sobre corazones marchitos, en los que separaba, como hojas de cebollas, sus componentes. A la capa más interna Vesalio la llamó endocardio, por estar dentro de la cavidad. Aquel anatomista nunca sospechó que sobre esa estructura se asentarían bacterias que provocarían brutales infecciones e inflamación, lo que hoy conocemos como endocarditis infecciosa.

ANDRÉS VESALIO

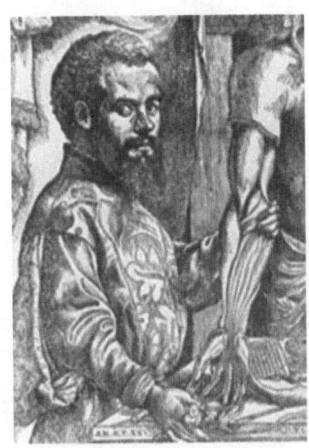

A Andrés Vesalio le costó años y casi la vida, realizar la más perfecta descripción anatómica del corazón. Sin embargo, nunca se detuvo a analizar cómo bombeaban la sangre las estructuras que él mismo había descrito. Un médico inglés, William Harvey, se dio cuenta de ese detalle y pasó a la historia porque descubrió que la sangre circulaba siguiendo las leyes de un circuito cerrado, en el que es propulsada por el ventrículo izquierdo a las arterias y regresa a las cavidades derechas por las venas. El Dr. Harvey defendía sus postulados como nadie nunca lo había hecho y terminó imponiendo sus novedosos conceptos, no sólo entre sus alumnos, también caló profundo en el pensamiento científico de sus colegas.

Alguien muy inteligente llegó a la conclusión de que si la sangre circulaba dentro de un circuito hermético, era porque existían diferencias de presiones para que ayudaran a una mejor circulación. Esa observación la demostró Stephen Hales, a quien todo el mundo respetaba por su condición de religioso. Era meticuloso en sus acciones y profundo en sus pensamientos, pasaba horas en su abadía analizando las posibles formas de medir las presiones sanguíneas en los animales. Estaba dispuesto a invertir todo su tiempo en demostrar que las presiones de las venas y las arterias eran diferentes y que aun, dentro de esos circuitos existían importantes gradientes de presión. Más asombroso aún es el hecho de que fue también el primero en investigar sobre el comportamiento del gasto cardiaco en diferentes situaciones clínicas. Hales describió por primera vez la resistencia vascular periférica, un fenómeno al que nadie le había prestado atención, pero que repercute notablemente en que el corazón tenga que aumentar su fuerza de contracción.

Pero en esencia Stephen Hales ha llegado hasta nuestros días porque de alguna manera tuvo que ver con el invento del esfigmomanómetro, en el año de 1733. No hay consultorio médico en el mundo donde no encuentres uno de estos instrumentos para medir la presión arterial. El concepto original de Hales fue ampliado en el siglo XX con la introducción en el mercado internacional del test de holter de presión o monitoreo ambulatorio de la presión arterial (MAPA) durante 24 horas, lo que permite obtener una mejor definición de los "picos hipertensivos" y con ellos se pueden establecer mejores tratamientos, al ubicar los medicamentos en horarios estratégicos, de manera que a la hora que se producen esos picos ya existan suficientes niveles en sangre de medicamentos hipotensores.

Las ideas de Hales fueron retomadas por el médico ruso Nikolay Korotkof. Joven e inteligente, siempre le dijo a su madre que iba a llegar muy lejos en el extraño arte de la medicina. En sentido general la medicina rusa había hecho algunos aportes significativos a la medicina mundial. Desde su época de estudiante el Dr. Korotkof se interesó por algo tan natural y espontáneo como los ruidos cardiacos. Llegó a la brillante conclusión de que las alteraciones en la cadencia de los ruidos cardiacos se transmitían a todo el cuerpo a través de los pulsos. Sus experimentos eran complejos, raros y sofisticados, con ellos pretendía establecer correctamente la forma para tomar la presión sanguínea. Estableció que si se insufla un brazalete queda obstruido el flujo sanguíneo sobre ese vaso sanguíneo y en la misma medida en que se desinfla aparecen unos ruidos que marcan la presión sistólica, es decir, la máxima. Esos ruidos continúan escuchándose y cuando desaparecen, en ese punto, se interpreta el valor de la presión diastólica o mínima. Luego, a esos ruidos se les llamarían "ruidos de Korotkof" en honor a él, quedando establecido para siempre que las cifras tensionales elevadas constituyen un problema de salud con repercusión negativa sobre el corazón. De manera que podemos afirmar que la hipertensión arterial ha estado siempre entre las primeras y más estudiadas por los médicos. Sin embargo, la forma en que se convierte en un importante factor de riesgo coronario no fue descubierta hasta la primera mitad del siglo XX.

En 1859 el médico francés René Laennec inventó el estetoscopio, importante herramienta utilizada originalmente para escuchar con nitidez los ruidos cardíacos, pero que luego se utilizaría para explorar los campos pulmonares y otras zonas del cuerpo humano donde se producen soplos. El magistral invento devino en imprescindible en nuestras consultas cotidianas y contribuyó a que se profundizara en la auscultación del corazón. Anteriormente se utilizaba la auscultación directa, es decir, se aplicaba la oreja del médico explorador en el pecho del paciente. El procedimiento no tenía mayores inconvenientes cuando eran hombres los examinados, pero era un verdadero problema cuando eran mujeres a las que había que examinar, pues había que descubrir y tocar sus senos. Fue el instinto de preservar el pudor de sus pacientes femeninas el que impulsó a Laennec a dedicarle cientos de horas a perfeccionar su invento. Al principio confeccionaba sus estetoscopios con metales preciosos como el oro o la plata, pues pensaba que con ellos se transmitía mejor el sonido del corazón, pero el mismo Laennec se dio cuenta de que más importante que el material que se utilizara en su producción, era la sabiduría del médico que estuviera detrás de él, es decir, del estetoscopio.

Hasta aquí la cardiología ha descubierto la anatomía y fisiología del corazón y sus vasos, ha definido la resistencia vascular periférica, tiene instrumentos prácticos como el esfigmomanómetro y el estetoscopio, entonces ha llegado la hora de explorar las enfermedades que se producen en el "órgano sagrado" como le decían los griegos al corazón. En ese sentido, los primeros médicos se concentraron en el dolor en el pecho, basados en la simple observación, algo que hoy denominamos "medicina basada en la evidencia", de que un gran número de personas asistía a sus consultas particulares por presentar dolor precordial. Sin embargo, no existía una clasificación etiológica ni se había conformado un término que lo definiera en su verdadera dimensión.

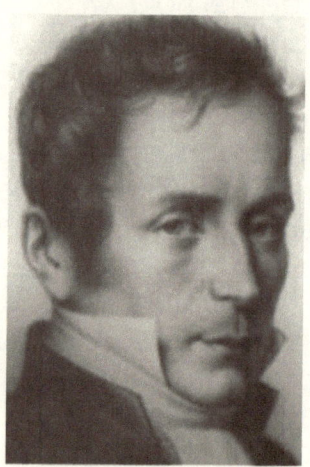

René Laeccne

ANGINA DE PECHO

A estas alturas de mi existencia pienso que el mejor profesor que he tenido en mi vida como alumno de diferentes niveles en el campo de la medicina, fue el Dr. Eduardo Paz Presilla. Me impartió Propedéutica Clínica y Semiología, asignatura preparatoria para iniciar el estudio de algo tan profundo y determinante para el médico como lo es la Medicina Interna. El Dr. Paz Presilla fue un verdadero maestro en el arte de enseñar. Era católico practicante, algo que en esa época era muy peligroso, pues el estado comunista cubano se había declarado ateo y por eso consideraba desafiante a todos los que se atrevieran a practicar otra doctrina que no fuera la comunista. Tenía que ser un genio de dimensiones inalcanzables para sobrevivir al bloqueo despiadado y cruel que le ofrecían todos los dirigentes comunistas del Hospital Ambrosio Grillo, donde trabajaba y el resto de sus compañeros profesores, casi todos militantes fieles y sumisos del partido comunista de Cuba. Muchas de sus ideas fueron coartadas por aquella turba de mediocres que no le permitieron desarrollarlas hasta alcanzar resultados alentadores en lo que proponía. Allí vi por primera vez cómo desde el interior de la misma ciencia se ponen trabas que no permiten actuar con agilidad y sabiduría sobre las enfermedades. Y precozmente también llegué a la conclusión de que con ese estilo y esas conductas absurdas era imposible decirle adiós al infarto.

Durante las rondas de visitas el Dr. Paz Presilla desbordaba en sabiduría y nos inculcaba que debíamos ser profundos en el examen físico de nuestros pacientes. Su cultura general abarcaba tanto a la música como a la pintura o la escultura además de ser un fuerte conocedor del deporte. A través de él descubrí el concepto de trascendencia. Sí, aprendí que la única forma que tenemos para dejar una huella en este mundo, es creando, haciendo una obra que al final redunde en beneficio de la humanidad. Un día me preguntó: Sabes por qué un pintor pinta y un escultor esculpe y un escritor escribe? La respuesta es fácil- me dijo- por la necesidad de trascender en el tiempo, de buscar la inmortalidad, al dejar parte del alma en la creación que se haga e inmediatamente citaba a Gandhi cuando dijo: Lo que hagas en la vida será insignificante, pero es importante que lo hagas, para que trasciendas los límites de ti mismo.

Pero también fue al Dr. Paz Presilla a quien primero le escuché disertar con profundidad científica incomparable sobre angina de pecho e infarto agudo del miocardio como enfermedades producidas por los factores de riesgo coronarios no corregidos. En mi mente todavía retumba un consejo que repetía sin cesar y que me ha servido durante toda mi vida profesional: "por donde un ignorante pasa corriendo, un sabio duda en poner sus pies". Hacía franca alusión a la meticulosidad que debemos tener al analizar las características del dolor en el pecho y es que ese dolor es la manifestación clínica más frecuente de la angina y del infarto agudo del miocardio, luego, para establecer cómo decirle adiós al infarto tenemos que actuar con rapidez y eficiencia sobre ese alarmante síntoma.

Realmente el estudio del dolor en el pecho se inició tardíamente, en el año de 1768, cuando el Dr. William Heberden describió la angina de pecho, preludio del infarto agudo del miocardio. Herberden introdujo el término "angina" que significa "estrangulación" para describir "un trastorno en el pecho" muy peculiar, "caracterizado por dolor opresivo, punzante, lacerante, que suele irradiarse al brazo izquierdo, al cuello y a la mandíbula, aparece con el ejercicio y cesa con el reposo". Aunque existen múltiples variables de esa presentación clínica, debemos reconocer que esa descripción inicial del Dr. Heberden ha llegado hasta nuestros días. Hasta ese momento, nadie fue capaz de predecir que aquel término de angina de pecho iba a incluir a un número muy grande de personas con enfermedad oclusiva en las arterias coronarias. Mucho menos se vislumbró que esa enfermedad coronaria se iba a convertir en una epidemia de proporciones mundiales, capaz de diezmar para siempre a la raza humana si no se le dedicaba tiempo y dinero a su control. A estas alturas del desarrollo de las ciencias médicas no se ha logrado erradicar esas enfermedades y si algo nos puede servir de consuelo es el hecho de que hoy se brindan soluciones invasivas para eliminar o mitigar el trombo que ocluye las arterias coronarias. Desgraciadamente, en un número importante de pacientes, esas arterias se vuelven a ocluir, fenómeno que ya había advertido el Dr. José Manuel Matínez Caña, fundador de la Sociedad

Cubana de Cardiología, en 1937. El Dr. Martínez Caña introdujo el electrocardiógrafo en Cuba en 1919 y desde los primeros momentos comenzó a observar los cambios electrocardiográficos en pacientes con angina de pecho. Comprobó en infinidad de ocasiones el infradesnivel del ST-T que se produce de forma coincidente con el dolor precordial, lo que lo lleva a publicar, en 1925 el trabajo titulado "Consideraciones sobre la angina de pecho", siendo la primera investigación sobre esta patología reportada en la literatura médica cubana.

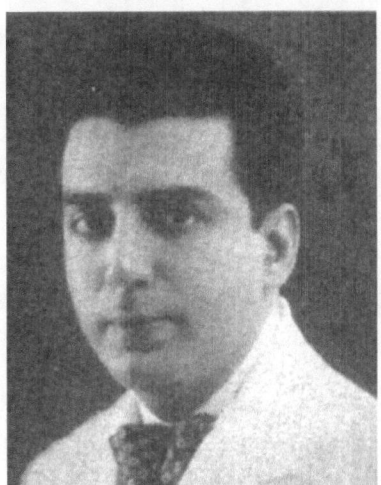

Fig. 8. Dr. José M. Martínez Cañas
(1893-1952).

A mi modo de ver, otro de los grandes aportes del Dr. Martínez Cañas al estudio de la enfermedad coronaria, es el hecho de haber definido precozmente el concepto de "umbral del dolor" fenómeno específico de la cardiopatía isquémica. Esa definición hizo que posteriormente se postulara a nivel mundial, los criterios de angina de umbral fijo y variable. La angina de pecho de umbral fijo es aquella que se produce con la misma intensidad del ejercicio. La de umbral variable responde a diferentes intensidades de ejercicio y es tan o más peligrosa que la primera. Ese comportamiento es importante desde el punto de vista fisiopatológico porque permite seleccionar a un mayor número de pacientes para realizarles cateterismo cardiaco con la subsiguiente posibilidad de realizarles angioplastia y la implantación de anillos endovasculares de stent. Otras veces, a los pacientes con angina de umbral variable se les tiene que realizar cirugía de revascularización miocárdica porque presentan oclusiones coronarias multivasos. Recuerdo que conversando, muchos años después con el Dr. René Favaloro, en Madrid, España, le comenté que fue un cubano el que contribuyó a un mejor conocimiento de la angina de pecho y él me manifestó que aquel concepto le sirvió para encaminarse en el mundo de la revascularización miocárdica, de la cual él fue el pionero, pues al principio se tenía que evaluar a un gran número de pacientes desde el punto de vista clínico y con esa evaluación se llevaban a cirugía.

Me resulta curioso que el Dr. José Manuel Martínez Caña desde muy temprano enfocara sus estudios hacia la enfermedad coronaria, contando solamente con el electrocardiógrafo. En 1912 se describen las manifestaciones clínicas y electrocardiográficas del infarto del ventrículo izquierdo, como ya lo he dicho, lo hizo Jane Harrick y en 1914 el Dr. Samuel Levine define que aquel dramático cuadro clínico, en el que predominaba el dolor en el pecho, era producido por la oclusión de una o varias arterias coronarias. Sin embargo, en Cuba, el Dr. Martínez Caña se daba cuenta de que algunos pacientes debutaban con un infarto agudo del miocardio a través de manifestaciones de insuficiencia cardiaca derecha como ingurgitación yugular, congestión hepática, etc. Esa forma atípica de presentación clínica del infarto le hizo sospechar que la ubicación del mismo no era la habitual, entonces colocó las derivaciones exploradoras del electrocardiograma hacia la derecha, obteniendo las imágenes electrocardiográficas del infarto del ventrículo derecho. Fue un gran aporte a la cardiología mundial al que casi nunca se le ha dado la importancia definitiva que tuvo para las décadas posteriores.

Tabla No. 1. Aportes del Dr. Martínez Caña a la cardiología cubana

---

- Introdujo la especialidad de cardiología a la isla
- Introdujo el electrocardiógrafo en Cuba en 1919
- Creó el concepto de electrofisiología
- Introdujo el fonocardiograma
- Publicó el primer libro en América Latina sobre electrocardiografía
- Fortaleció el concepto de "equipo de trabajo" en Cardiología
- Fue el primero en describir algunos factores de riesgo coronarios
- Fue de los primeros en salir de Cuba a especializarse.
- Hizo los primeros estudios sobre las manifestaciones electrocardiográficas del infarto agudo del miocardio.
- Reforzó las descripciones originales sobre bloqueos de ramas derecha e izquierda.
- Alertó sobre los peligros del bloqueo AV completo.
- Describió el infarto del ventrículo derecho.
- Fue el primero en plantear el concepto de umbral fijo y variable del dolor precordial en la angina de pecho.

Los cardiólogos cubanos, formados después de 1959 siempre nos hemos preguntado por qué las autoridades comunistas que asumieron el control político y económico de la isla, siempre han pretendido sepultar la imagen del Dr. Martínez Caña. No hay una respuesta coherente ni mucho menos concisa porque esas mismas autoridades han sido extremadamente cuidadosas y no han dejado por escrito esas prohibiciones, porque en el fondo saben que son injustas y que lo único que le pueden señalar, desde su óptica proletaria y por lo mismo mediocre, es su origen proveniente de la más alta burguesía habanera de la época, algo tan absurdo como el mismo hecho de negar su humilde participación en el surgimiento de la Cardiología Cubana.

No existe una institución cardiológica en Cuba que lleve el nombre de José Manuel Martínez Caña. Ni siquiera una humilde sala de Cardiología o de Medicina Interna, le rinde homenaje en algún lugar de la isla. Aquel eminente científico quedó atrapado en el olvido auspiciado por el sistema comunista. Algún día la historia de la medicina cubana será escrita bajo la transparencia de los méritos científicos de sus protagonistas y no bajo el manto inescrupuloso de la filiación política de sus miembros, requisito indispensable para ascender en la escala ideológica que le han impuesto a la Sociedad Cubana de Cardiología sus cabecillas comunistas. Con esas formas de actuar es muy difícil decirle adiós al infarto, pues el egoísmo, manifiesto de diferentes maneras dentro del gremio de los cardiólogos crece cada día más en el mundo entero. La historia premia a sus mejores hombres, porque por encima de criterios inescrupulosos siempre florecen los más puros ideales nacidos de la conciencia colectiva del pueblo, juez supremo de nuestras conductas.

TRANSMISIÓN GENÉTICA DE LA ENFERMEDAD CORONARIA

En 1917, en Cuba, el Dr. Filomeno Rodríguez publicó un artículo titulado "La herencia como factor etiológico en las enfermedades vasculares". Me impresionó porque en esa época se sabía muy poco -por no decir nada- sobre genética cardiovascular, si tenemos en cuenta que fue en 1912 cuando Calvin Bridges y Nettie Steven demostraron que la información sobre las características fenotípicas que pasan de una a otra generación, se alojan en una estructura extremadamente pequeña situada en el núcleo de las células, a las que Bridges denominó genes, palabra de la que posteriormente salió otra palabra mucho más abarcadora: genética, para definir aquellas enfermedades que tienen un carácter hereditario.

Este estudio sale a la luz pública cinco años después de publicadas, por primera vez, las características clínicas del infarto agudo del miocardio, de manera que ya el Dr. Filomeno Rodríguez planteaba, la transmisión en familias enteras de esta enfermedad, algo que en el siglo XXI todavía se sigue estudiando, aunque el avance definitivo en la investigación genética se produjo en 1953 cuando los doctores Watson y Crick descubrieron los misterios contenidos en la estructura del ácido desoxirribonucleico –ADN- como una estructura helicoidal formada por 23 pares de cromosomas. Este descubrimiento nos lleva a la próxima parada: El descubrimiento del mapa genético humano. Efectivamente, el 26 de julio del año 2000 la comunidad científica mundial quedó sorprendida cuando Vanter y Clerck, aparecían en la televisión junto al presidente de Estados Unidos, Bill Clinton para informar al mundo que ya tenían el mapa genético humano, algo sin precedentes en nuestra especie y por lo mismo, en la historia de la humanidad.

Vanter y Clerck competían desaforadamente por atribuirse la patente del descubrimiento y terminaron compartiendo el premio Nobel de Medicina y la gloria eterna, pues dieron a conocer el "libro de la vida", consistente en la decodificación de la información genética, sobre aspectos que durante siglos, mantuvieron al hombre en la incertidumbre. El proyecto "Genoma Humano" es considerado como el descubrimiento más extraordinario que ha realizado el hombre a través de su historia. Con el conocimiento del genoma humano se perfila un mejor conocimiento de la terapia genética, la cual consiste en la administración de material genético en un individuo con el fin de corregir un defecto específico, para dotar a las células de una nueva función o para dotar al genoma celular con genes cuyo producto ejerce algún efecto terapéutico en órganos vecinos o sistémicos. En definitiva la terapia genética cardiovascular con células madre tiene como finalidades:

- Reemplazar un gen defectuoso o no activo, por un gen nuevo o adicional, con una copia funcional capaz de restaurar la producción de la proteína requerida.
- Adicionar un gen para producir una proteína en células que normalmente no lo hacen.
- Controlar la expresión de un gen, por mutagénesis dirigida o con moléculas antisentido.

La trascendencia del **"Proyecto Genoma Humano"** con sus consecuencias terapéuticas, trascenderá en el tiempo y se perfila como el instrumento para curar muchas enfermedades. Sus beneficios se pueden resumir de la siguiente manera:

- A través del mapa genético se pueden predecir todas las enfermedades que padecerá una persona.

- A través de ese conocimiento, se pueden aplicar tratamientos específicos (terapia genética) e inclusive mutar el gen que trae el desafortunado mensaje.
- Se puede valorar con exactitud el código de envejecimiento.
- Se puede determinar el grado de violencia con que llega cada persona.
- El nivel de inteligencia e intelectual se podrán definir con absoluta certeza desde el nacimiento.
- Las probabilidades delincuenciales de un individuo se conocerán apenas se construya su mapa genético.
- Se conocerán los verdaderos orígenes de la humanidad.
- Permitirá erradicar wenfermedades genéticas incapacitantes.

INFARTO AGUDO DEL MIOCARDIO.

Cuando el Dr. Reinaldo Roca Goderich fue mi profesor de Medicina Interna, ya era famoso en Cuba por ser el autor principal del libro "Temas de Medicina Interna", texto que para bien o para mal, ha estado vigente en la literatura estudiantil cubana desde 1967. Digo para bien porque es, de alguna manera un aporte a esa literatura y para mal, porque no desarrolla a plenitud, apoyados en investigaciones fundamentales y clínicas, como los grades textos de medicina interna de Estados Unidos, los temas que trata.

Es indiscutible que el Dr. Roca fue un gran pedagogo. De baja estatura, compulsivo en sus gestos, escenificaba con rigurosa exactitud el comportamiento clínico del paciente con un infarto agudo del miocardio. Nos dibujaba en el tablero, con mano maestra, los trazos que inscribe un infarto del miocardio en el papel electrocardiográfico. Esa costumbre se la heredamos sus alumnos- la de dibujar – para explicar aspectos difíciles de la fisiología cardiovascular. El Dr. Roca nos demostró que William Heberden no tuvo la más mínima sospecha de que el dolor en el pecho que se manifiesta en el infarto agudo del miocardio, se producía por la oclusión de una arteria coronaria, aunque se daba cuenta de que era una enfermedad más frecuente en hombres que en mujeres y que la edad de su debut casi siempre superaba los 60 años. Sin embargo, para desgracia de la población mundial, la presentación de las enfermedades isquémicas del corazón, se está produciendo a edades más tempranas de la vida, cuando las personas están en sus mejores momentos desde el punto de vista laboral. Cuando en 1912 el Dr. Janes Harrick describió por primera vez el infarto agudo del miocardio, aumentaron las estadísticas mundiales reportando esa calamidad cardiovascular. Uno de los primeros estudios realizados sobre infarto agudo del miocardio en el mundo, fue publicado en Cuba por el Dr. Carlos Gómez González, en 1928 y en él describe las alteraciones de un electrocardiograma con supradesnivel del ST en la cara inferior del corazón. También relacionó el evento isquémico con la hipertensión arterial y con la diabetes mellitus que presentaba la paciente, pero sin mencionar la forma en que esas enfermedades influyeron para que se produjera el infarto. En 1929 el Dr. Castillo, profesor de la Universidad de La Habana publicó un libro titulado "El infarto miocárdico" el cual llegó a ser un bestseller en su época en toda América Latina.

La introducción y desarrollo de la electrocardiografía significó un inmenso paso de avance para el desarrollo de la cardiología y específicamente para el diagnóstico de la angina de pecho y del infarto agudo del miocardio. Durante los primeros 30 años del siglo XX se consideraba que un país estaba a la vanguardia de la medicina mundial si tenía un número adecuado de esos equipos. Tanta fue la algarabía mundial que provocó este "aparato" que a Einthoven, su inventor, le otorgaron el premio Nobel de Medicina en 1924. Pocas veces la cardiología había experimentado una avalancha de estudios descriptivos, en los que se ponían de manifiesto las bondades científicas que brindaba el electrocardiógrafo.

Aunque parezca insólito, en el año 2012, fecha en que se cumplieron los primeros 100 años del diagnóstico del infarto agudo del miocardio, no se realizaron tantos festejos como todos esperábamos. Casi pasó inadvertido para la mayoría de las sociedades de cardiología en el mundo. No se realizó un foro de alcance mundial para recordar que después de tantos años, no hemos sido capaces de disminuir la mortalidad por esa enfermedad, ni que ha sido un verdadero fiasco el hecho de que casi todas las técnicas invasivas y no invasivas que se han propuesto hasta el momento para el tratamiento del infarto del miocardio, han sido, en su gran mayoría, un fracaso. Peor aún es el hecho de que muy pocos países en el mundo hayan establecido eficientes planes de prevención cardiovascular y de que la literatura en ese sentido también sea muy poco abundante. Sin ánimo de ser pesimista, es mucho lo que queda por hacer para el control eficiente de la morbimortalidad por enfermedades isquémicas del corazón. Pienso que si de algo podemos enorgullecernos en estas primeras décadas del siglo XXI, es de haber logrado una disminución marcada en la incidencia de malformaciones congénitas cardiacas complejas, así como el control y en muchos lugares la erradicación de la fiebre reumática, principal causante de valvulopatías adquiridas, de ahí que este tipo de cirugías hayan disminuido en la última década.

LA SOCIEDAD AMERICANA DE CARDIOLOGIA

En el año de 1924 ocurrió un hecho importante para las investigaciones de las enfermedades cardiovasculares cuando se fundó la Sociedad Americana de Cardiología, primera de su tipo en el mundo. Tengo que hacer referencia a ella porque muchos de los conceptos, investigaciones y clasificaciones sobre la enfermedad coronaria y por consiguiente del infarto del miocardio, han salido de allí. Fue creada por dos prestigiosos médicos; Paul D. White y Samuel Levine.

Paul D. White fue famoso por su libro "La auscultación del corazón". Todos los cardiólogos estamos conectados de alguna manera con él. Su propia vida es un ejemplo de consagración tanto a la cardiología clínica como a la investigativa. Estudió en la Facultad de Medicina de la Universidad de Harvard, donde se graduó como médico general en 1911. Debo recordar que la Universidad de Harvard abrió sus puertas en el año 1636 y de ella han salido 40 premios Nobel, por sus aulas han pasado siete presidentes de Estados Unidos y varios de América Latina y llegó al siglo XXI siendo la mejor universidad del mundo. Desde su graduación, el Dr. White comenzó su brillante carrera como médico. Su primer trabajo lo encontró en el Hospital General de Massachusetts. Allí se incubaba lo que luego sería la especialidad de Cardiología. El Dr. Paul D. White también fue miembro fundador del Consejo Internacional de Cardiología, en 1946, siendo su primer presidente. Había escrito un libro que devino en clásico, titulado "Las enfermedades valvulares del corazón". Si lo analizamos con la tecnología que tenemos hoy, podemos decir que es impecable, porque estableció los criterios clínicos para proponerles a los pacientes portadores de una valvulopatía, el mejor momento para una cirugía de sustitución valvular, aun cuando esas técnicas estaban en ciernes, pues el ecocardiograma, que es la prueba de oro para definir esa situación en los momentos actuales, llegó muchos años después.

El Dr. Samuel Levine brilló con luz propia. Había escrito un libro, "Enfermedades clínicas del corazón", un clásico de la medicina moderna, en el que explicaba por primera vez la trombosis coronaria como causa del infarto agudo del miocardio. El Dr. Levine también egresó de la Facultad de Medicina de la Universidad de Harvard, en 1914 y posteriormente dirigió, en esa misma institución, durante 36 años consecutivos la especialización en Cardiología, basado en un programa académico moderno y con ambiciones alcanzables solamente si sus discípulos se consagraban al estudio.

En 1959 ocurrió otro suceso trascendental para el desarrollo de la Cardiología en aras de mejorar el pronóstico de las personas que padecían arritmias severas, potencialmente mortales. Ese año el Dr. Bernard Lown inventa el cardiodesfibrilador. También introdujo el uso de la lidocaína para el tratamiento de las arritmias ventriculares que suelen producirse durante el infarto agudo del miocardio. Sin embargo, el Dr. Lown es un defensor a ultranza de la prevención cardiovascular. Luego la desfibrilación se trasladó a los marcapasos, lo que permite que personas susceptibles de muerte súbita por arritmias ventriculares, reviertan esa situación con las descargas eléctricas programadas que el marcapasos emite apenas las detecta.

TRASPLANTES CARDIACOS

El primer trasplante cardiaco en el mundo lo realizó el Dr. James Hardy, de la universidad de Mississippi, Jackson, Estados Unidos, en 1964. Tenían hospitalizado a un enfermo moribundo, en estadio terminal, al que no había nada que ofrecerle. No tenían tiempo para esperar un corazón humano compatible, entonces el Dr. Hardy tomó la decisión de trasplantarle el de un chimpancé. El experimento sólo duró nueve horas, pues el paciente hizo un rechazo extremo al órgano recién implantado. De todos modos fue una victoria para la ciencia, pues quedaba demostrado que el procedimiento era factible, pero que había que superar el gran escollo del rechazo por parte del organismo recipiente. Un año antes el Dr. James Hardy había realizado el primer trasplante de pulmones.

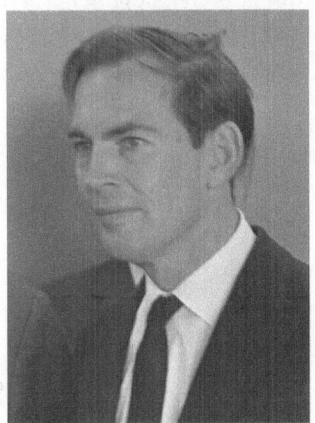

Christian Barnard

Sin embargo, el primer trasplante cardiaco de humano a humano en el mundo lo realizó Christian Barnard, el día 3 de diciembre de 1967 en el Hospital Groote Schuur, en Ciudad del Cabo, Sudáfrica. Para que se diera el primer trasplante tuvieron que acontecer eventos y adelantos importantes en casi todas las áreas de la medicina. El Dr. Barnard había realizado su entrenamiento en cirugía cardiovascular en la Universidad de Minnesota, en los Estados Unidos. Luego siguió estudiando la inmunología del trasplante e indiscutiblemente sabía que sus colegas norteamericanos se preparaban para realizar aquella "hazaña" científica de humano a humano lo más pronto posible. Sin embargo, se les adelantó. La ciencia nunca lo ha juzgado por eso, antes se le agradece haber iniciado ese escabroso camino. Terminó sus días inventando y vendiendo una línea de cosméticos que enloquecía a las mujeres de la época, porque proviniendo de quien provenía, pensaban ellas, les garantizaba el elixir de la eterna juventud.

Desde principios del siglo XX, varios cirujanos de la universidad de Stanford habían demostrado, en perros, que el trasplante cardiaco era técnicamente factible. El famoso cirujano francés Alexis Carrell había demostrado en animales y en humanos, que las suturas término- terminales no sólo eran posibles, sino que eran una necesidad si alguien pretendía intentar un trasplante de órganos. En efecto, sus meticulosos y reiterativos estudios sobre las diferentes formas de suturar tanto en venas como en arterias, le valieron para que le concedieran el premio Nobel de Medicina.

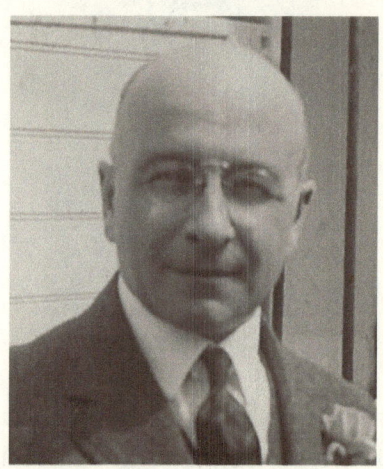

Dr. Alexis Carrell

El primer trasplante de corazón en América Latina lo realizó el Dr. Euclides de Jesús Zerbini, el 25 de mayo de 1968 en el Hospital de Las Clínicas, de Sao Paulo, Brasil. El paciente falleció a los 28 días. Este suceso científico tuvo gran repercusión en América Latina, pues estimuló a otros grupos de trabajo a lanzarse a esa aventura. El entusiasmo desbordaba no solamente entre los médicos, también entre los pacientes. Muchos pensaron que había aparecido la solución definitiva para los principales problemas cardiovasculares que de alguna manera producían insuficiencia cardiaca severa y que terminaban en un trasplante cardiaco. Analizando ese fenómeno desde el siglo XXI tenemos que llegar a la conclusión de que marcó un hito importante para el desarrollo ulterior de la cardiología, pero no sació las expectativas científicas de todos los que hemos seguido ese proceso, aunque es un hecho incontrovertible que gracias al trasplante cardiaco muchas personas han podido superar sus desesperados dramas y han conseguido larga supervivencia con este procedimiento.

En estos momentos, a pesar de haber mejorado ostensiblemente la terapéutica de sostén pos trasplante, se practican menos que en la mejor época de su apogeo, no sólo por la carga económica que representan, sino también por la enorme carga en sufrimientos que tienen que padecer esos pacientes, porque en definitiva han cambiado una enfermedad grave y dolorosa por otra no menos grave ni dolorosa. En el año 2013 las ciudades de Medellín, en Colombia y Barcelona en España eran las que más trasplantes cardiacos realizaban anualmente. En Estados Unidos ha disminuido ostensiblemente este procedimiento, mientras que en Cuba prácticamente ha desaparecido. En aquellos lugares en los que se han implantado abarcadores y profundos programas de prevención cardiovascular, han disminuido espontáneamente el número de trasplantes cardiacos.

Aunque no considero que ese procedimiento haya sido un fracaso, ni mucho menos un fiasco, tenemos que reconocer que los eventos adversos que producen dieron origen a otras investigaciones que planteaban mejores alternativas para el tratamiento de la insuficiencia cardiaca terminal, sin ser tan agresivos. Fue así como nacieron los marcapasos resincronizadores. Existen criterios específicos para ordenar estos marcapasos, uno de ellos y quizás el más importante es que la fracción de eyección del paciente, es decir, que la cantidad de sangre que expulse el corazón en cada latido sea inferior a un 30%, lo cual se traduce en un gran deterioro hemodinámico. En estas circunstancias el paciente presenta falta de aire al realizar mínimos esfuerzos y por lo mismo, muy mala calidad de vida. En un desesperado intento por mejorar esa calidad de vida, varios grupos de investigadores a nivel mundial, entre ellos uno de Cuba, diseñó una de las propuestas más fantásticas que se han realizado en la historia de la cardiología moderna. El invento consistía en entrenar un músculo del muslo, el cual debía ser estimulado con un marcapasos que se implantaba en la ingle para que le descargara estímulos eléctricos y con ello aquel músculo debía responder con una contracción. Luego ese músculo se sacaba y con él se envolvía el corazón, luego, cada vez que el marcapasos estimulaba el músculo, este se contraía y con ello exprimía el corazón. Tengo que decir que si la idea fue fantástica, la aplicación práctica fue descabellada y cruel, pues no resultó útil en ninguno de los pocos casos donde se utilizó.

Más cuerda fue la idea propuesta por el cirujano Batispta, de Brasil. Inventó una técnica quirúrgica que muchos han denominado "la quilla de la pizza". Sí, los corazones extremadamente grandes y por ello, inficiónales, debían ser reducidos de tamaño y de volumen. Entonces el profesor Batispta llegaba al corazón, le cortaba el músculo en forma de quilla - nunca se supo en qué se basaba para definir el "pedazo" o la cantidad de corazón que sacaría- entonces unía los bordes, los suturaba y aparentemente todo terminaba allí. Pero no, casi todos los pacientes que fueron intervenidos bajo esa técnica, murieron pocas horas después. El Dr. Batispta no tuvo nunca en cuenta que las zonas de suturas que él mismo creaba, eran la fuente de producción de arritmias mortales. Ni tuvo en cuenta que el resto del miocardio que quedaba, estaba casi siempre muy enfermo y con pocas fuerzas para contraerse.

De ese fiasco se recuperó la cardiología mejorando los medicamentos para tratar la insuficiencia cardiaca. En esa época no se conocían los medicamentos pertenecientes al grupo de los inhibidores de la enzima convertidora de la angiotensina ni los antagonistas de los receptores de la angiotensina II. Con esos medicamentos muchos pacientes mejoran su insuficiencia cardiaca y con ello la calidad de sus vidas, sin tener que recurrir a ningún método cruento. De todos modos, tengo que señalar que existe una relación inversamente proporcional entre el número de trasplantes cardiacos que se realicen en el mundo y la efectividad de los planes de prevención cardiovascular que tenga un país. Aquellos lugares donde se hicieron el mayor número de trasplantes de corazón tenían desastrosos planes de prevención y control de enfermedades como la hipertensión arterial, la diabetes mellitus, las dislipidemias, etc, factores que conllevan a que se produzcan infartos del miocardio y este es capaz de deteriorar tan severamente al corazón que lo puede hacer disfuncional.

NUEVOS CONCEPTOS ANATÓMICOS.

Los criterios anatómicos de Andrés Vesalio predominaron hasta que en los últimos años del siglo XX aparecieron los trabajos del español Francisco Torrent Guasp. El profesor Torren pasó 50 años de su vida descuartizando corazones en su propia casa, bajo la mirada escrutadora de su familia, mientras la comunidad científica española sabía que con la experiencia y sabiduría de aquel eminente científico, algo grande obtendría la cardiología moderna. Yo conocí al Dr. Torrent en 1997 cuando me encontraba en un entrenamiento sobre ecocardiografía de estrés, en el hospital "San Carlos" de la Universidad Complutense de Madrid. Un sábado en la mañana nos convocaron al Aula Magna del recinto universitario. Había un lleno completo, cuando apareció Paco Torrent con su séquito. Sus ayudantes sacaban corazones sumergidos en formol para que el profesor hiciera su demostración. Aquel sabio había descubierto que Andrés Vesalio estaba equivocado cuando señaló que el corazón era un órgano sincitial que tenía fibras específicas y separadas para ventrículos y aurículas. Yo quedé estupefacto cuando el profesor disecó una fibra y sacó todo su recorrido sin fragmentarse. Era lo que él había denominado "banda ventricular". Luego reprodujo su modelo de la misma forma en que un pájaro construye su nido, dándole continuidad y firmeza a las cuerdas que utiliza. Ese descubrimiento marcó una nueva época en la cardiología moderna porque nos ayudó a comprender por qué un infarto del miocardio, al dañar esas fibras, tiene consecuencias devastadoras sobre la fisiología cardiaca. El enfoque terapéutico que hoy se les da a las dilataciones cardiacas es diferente gracias a ese descubrimiento.

EL ECOCARDIOGRAMA.

En la década de 1970 apareció el medio diagnóstico estrella de la cardiología no invasiva: El ecocardiograma. Es el examen que se ordena con mayor frecuencia, en cardiología, después del electrocardiograma, aun cuando soy del criterio de que todavía se utiliza en pocas situaciones cardiovasculares en que se debía ordenar. El Dr. Harvey Feigenbaum realizó los primeros ensayos clínicos viendo directamente el corazón en imágenes estáticas, obtenidas en lo que se denominó como Modo M. Esos primeros estudios se centraron en la válvula mitral. Luego se incorporaron las imágenes en movimiento o Modo B, el doppler color, el pulsado y el continuo. Mucho más tardíamente aparecieron las armónicas y el doppler tisular. También fue el fundador de la Sociedad Americana de Ecocardiografía, de la que formamos parte miles de cardiólogos de todo el mundo. El mayor aporte del Dr. Feigenbaum al estudio del dolor en el pecho y con ello al mejor conocimiento de la enfermedad coronaria, fue haber realizado la "segmentación" del ventrículo izquierdo. En efecto, el Dr. Harvey tuvo la inusual iniciativa de subdividir la cavidad ventricular izquierda en 16 segmentos – ahora se reconocen 17- . Cada uno tiene su arteria coronaria propia, por lo que la escasa movilidad de uno o varios segmentos traduce la arteria que está ocluida.

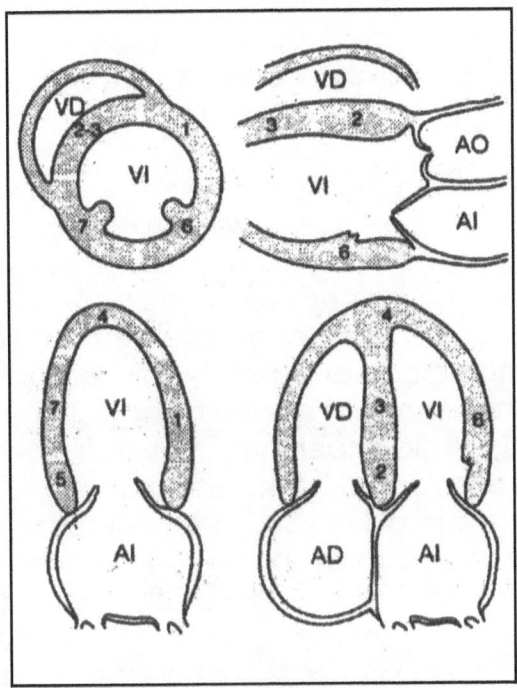

Actualmente es inadmisible que un hospital de segundo o tercer nivel no tenga un departamento de ecocardiografía, pues su utilidad práctica ha aumentado con el tiempo. Entre la gran variedad de información que podemos obtener encontramos a la fracción de eyección, que es la cantidad de sangre que vierte el corazón al torrente sanguíneo con cada contracción o sístole. Este parámetro nos da una idea de la insuficiencia cardiaca sistólica, casi siempre secundaria a déficit en la contracción del músculo cardíaco, pero también podemos evaluar la diástole o relajación del corazón, la cual, al estar defectuosa puede dar lugar a un estado de insuficiencia cardiaca diastólica.

EL ECOSCOPIO.

Desde 2014 se viene consolidando en el mercado médico mundial, el uso del ecoscopio. Se le denomina así a un pequeño equipo de ecocardiografía, llamado también ecocardiógrafo de bolsillo, que varios especialistas, no cardiólogos, pueden utilizar en sus labores asistenciales, junto a la cama de sus pacientes. En honor a la verdad, muchos cardiólogos no están muy contentos con la idea de que otros especialistas visualicen el corazón, órgano del cual nos sentimos dueños absolutos. Ese es el motivo por el cual se les han puesto algunas reglas que aquellos deben cumplir. La primera regla de oro es que pueden explorar solamente cuestiones tan elementales como un derrame pericárdico, pueden medir el tamaño de las cavidades cardiacas y la contractilidad global.

La segunda regla impertinente es que por ese examen no se les puede cobrar a los seguros de los pacientes, de la misma manera en que no se cobra la auscultación del corazón por formar parte del examen físico del paciente. Sin embargo, esa visualización del corazón, que representó un entrenamiento minucioso para esos médicos y que entraña responsabilidad legal para ellos, pues se deben tomar conductas derivadas del propio estudio, debe pasar gratis para las bolsas suculentas de los seguros médicos, intermediarios inflexibles que declaran millones de dólares en ganancias todos los años. La tercera regla es que el resultado del examen ecocardiográfico se debe escribir en la historia clínica del paciente, sin que el médico pueda emitir un resultado oficial, como habitualmente lo hace un cardiólogo, en una plantilla especialmente creada para esos fines. A mí, lejos de convencerme esas reglas, me parecen un arranque de celos, condimentado con el egoísmo de algunos cardiólogos que ven en riesgo se les mermen sus ganancias en dinero todos los meses. De todos modos, a los cardiólogos ecocardiografistas les llegarán menos pacientes, pues ya los enfermos de las salas de medicina interna pasaron por el filtro de sus médicos de cabecera, los cuales, a esas alturas deben haber obtenido, personalmente, la información que necesitaban a través de un ecocardiograma realizado por ellos mismos.

EL ESTUDIO FRAMINGHAM

En 1948 comenzó el más grande y extraordinario de cuantos estudios epidemiológicos se han realizado en el mundo hasta el momento. Se le denominó "Estudio Framingham", en honor a la ciudad estadounidense donde aún se está desarrollando. No hay médico que presuma de actualizado que no conozca, por lo menos, el nombre de ese estudio. Para unos, los nativos, ha constituido una forma de vida, para otros, un pretexto para iniciar nuevas investigaciones con el ánimo explícito de desacreditarlo. Su grandeza estriba en su sencillez. Sí, tiene un diseño simple y flexible, pero al mismo tiempo profundo y riguroso, elementos que lo han hecho perdurable en el tiempo y un ejemplo de aplicación práctica para todos los investigadores del mundo.

De la ciudad de Framingham originalmente se escogieron 5209 personas, de los cientos de miles que respondieron al anuncio publicado en el periódico local. Se escogieron personas aparentemente sanas, entusiastas y disciplinadas, que se enamoraron desde el primer día de aquel proyecto. A todos se les realizó un examen físico completo, un electrocardiograma, una glicemia, colesterol y triglicéridos y algunas otras variables sencillas disponibles en esa época. Su carácter prospectivo le confirió un extraordinario valor desde el mismo momento en que fue concebido. Era un estudio grande para esa época si tenemos en cuenta que en ese tiempo no existían las computadoras y por lo mismo, todos los registros se hacían manualmente. En 1971 el estudio se enriqueció con la incorporación de 5 124 nuevos miembros, correspondientes a la primera generación de descendientes de los miembros originales.

En esencia ese estudio buscaba relacionar cómo algunos elementos nocivos, a los que luego se les llamarían factores de riesgo coronarios, aceleraban el proceso de aterosclerosis a nivel coronario. Cuando el Dr. Heberden describió la angina de pecho, en 1768, nunca imaginó que se producía por oclusión importante de las arterias coronarias y mucho menos vislumbró que devendría en una enfermedad tan devastadora y brutal para la humanidad, ni que perduraría con la misma intensidad hasta el siglo XXI. Tampoco definió lo que luego se conocería como "umbral de isquemia" algo tan sencillo como establecer el grado o intensidad del ejercicio que produce dolor en el pecho, el que puede aparecer, incluso, cuando el paciente está en reposo absoluto, lo que se conoce como angina espontánea.

Otros investigadores incorporaron nuevos elementos fisiopatológicos a la enfermedad coronaria. Nacieron términos como angina variante, para hacer alusión a la que es producida por un espasmo o contracción de una arteria coronaria y no por una lesión anatómica demostrable a nivel de cualquiera de las arterias coronarias. Esto significó un notable avance en el estudio de los pacientes con dolor en el pecho, pues se había incorporado un elemento que difería de los conceptos primordiales que partían del hecho de que para que hubiera angina, debía existir una placa tan ocluyente como su diámetro físico en la luz del vaso lo permitiera. También quedó demostrado que la angina variable, es decir, la vaso espástica, no era lo mismo que una angina de umbral variable, lo cual indica que el dolor en el pecho aparece ante diferentes intensidades de ejercicios.

Es indiscutible que se produjo un vació inexplicable en el estudio de las enfermedades isquémicas del corazón hasta que James Harrick describió, en 1912, las características clínicas del infarto agudo del miocardio. El mismo Dr. Harrick estableció en 1917 que el infarto agudo del miocardio tenía manifestaciones eléctricas propias que se expresaban elevando la línea isoeléctrica, es decir, produciendo un supradesnivel del ST- T en el electrocardiograma. Esa observación, desencadenó una gran cantidad de diseños de estudios que fortalecieron los conocimientos sobre el infarto del miocardio, llegando a la conclusión de que siempre se producía la muerte celular en grandes zonas del músculo cardíaco. Muchos de los pacientes que sobrevivían a esos eventos quedaban padeciendo de arritmias potencialmente letales que se generaban alrededor de ese tejido muerto, o mejor dicho, en una zona de transición entre el tejido sano y el tejido muerto, zona que yo he llamado de "incertidumbre" porque a pesar de todas las investigaciones, se conoce muy poco sobre ella.

En 1961, es decir, 13 años después de iniciado el Estudio F, apareció el primer informe y en honor a la verdad, mostró resultados alarmantes para la humanidad. Debo señalar que con este estudio y con ese informe nacía la cardiología preventiva a principios del siglo XX. Siempre se ha dicho que los cardiólogos hemos llegado tarde a la prevención de las enfermedades que tratamos y es verdad. En ese primer informe quedó demostrado que, efectivamente, los diabéticos, los hipertensos, los obesos y los que sufrían de cifras de colesterol elevadas, eran propensos a sufrir un infarto miocárdico o en el mejor de los casos, una angina de pecho. Ya he señalado que inmediatamente después del Estudio Framingham también comenzaron a diseminarse por todo el mundo los estudios epidemiológicos en cardiología, con el objetivo de comprobar ingenuamente, lo que ya los médicos norteamericanos conocían a la perfección. Esa mala costumbre de investigar lo ya investigado ha perdurado hasta nuestros días.

Todavía en el 2014 se están recogiendo datos de una población envejecida y atacada por muchas enfermedades cardiovasculares. Ya se ha incluido a la tercera generación de participantes, es decir, una descendencia a la que se le aplican nuevas variables genéticas para demostrar la trascendencia hereditaria de muchas enfermedades cardiovasculares. Debemos recordar que ni en 1948 cuando se inició el Estudio

F, ni en 1961, cuando se publica el primer corte, se conocían los factores de riesgo hematológicos, ni se había dado inicio a lo que luego se denominó biología molecular, encargada de analizar desde el punto de vista microscópico, todo lo que estaba sucediendo dentro de la placa de ateroma. Otra de las características de este estudio es precisamente eso, la flexibilidad epidemiológica que tiene para incorporar nuevas variables, de manera que su comportamiento es dinámico y por lo mismo, poco aburrido.

APORTES ADICIONALES

Un aporte adicional del estudio Framingham es el hecho de haber enseñado a los patólogos a buscar placas de ateromas en las arterias coronarias de las personas fallecidas de forma súbita y el haber puesto sobre el tapete el proceso de aterosclerosis en toda su dimensión, con la gran amalgama de reacciones bioquímicas que esta posee. Es cierto que los egipcios encontraron esas placas durante los ejercicios de momificación de sus faraones, pero nunca se detuvieron a estudiar el por qué de la aparición de las mismas.

Otra de las ganancias científicas derivadas del Estudio F es el haber determinado con exactitud los valores de las cifras tensionales, de la glicemia en sangre y las del colesterol, entre otras variables, que si bien es cierto eran conocidas desde hacía mucho tiempo, nadie se había preocupado por establecer los valores de referencia definitivos, después de haberlos obtenido a través del estudio de grandes poblaciones.

Pues bien, hoy sabemos, gracias al Estudio F, que un factor de riesgo es un elemento cuya presencia es capaz de producir una enfermedad en aquellos individuos que los padezcan. Otras ramas de la ciencia nos han demostrado que un fenómeno fisiopatológico tiene sus propias leyes desde el momento en punto en que se repite con idéntica exactitud, lo que permite predecir en el tiempo el comportamiento de ese proceso. Este simple postulado, que rige desde los tiempos en que los filósofos eran los dueños de las ciencias, nos ha traído los más grandes descubrimientos en cuanto al funcionamiento normal y en la enfermedad del cuerpo humano. Sabemos que en la aparición y desarrollo de la aterosclerosis confluyen una variada cantidad de elementos nocivos que laceran el endotelio vascular, esa fina membrana que reviste los vasos sanguíneos, con el objetivo de interactuar desde el punto de vista bioquímico y fisiológico y dar lugar a la aparición de trombos.

En definitiva esos trombos son los que producen los síndromes coronarios, principales productores de dolor precordial de origen cardiaco y principales protagonistas de mortalidad de origen cardiovascular, tragedia que llena de dolor y luto a miles de familias, las que terminan sumidas en la más cruel depresión por la muerte de sus seres queridos.

Desde hace varias décadas se les brinda especial atención y de hecho, han aparecido nuevos factores de riesgo coronarios que han ido conformado un amplio espectro de elementos involucrados en la aparición de las enfermedades isquémicas del corazón. Estos nuevos elementos siguen saliendo de las nuevas generaciones de participantes en el estudio Framingham, aunque es justo señalar que algunas especialidades, fuera de aquel pueblo, han realizado interesantes aportes al estudio de los factores que dan lugar al infarto del miocardio. Uno de esos aportes es haber descubierto, apenas en 1992 que la molécula de óxido nítrico, un gas inerte que abunda tanto en la naturaleza que se hace difícil su cuantificación, es un potente vasodilatador, pero que además se produce en el endotelio y que su producción se merma en la misma medida en que aquella estructura disfunciona. Si el descubrimiento nos colmó de alegrías y sorpresas, veinte años después tenemos que reconocer que no lo hemos aprovechado del todo bien, pues los índices de mortalidad por enfermedades cardiovasculares no han descendido prácticamente nada. Entonces tenemos que replantear la forma en que estamos interpretando o aplicando lo que en materia de investigaciones recibimos como datos incontrovertibles y de fácil aplicación. Algo de nuestra "ciencia" no está funcionando bien. Sospecho que muchos de esos descubrimientos no sobrepasan el límite de los países desarrollados y es más, dentro de esos no traspasan los límites de las grandes ciudades.

Los factores de riesgo coronarios juegan un papel determinante en el desarrollo de los principales mecanismos fisiopatológicos de las enfermedades isquémicas cardiacas, cerebrovasculares y vasculares periféricas, por sus efectos devastadores sobre el endotelio vascular, de ahí que el éxito que se obtenga en la disminución de esas enfermedades dependa de su control. El 85% de los pacientes con alguna forma de enfermedad coronaria, mayores de 40 años, tiene algún factor de riesgo coronario. Por otra parte, el 25% de las personas comprendidas entre los 20 y los 39 años, en Estados Unidos, presentan alguno de los factores de riesgo coronarios mayores.

Algunos factores influyen en los mecanismos de producción de ciertas formas de cáncer, como el hábito de fumar y la polución ambiental para el cáncer de pulmón. Las excesivas exposiciones a las radiaciones solares propenden al cáncer de piel. Muchas enfermedades gastrointestinales pudieran ser evitables si se controlaran factores como el estrés intenso, productor de gastritis, úlceras gastrointestinales, disfunción de colon y vitiligo, entre otras. Algunos factores se manifiestan tardíamente, como la desnutrición infantil severa, la cual predispone a accidentes cerebrovasculares en personas jóvenes, aparentemente sanas. También produce secuelas tardías e irreversibles, como coeficientes de inteligencia bajos o retardo mental significativo en personas adultas de estratos económicos y sociales bajos.

La malnutrición en países desarrollados, provocada por la utilización desmedida de comidas rápidas, hoy reconocidas como "comidas chatarras", saturadas de preservantes y otros elementos lesivos al endotelio vascular, crean el espacio favorable para que se multipliquen enfermedades gastrointestinales, cerebrales y del corazón y sus vasos. En los Estados Unidos se ha logrado disminuir la incidencia de cardiopatía isquémica de un 30 a un 10%, realizando grandes campañas de promoción de los factores de riesgo coronarios, con el objetivo de erradicarlos.

Del estudio Framingham, con su larga trayectoria prospectiva, se derivaron una serie de términos epidemiológicos que debemos tener en cuenta al analizar los diferentes factores de riesgo. Entre ellos podemos citar:

FACTOR DE PROTECCIÓN:

Debemos entender como factor de protección a todo elemento capaz de producir una disminución en la incidencia de las enfermedades cardiovasculares. El mejor ejemplo de un factor de protección son las lipoproteínas HDL o lipoproteínas de alta densidad, a las que los mismos pacientes llaman "colesterol bueno" porque suelen actuar como moléculas protectoras del corazón. Sin embargo, cuando analizamos un perfil lipídico y nos encontramos con cifras de colesterol, triglicéridos, LDL elevadas, generalmente las HDL también están bajas. En la actualidad existen medicamentos que controlan las dislipidemias y estimulan a las HDL para que aumenten, aunque estas últimas pueden elevarse con la realización sistemática de ejercicios e ingiriendo pequeñas porciones de vino. Existen sistemas enzimáticos en el organismo que mantienen un equilibrio adecuado entre diferentes porciones fisiológicas del organismo. El eje renina- angiotensina- aldosterona controla las cifras tensionales, elementos cruciales que debemos tener en cuenta en todos los pacientes hipertensos que tratemos en nuestras consultas. Las concentraciones de óxido nítrico definen la vasodilatación de los vasos sanguíneos y con ella se logra una mejor estabilidad y protección del corazón y sus vasos. Los conocimientos sobre las acciones del óxido nítrico aumentan cada año, pues varios grupos de investigadores de diferentes países hacen grandes aportes como el papel que juega este gas en diferentes patologías entre las que vale la pena señalar la insuficiencia cardíaca, temida situación que termina con la vida de muchas personas y principal causa de hospitalización en personas mayores de 60 años.

RIESGO:

Es la probabilidad de contraer una enfermedad cuya génesis depende de diversos factores que inciden directamente en sus mecanismos de producción. De hecho, esos factores son los determinantes para que esas enfermedades se perpetúen en el tiempo. En definitiva se produce una relación causa- efecto en la que es importante romper ese ciclo para poder actuar sobre ellas. Los factores de riesgo coronarios propenden a la arterioesclerosis y de esa patología se desprenden una gran variedad de posibilidades etiológicas para conformar el gran abanico de las enfermedades isquémicas del corazón y de las enfermedades vasculares periféricas.

La incidencia de factores de riesgo coronarios varía según la edad. En la niñez la mejor prevención se realiza manteniendo el más completo esquema de vacunación establecido por los sistemas de salud de cada país. De hecho, los países que muestran sólidos sistemas de salud, parten de mantener inmunizada a toda la población infantil. En Suramérica se ha ganado mucho en ese campo, pues los diferentes gobiernos han invertido buena parte de su presupuesto en brindarles a la población infantil condiciones adecuadas para garantizarles un crecimiento y desarrollo adecuados. En la adolescencia es importante mantener hábitos higiénicos y dietéticos adecuados, así como crear una cultura personal sobre el manejo de los factores de riesgo coronarios. Para ello, expertos, preferentemente médicos, deben ofrecer conferencias en instituciones educativas. Esa simple actividad evitaría muchos infartos en la vida adulta. Siempre he estado en desacuerdo con el absurdo de quererle brindar una loable educación para la salud a personas que ya están en las postrimerías de la vida, cuando ya su corazón está seriamente deteriorado por haber recibido el maltrato de enfermedades que se han asentado sobre él. En la edad adulta hay que controlar los factores de riesgo coronarios y en el caso de los hombres realizarse exámenes frecuentes para evitar el cáncer de próstata o de senos en las mujeres. De todos modos, debemos señalar que el riesgo se manifiesta de diversas formas, las más frecuentes son:

A.- RIESGO ABSOLUTO:

Expresa las elevadas probabilidades de que se produzca un evento cardiovascular agudo en un lapso predeterminado de tiempo. Para calcularlo se utilizan fórmulas derivadas de los estudios epidemiológicos, en los que se imbrican las características fisiopatológicas de cada uno de los factores de riesgo coronarios. Actuar sobre el riesgo absoluto es una forma efectiva de disminuir la mortalidad por enfermedades cardiovasculares. De hecho, los mejores resultados epidemiológicos se logran cuando se actúa coherentemente y utilizando políticas de salud acorde con el mapa epidemiológico que predomine en cada país.

El riesgo absoluto de padecer una enfermedad cerebro cardiovascular se debe evitar desde el nivel primario de atención médica. Es el escenario idóneo para establecer políticas claras y contundentes para el control y erradicación de los factores de riesgo coronarios, los que deben formar parte de la cultura personal de cada individuo. Esa cultura debe comenzar a gestarse a edades muy tempranas de la vida, cuando todavía no han hecho su aparición en los individuos ni los factores ni las enfermedades que de ellos se derivan. Un bebé o un niño obeso es alguien predestinado a no cumplir las expectativas de vida del país donde nació y creció enfermo. Casi el 52% de la población estadounidense sufre algún grado de obesidad. Es impresionante el elevado consumo de comidas chatarras en ese país. Hace algunos años se estimulaba ese consumo basados en el estilo de vida rápida y agitada que se practica en muchos países. Actualmente han cambiado esos criterios y se realizan grandes campañas en las que se invita a adoptar hábitos alimentarios saludables basados en dietas ricas en verduras, frutas, con menos carnes rojas y más pescados. La población va aprendiendo a utilizar alimentos que contienen proteínas de alto valor biológico y con elevados contenidos de antioxidantes.

Antes del descubrimiento de la vía metabólica de los endocanabinoide, es decir, de esas sustancias mortales que producen las células grasas, nadie podía imaginar que en la grasa abdominal se escondía una "bomba de tiempo" capaz de destruir la vida de una persona en tan solo unas pocas horas. En esas porciones grasas se ubican sustancias altamente tóxicas. Luego, la cantidad de grasa abdominal nos da una medida de qué tan "enferma" está una persona aparentemente sana. Varios estudios han demostrado que si bien es cierto que el sobrepeso es un importante factor de riesgo coronario, la presencia de grasa abdominal es tan peligrosa por sí misma como el menor número de kilos de sobrepeso que tenga una persona. Es un criterio que se está introduciendo apenas hace algunos años, pero al que le prestamos especial atención en nuestras consultas. Hace algunos años a esa grasa abdominal se le llamaba panículo adiposo y se pensaba que formaba parte de la localización normal de las grasas en los obesos. Hoy sabemos que esa grasa encierra un poder tóxico incomparable con la grasa ubicada en otras partes del cuerpo.

B.- RIESGO RELATIVO:

Representa la relación entre la población expuesta a factores de riesgo, dividido entre la población no expuesta a esos factores. El índice de probabilidades obtenido no es fidedigno, por lo que no es confiable en el momento en que se determina ese riesgo, definir con certeza el futuro de ese paciente siempre será muy inexacto. De todas maneras, es imprescindible conocer el riesgo relativo atribuido a cada persona, para de esa manera establecer planes preventivos correctos.

Debemos tener en cuenta que ser portador de uno o varios factores de riesgo coronarios significa ser potenciales candidatos a sufrir un infarto agudo del miocardio o un accidente cerebrovascular. Es útil señalar que cuando aparecen las placas de ateromas lo hacen en muchos vasos del cuerpo humano, entre los que podemos citar los del corazón, los del cerebro y de las arterias de los miembros inferiores y las carótidas. Quiero referirme a estas últimas. Los que nos dedicamos a realizar dúplex de los vasos periféricos quedamos impresionados cuando diagnosticamos todos los días oclusiones importantes de las arterias, preferentemente de los miembros inferiores, situación que se conoce como enfermedad arterial oclusiva crónica, causa de muchas amputaciones o de severas úlceras en los miembros inferiores. Por otra parte, en muchos países del mundo las trombosis o embolias cerebrales constituyen verdaderos problemas de salud, absorbiendo grandes sumas de dinero de los presupuestos en salud. De hecho, las hospitalizaciones y con ellas los grandes gastos en materia de salud, que producen los ingresos por insuficiencia cardiaca descompensada y las enfermedades cerebrovasculares con secuelas hemipléjicas, acaban inclusive, con potentes sistemas de salud.

La detección de placas de ateromas en la región iliofemoral y en las carótidas es directamente proporcional a la presencia de placas de ateromas en las arterias coronarias. Esos índices indirectos deben ser buscados con exactitud, pues de nada sirve resolver un problema para dejar otros sin resolver, que pueden resultar peores. Este ejemplo nos muestra que el proceso de aterosclerosis es generalizado y que seríamos tremendamente ingenuos si presumimos de que siempre está localizado en sitios arteriales específicos. Es, por tanto, un fenómeno global, que debemos enfrentar como tal para que los resultados en los tratamientos sean óptimos. La pregunta que no nos cansamos de hacernos es por qué las placas de ateromas tienen predilección por asentarse en ciertos lugares. Nadie hasta el momento ha sido capaz de elaborar y demostrar el hecho con una respuesta contundente.

Debo señalar que muchos de los factores de riesgo coronarios son factores predisponentes para que se produzcan otras enfermedades a las que yo he llamado "enfermedades paralelas". Estas enfermedades son tan incapacitantes como dolorosas, pues muchas veces conllevan a amputaciones o estados clínicos desastrosos con enormes cargas emocionales negativas. Es importante señalar que muchas personas no tienen en cuenta las implicaciones clínicas de los factores de riesgo coronarios para definir la calidad de sus vidas. Esos han dejado al azar el curso normal de sus vidas, sin cortar los elementos que pueden entorpecer el estado de salud.

C.- RIESGO ATRIBUIBLE:

Lo constituye el número de eventos cardiovasculares que ocurran en un periodo de tiempo determinado, como consecuencia directa de factores de riesgo bien definidos. En esos casos existe una relación directa causa-efecto, la cual determina que al variar o disminuir los factores de riesgo, disminuyan las probabilidades de que aparezcan enfermedades isquémicas del corazón. Debemos destacar que el factor de riesgo más pesado en la enfermedad coronaria es la misma enfermedad coronaria. Una persona que ha sufrido un infarto del miocardio tiene más del 50% de probabilidades de sufrir otro de esos eventos, con relación a una persona relativamente sana, de la misma edad y sexo, pero con algunos factores de riesgo coronarios. De hecho, en nuestras consultas de cardiología es frecuente que se nos pregunte cuáles son las consecuencias a largo plazo de un infarto del miocardio que ha tenido una evolución tórpida durante el primer año. En esos casos el pronóstico es extremadamente malo durante los cinco años siguientes, aun cuando los síntomas han sido controlados en los últimos años.

Los que laboramos en centros cardiovasculares dotados con la última tecnología sabemos que ya la cardiopatía hipertensiva no se diagnostica a través de un electrocardiograma, después del advenimiento del ecocardiograma. Todavía persisten estudios en los que se utilizan el índice de Peel para definir pronóstico en el infarto del miocardio, aquella fue una clasificación clínica, de la década del 60, cuando faltaban muchos de los recursos tecnológicos con los que contamos hoy. Otra clasificación que ha desaparecido es la de Killip y Kimball como pronóstico de la insuficiencia cardiaca en el infarto agudo del miocardio. Fue muy utilizada en la década de 1980 en las salas de cuidados intensivos. Tenía como gran carencia que era eminentemente subjetiva, por lo que finalmente dependía de la experiencia de quienes la aplicaran. Sobrevivió algunos años la clasificación de Forrester, también aplicada a la insuficiencia cardiaca que se produce en el infarto agudo del miocardio. Era un poco más científica porque dependía de algunas variables hemodinámicas, pero finalmente sucumbió cuando llegaron los ecocardiógrafos con efectos doppler, lo cual permite una evaluación bastante exacta y de muchos parámetros importantes que se pueden tomar junto a la cama de los enfermos.

D.- RIESGO ABSOLUTO EN EXPUESTOS:

Son las altas probabilidades de que una persona expuesta a factores de riesgo coronario mayores, combinados con alguno menor, desarrolle una enfermedad isquémica del corazón de consecuencias impredecibles. Hoy se maneja el término de transición epidemiológica para explicar los cambios rotundos que han experimentado muchas enfermedades en su incidencia sobre la población a través del tiempo. Las enfermedades que diezman la mayoría de las poblaciones africanas no son las mismas que afectan a los diferentes países de América Latina. Todavía en aquel continente prevalecen enfermedades secundarias a la desnutrición como el escorbuto y son tan frecuentes como en sus mejores tiempos, enfermedades infecciosas como la tuberculosis, la lepra o el sida.

E.- RIESGO ABSOLUTO EN NO EXPUESTOS:

Las probabilidades de riesgos de sufrir un infarto agudo del miocardio son mínimas para esas personas, porque no están bajo la influencia de los factores de riesgo para enfermedades cardiovasculares. Constituyen una población realmente sana y con pocas probabilidades de sufrir una enfermedad coronaria en los próximos seis meses. Luego, es una aspiración importante como parámetro para evaluar un sistema de salud. Evaluar riesgo en personas aparentemente sanas y sin padecer algún factor de riesgo coronario, puede parecer un disparate de consecuencias incalculables, pero de todas formas, en casos de ejecutivos o de personas que ocupan altos cargos en la política o a los pilotos, se les realizan exámenes cardiovasculares como pruebas de esfuerzos, ecocardiogramas, holter de ritmo o de presión por lo menos una vez al año.

CÁLCULO DEL RIESGO CORONARIO.

Un factor de riesgo es un predictor de enfermedad, porque, de hecho, es la condición que se necesita para que se desarrollen diferentes alteraciones químicas, fisiológicas y anatómicas del corazón. Por tanto, las probabilidades de que se origine una enfermedad, deben desaparecer o disminuir, si desaparecen él o los factores que le dieron origen. Las características por las que a un determinado factor de riesgo se le atribuye un papel etiológico son:

A.- Presencia del factor antes de aparecer la enfermedad.
B.- Relación fuerte entre el factor y la enfermedad.
C.- Valor predictivo en poblaciones diferentes.
D.- Plausibilidad patogénica.
E.- Eliminación de la enfermedad al hacerlo el factor de riesgo.

De acuerdo al momento en que actúan, los factores de riesgo se pueden clasificar en:

A.- INICIADORES:

Son aquellos que lesionan o modifican la integridad del endotelio vascular. Su elevado poder patogénico les confiere un elevado rol participativo en los mecanismos fisiopatológicos de las enfermedades en las que participan. Se ha demostrado que mientras más pequeñas sean las partículas grasas, mayor es su poder patogénico. En el perfil lipídico las partículas más devastadoras son las LDL y las VLDL que son las más pequeñas y por lo mismo, son las que mejor atraviesan el endotelio vascular para ir a formar las placas de ateroma.

El éxito de las campañas de prevención cardiovascular radica en controlar los factores iniciadores. Para incidir sobre ellos es necesario conocerlos a la perfección. El reconocimiento precoz y el control de los factores de riesgo coronarios son elementos primordiales para establecer óptimos sistemas de salud. Esos programas deben ser conocidos desde edades muy tempranas de la vida. Tiene menos sentido darle un alto nivel de información a un anciano que espera tranquilamente la muerte que a un niño de diez años, que se somete a dietas insalubres por desconocimiento. Estas campañas informativas deben comenzarse en los niveles primarios de educación. He vivido esa experiencia en carne propia. En 1984 dicté una amplia serie de conferencias en varios colegios de la ciudad donde vivía, en Cuba. Eran niños de entre 10 y 12 años. Yo quedé sorprendido al ver con la facilidad con que se aprendían los factores de riesgo coronarios, cultura que quedaba para siempre en sus conocimientos personales.

Varios años después localicé a muchos de ellos. Todos mantuvieron y mantienen actualizados esos conocimientos y lo que es más importante aún, esos conocimientos se los han transmitido a muchos familiares y amigos. Del experimento en Cuba, el de informar a los niños sobre los factores de riesgo coronarios, se aplicó otra versión en 2010, dirigida por el profesor Valentín Fuster, en la ciudad del Bogotá, la capital de Colombia. Los resultados se verán a muy largo plazo, por lo que no se pueden emitir conclusiones en estos momentos, pero estoy seguro de que llegarán a las mismas conclusiones que llegué yo hace más de 20 años.

B.- PROMOTORES:

Son aquellos factores de riesgo coronarios que vulneran con facilidad el endotelio vascular, produciendo su disfunción. Un factor de riesgo puede ser iniciador y promotor de enfermedad cardiovascular al mismo tiempo. Muchas veces es difícil establecer esa línea divisoria porque se entrelazan sus acciones tan fuertemente que resulta difícil definir hasta dónde llegan los mecanismos fisiopatológicos de las enfermedades que ellos producen.

Algunas características socioculturales se convierten en elementos promotores de enfermedades cardiovasculares. La obesidad es estimulada por los enormes volúmenes de alimentos que se les brinda a los comensales como parte del "excelente" servicio que se brinda en muchos restaurantes. Un ejemplo de ello es la forma de servir los alimentos en muchas de las cadenas de expendio de alimentos en los Estados Unidos. En mis visitas a este hermoso país frecuento restaurantes de las diversas culturas que se han establecido allí. El común denominador es el volumen de presentación, además de los buenos olores y sabores. Incluso esos volúmenes son mayores que los ofrecidos en los países nativos. En Miami, al igual que en otras ciudades de Estados Unidos, existen muchas cadenas de restaurantes de comidas cubanas. Allí se brindan los mismos alimentos que se disfrutan en la isla, pero servidas en cantidades cuatro veces mayores. Lo mismo sucede en las cadenas de comidas colombianas o mexicanas en las que se brindan las mismas comidas que en los países nativos pero en cantidades mayores. Es indiscutible que es la influencia y la competencia foránea con las características propias de aquel país lo que estimula a que se cambien hábitos que sostenemos desde niños.

C.-POTENCIADORES:

Estimulan la actividad plaquetaria o aumentan los mecanismos de trombosis ubicados a nivel de las arterias coronarias. Existe un sinergismo que potencializa la acción devastadora de estos factores sobre el endotelio vascular. Hasta qué punto es beneficioso mantener bien localizados esos elementos de sumación es una meta que se ha trazado un número importante de investigadores en un número no menos significativo de estudios. Sin embargo, todavía no hay consenso sobre los daños específicos que provocan esos elementos sobre el endotelio vascular.

El sedentarismo potencializa la obesidad y el hábito de fumar, a la arterioesclerosis. Esas cadenas mortíferas aceleran la presentación del infarto agudo del miocardio. Cuando les preguntamos a las personas que han sufrido un infarto del miocardio, en su lecho de enfermo, en las salas de cuidados intensivos coronarios, acerca de los posibles orígenes de su enfermedad, casi siempre tratan de esconder aquellos elementos modificables como el hábito de fumar, el sedentarismo o el consumo de "comidas chatarras". En esas circunstancias tan delicadas casi todos los enfermos se comprometen consigo mismo a cambiar para sus malos hábitos.

D.- PRECIPITANTES:

Son los que precipitan eventos clínicos agudos que han estado latentes durante varios años. De alguna manera están involucrados en los mecanismos patogénicos de las enfermedades cardiovasculares. Un elemento precipitante de eventos coronarios es la crisis hipertensiva. Aproximadamente un 15 al 20% de los pacientes hipertensos desarrollan en algún momento de la evolución de su enfermedad, una crisis hipertensiva y otro número importante desarrolla un infarto agudo del miocardio. Los más conocidos elementos precipitantes de eventos coronarios agudos son los emocionales. Grandes impactos emocionales conllevan a que se produzcan infartos agudos. En Cardiocenter hemos tratado pacientes que tras una gran emoción han desarrollado un infarto o una disquinesia miocárdica transitoria o enfermedad de takotsubo.

Los riesgos de padecer enfermedades isquémicas del corazón aumentan con la edad. Es así como el riesgo absoluto de sufrir un infarto agudo del miocardio es de 1% por años, después de los 45 años. De manera que un hombre de 65 años, tiene un 20% de probabilidades de sufrir un infarto en ese año. Cuando consideramos a una persona como de alto riesgo, entonces la proporción de probabilidades se duplica, siendo de un 2% por años.

Existen tablas y algoritmos para definir riesgo futuro, pero ningún método empleado es superior a la valoración clínica que se haga del paciente. Correlacionar los datos cuantitativos con los cualitativos, nos da una visión exacta de las posibilidades reales de vida que tendrá esa persona en los próximos años, pero sobre todo, nos informa con exactitud sobre los elementos alarmantes o que ponen en peligro la vida de esas personas, lo que conlleva a la modificación inmediata de esos factores.

Un factor de riesgo mayor, como puede ser la dislipidemia, la diabetes, la hipertensión o el hábito de fumar, muchas veces juega un papel determinante, de forma unitaria, en los mecanismos de producción y desarrollo de la aterosclerosis. Su capacidad devastadora aumenta cuando se juntan, ejerciendo intensamente el denominado efecto de sumación. Para nadie es un secreto que todos esos factores actúan lacerando el endotelio vascular, lo que provoca disfunción de ese órgano, con las consiguientes consecuencias catastróficas. Ese proceso lo trataré mas adelante, cuando analice el complejo proceso de arteriosclerosis y sus consecuencias deletéreas para el corazón y otros órganos.

La visión integradora que se aplique al analizar pacientes específicos, permite definir con exactitud el futuro. En muchas instituciones de salud se programan consultas para personas con factores de riesgo coronarios. En ellas se intenta corregir, siguiendo protocolos preestablecidos, aquellos elementos que le están resultando nocivos al paciente. Más del 90% de los infartos del miocardio se pueden predecir a partir de los factores de riesgo coronarios. Es por esto que se debe insistir en la disciplina y responsabilidad que esas personas deben asumir para obtener resultados adecuados en la disminución del riesgo. Si no se establecen compromisos responsables entre el médico y el paciente, cualquier plan preventivo cardiovascular está condenado al fracaso.

Por otra parte hay que reconocer que todos los planes de prevención tienen un componente social determinante, el cual define la participación de diferentes instituciones privadas y del estado en ellos. Sin ese apoyo, tanto logístico como financiero, es imposible obtener adecuados resultados. De manera que estamos ante un programa de equipo multidisciplinario, en el que cada uno de los elementos técnicos y profesionales que lo componen juega un papel determinante. Hay que señalar que en la mayoría de los sistemas de salud de América Latina es muy difícil, por no decir imposible, reunir a los profesionales necesarios para crear ese equipo. En muchos de esos países los planes de prevención y promoción en salud consisten en regalarle un electrocardiograma al paciente y tomarle las cifras tensionales, sin ir a las más profundas de las necesidades en materia de salud.

SENSIBILIDAD Y ESPECIFICIDAD.

La sensibilidad y la especificidad son dos variables de extraordinaria importancia al evaluar la eficacia de un examen cardiológico. Al definir la sensibilidad y la especificidad hay que tener en cuenta el rango de diagnóstico que poseen, con el objetivo de estratificar riesgos, ya sean coronarios o de cualquier otro tipo. La sensibilidad es la habilidad que tiene un examen para detectar como enfermas a todas las personas que tengan patologías. De ahí se infiere que una prueba altamente sensible es capaz de agrupar a un número grande de personas portadoras de enfermedades, evitando en alto grado los falsos negativos. Mientras más sensible sea un examen, mayores serán las probabilidades de lograr clasificar con exactitud a las personas enfermas.

La especificidad de una prueba se define como la capacidad que tiene para detectar a todas aquellas personas que no sufren ninguna enfermedad, es decir, agrupa a las personas sanas. Por tanto una prueba con elevada especificidad es capaz de evitar los falsos positivos, siempre que se apliquen protocolos coherentes y variables adecuadas al examen en cuestión. Desde el punto de vista epidemiológico son óptimos los exámenes que muestren elevada sensibilidad y especificidad, porque de esa manera las probabilidades de detectar personas enfermas y separarlas de las supuestamente sanas, representa un margen de error mínimo, lo que conlleva a tomar decisiones correctas en el orden terapéutico. Sin embargo, hay que tener presente que en la mayoría de los países de América Latina no existen amplios estudios epidemiológicos que identifiquen a personas enfermas y con ello, poder brindarles adecuados recursos en materia de salud. De hecho, casi siempre los presupuestos estatales para la salud pública no se basan en estadísticas científicamente establecidas, sino en la capacidad empírica de los políticos "para repartir el dinero" según sus conveniencias.

Aunque existen múltiples clasificaciones sobre los factores de riesgo coronarios, sigue siendo la que los agrupa en mayores y menores, la que más se sigue utilizando. En otras clasificaciones se han realizado esfuerzos por agrupar los factores de riesgo coronarios según la posibilidad de que puedan o no ser modificados. De todos modos, sea cual sea la clasificación utilizada, la utilidad práctica de agruparlos en mayores y menores es muy útil desde el punto de vista didáctico. Ver Tabla No. 1

FACTORES DE RIESGO CORONARIOS.

- Hipertensión arterial
- Dislipidemia
- Diabetes Mellitus
- Síndrome metabólico
- Apolipoproteinas B y A-1
- Hábito de fumar
- Estrés
- Cardiopatía isquémica
- Hipertrofia ventricular izquierda
- Sobrepeso/Obesidad
- Sedentarismo
- Drogadicción
- Alcoholismo crónico
- Factores psicosociales
- Edad
- Sexo
- Menopausia

Usted, amigo lector, no se deje abrumar por todos esos elementos, es más, de ellos debes conocer los más frecuentes, como la hipertensión arterial, la obesidad, el estrés, en fin, los que les voy a mostrar en diferentes secciones de este libro. De los otros nos encargamos nosotros, los médicos, al rastrearlos como parte de diferentes procesos investigativos, pues casi siempre concomitan con alguno de los factores de riesgo coronarios más frecuentes. Ahora bien, sabemos que existe una relación causa- efecto entre estos elementos y la aparición de placas de ateroma en cualquiera de las arterias coronarias, las cuales existen en número de dos: la derecha y la izquierda, pero ambas tienen importantes ramificaciones. Hasta hace poco tiempo no se sabía a ciencia cierta cómo influían esos factores en los mecanismos de producción de diferentes enfermedades cardiovasculares. Es más, se especulaba con diferentes teorías, muchas veces incoherentes entre ellas mismas, pero que nos llevaban a un laberinto sin salida y por lo tanto, no teníamos solución objetiva y definitiva para casi ningún problema crucial de la cardiología moderna. Es una verdad que tenemos que admitir con serenidad y sin reproche, pues a pesar de todo, muchos grupos de investigadores dirigían sus miradas hacia estos aspectos oscuros y caprichosos de las enfermedades cardiovasculares.

El primer gran paso se dio en 1992 cuando se declaró a la molécula de óxido nítrico (NO) como la molécula del año por la revista Sciencie. El alboroto fue universal, y los comentarios discordantes no se hicieron esperar, pues el NO es un gas inerte, natural, que lo tenemos en nuestras manos, por ser tan abundante en la naturaleza como la polución misma, de la que casi siempre forma parte. Nos resultaba difícil admitir que era un vasodilatador potente, pero tan potente que de él muchas veces depende el milagro de la vida. Muchos científicos se burlaban diciendo que tanto escarceo daba la impresión de que se había descubierto la gallina que ponía los huevos de oro. Si bien es cierto que no se había descubierto esa gallina, también lo es que se estableció lo que yo he llamado "reacción en cadena epitelial" donde el óxido nítrico producido por el endotelio vascular, es afectado por los factores de riesgo coronarios, provocando su disfunción y con ello producen enfermedades cardiovasculares, lo que provoca al mismo tiempo que este no produzca cantidades suficientes de óxido nítrico y por tanto los vasos sanguíneos se ponen rígidos, aumentando la resistencia vascular periférica y con ello se produce un aumento desconsiderado y cruel del trabajo que tiene que realizar el corazón para ejercer su función de bomba.

Quedó demostrado que cualquier alteración que se produjera en el circuito corazón- vasos sanguíneos, siempre va a tener consecuencias importantes sobre varios mecanismos encargados de mantener el equilibrio entre las diferentes porciones de ese circuito. A su vez, ese equilibrio depende en gran medida de la influencia de agentes patógenos sobre el endotelio. Los síntomas cardiovasculares son tolerados e interpretados de diferentes maneras por los pacientes. Aunque no simpatizo con los llamados "estudios estadísticos", pero sí con las estadísticas que de ellos se derivan, porque prefiero los "estudios epidemiológicos" y de investigaciones fundamentales, a edades muy tempranas de mi vida profesional contabilicé lo que pasaba en varios hospitales. Fue así que diseñé mi primer artículo científico, un "estudio" que definí como "Morbimortalidad por enfermedades cardiovasculares en un servicio de urgencias". Lo realicé en el hospital provincial universitario Saturnino Lora, de Santiago de Cuba. En esa época, 1988 se les brindaba atención médica aproximadamente a 1200 pacientes en ese servicio diariamente. El trabajo era duro y los médicos no daban abasto para brindar consultas que consumieran un tiempo prudencial. Todo se hacía rápido. De las 36 000 personas atendidas en un mes, el 17% buscaron esos servicios por presentar síntomas correspondientes a la esfera cardiovascular, el más frecuente de los cuales fue el dolor en el pecho en el 22% de los casos. De ese 52% que busca ayuda médica por presentar dolor en el pecho, sólo el 22% presenta realmente un síndrome coronario agudo. El 20% restante presentaba causas intrascendentes de dolor precordial, la más frecuente de ellas fue la osteocondritis.

Ese sencillo ejercicio estadístico lo volví a repetir en el servicio de urgencias del Hospital Universitario "Carlos Manuel de Céspedes" de la ciudad de Bayamo, capital de la provincia Granma, en el Oriente de Cuba. Nadie podía entender que "urgencias" siempre estuviera saturada de personas y una vez más quise saber lo que motivaba a la gente a buscar atención prioritaria. Los resultados fueron muy similares y nos orientaban a que la población cubana no estaba educada en cuanto al uso racional de los servicios de urgencias, pues prácticamente el 95% de las patologías que allí se tratan pueden recibir atención médica en el nivel primario, es decir, en las policlínicas y en los consultorios del médico de familia. Entonces cómo entender que existiendo una estructura primaria muy bien establecida, la gente la desechara y prefiriera hacer largas filas en los saturados servicios de urgencias hospitalarias. Era evidente que no había una educación que hiciera tomar conciencia a la población en general de lo que significa para los verdaderos enfermos que les ocupen sus espacios en los servicios de urgencias. Un índice fundamental para medir la efectividad de un servicio de urgencias es el índice puerta- aguja, el cual comprende el tiempo que transcurre entre la llegada del paciente a estos servicios y el momento en que es atendido por el médico y se le aplican las primeras medidas terapéuticas.

ÍNDICE PUERTA - AGUJA

Muchos administradores de salud no tienen conciencia de la extraordinaria importancia de este índice, pues en realidad nos demuestra una serie de variables ocultas como la efectividad terapéutica del servicio de urgencias, califica la efectividad de los mecanismos burocráticos que siempre existen en esos servicios. A veces se pierde un tiempo maravilloso pidiendo al paciente o a sus familiares documentos de identidad, tipo de seguro médico, etc. El índice P-A también evalúa el entrenamiento del equipo conformado por médicos y enfermeros y su capacidad para brindar asistencia efectiva y oportuna. Hasta la funcionalidad constructiva de esos servicios es medida por este índice. Existen servicios de urgencias excesivamente grandes y poco funcionales en los que se pierden muchos de los que llegan a ellos. Que una persona tenga que esperar varias horas para ser atendida, denota un fenómeno de ineficiencia que además es muy peligroso. Durante todo el año 2002 fui el cardiólogo del servicio de urgencias de la Clínica León XIII, en Medellín, Colombia. Esa clínica tiene un gigantesco servicio de urgencias que incluye varias secciones en las que pueden atenderse varios pacientes al mismo tiempo- Es uno de los servicios de urgencias más grandes entre los que he trabajado en diferentes partes del mundo. Es funcional desde el punto de vista constructivo, pero en esa época tenía serios problemas administrativos. En esta clínica también repetí el pequeño experimento estadístico que había realizado en dos hospitales cubanos.

De 46 000 personas atendidas en un mes, sólo tuvieron criterios para ser consideradas como verdaderas urgencias un 3%, es decir, el 97% de los que asistieron a ese servicio pudo haber ido a consultas ambulatorias en cualquier otro sitio de la ciudad que no fuera urgencias. El resultado es también catastrófico si tenemos en cuenta las grandes filas y aglomeración de personas que se producen en los pasillos de esa institución, obstruyendo la agilidad y efectividad con la que deben tratarse las verdaderas urgencias. Este uso indiscriminado de los servicios de urgencias aumenta inevitablemente el incide P-A, pues de todas maneras esas personas sin criterios para recibir tratamientos allí, deben ser clasificadas y orientas, lo que produce cansancio y decepción entre el personal que allí labora habitualmente.

El fenómeno descrito es frecuente en todos los servicios de urgencias del mundo, es una queja generalizada que proviene también de los principales hospitales y clínicas de los países más desarrollados. Cuando estuve en el Jackson Memorial Hospital de Miami, pude comprobar lo que ya muchos cubanos, que constituyen la minoría extranjera más importante de esa ciudad, me habían comentado, las demoras para la atención en urgencias. Entre las observaciones que he hecho durante mis múltiples visitas a esa ciudad de Estados Unidos hay una que pone de manifiesto cómo influye el medio en que nos desarrollamos en nuestra salud. Hay más obesos, diabéticos e hipertensos entre los cubanos que viven en Miami comparados con los de la isla. Es indiscutible que en las condiciones difíciles que vive el pueblo cubano, tras más de 50 años de dictadura, llena de prohibiciones y carencias, las raciones de alimentos son muy reducidas y en muchos hogares apenas se come una vez al día. Sin embargo, los volúmenes de alimentos que se sirven en las casas de los cubanos en Miami son casi cinco veces superiores que las de aquellos en Cuba. Debemos reconocer el esfuerzo que realizaron los primeros exiliados cubanos en Miami, New York y otras ciudades norteamericanas por preservar la cultura gastronómica de nuestro país, de manera que preservaron casi todos los sabores nativos. Ahora bien, resulta aparentemente contradictorio que el número de infartos del miocardio sea similar para ambos grupos, algo tan importante para el desarrollo de la percepción humana de nacionalidad. No hemos encontrado una explicación racional ni mucho menos científica que nos de evidencias sobre otros factores de protección que actúen en el ámbito de los cubanos residentes en Estados Unidos.

EL ENDOTELIO Y SUS FUNCIONES.

Tan solo a principios de la década de los 90 se descubrió la importancia que tiene el endotelio vascular en la producción de óxido nítrico, un gas simple, muy abundante en la naturaleza, con potentes acciones vasodilatadoras. Existe una relación de complicidad fisiológica entre las funciones de esa delgada estructura que reviste todos los vasos sanguíneos y la fuerza de contracción del corazón. De hecho, muchos científicos plantean una relación de continuidad entre ambos órganos. Desde hacía varios años, cuatro investigadores, ubicados en lugares diferentes del planeta, investigaban las funciones de esa fina capa que reviste a todos los vasos sanguíneos del cuerpo humano. En la década del 2000 no hubo congresos de cardiología en el que yo participara que no se mencionara algún estudio sobre el endotelio vascular.

En 1992 se declaró al óxido nítrico (NO) como la molécula del año por la revista Sciencie. Eso constituyó una verdadera revolución en el mundo de la fisiología vascular, pues se pusieron en marcha una avalancha de estudios que implicaban los mecanismos secretores de esa estructura.

Louis Ignarro es un farmacéutico norteamericano que ganó, de forma compartida, el premio Nobel de Medicina y Fisiología en 1998. Estudió farmacia en la Universidad de Columbia y en la Universidad de Minnesota. Sus investigaciones las realizaba en la universidad de California. Es fundador y presidente vitalicio de la Sociedad del Óxido Nítrico. En 1986 descubrió que una molécula gaseosa a la que denominó factor relajante del endotelio tenía las mismas propiedades vasodilatadoras que el óxido nítrico. Si el premio Nobel le dio dinero, su vinculación con la empresa de alimentos para controlar el sobrepeso mundialmente conocida como Herbalife, le dio la fortuna. Inventó un producto que llamó Niteworks, el cual contiene arginina y citrulina, dos aminoácidos que estimulan la producción de óxido nítrico. El "producto" le produjo más de un millón de dólares tan solo en el primer año de su aparición en el mercado mundial y el Dr. Ignarro se convirtió en la carta de presentación de esa compañía- Herbalife- pues no hay reunión en el mundo donde no se pronuncie su nombre. A decir verdad, se conoce más por su producto que por su descubrimiento. Entonces el NO como vasodilatador disminuye la resistencia periférica y por lo mismo, disminuye el trabajo cardíaco, esa secuencia de acontecimientos llevó al Dr. Louis Ignarro a sugerir las ventajas que tiene consumir productos alimenticios que estimulen la producción de óxido nítrico.

Otro de los galardonados con ese mismo premio fue el Dr. Ferid Murat, modesto y desinteresado, desarrollaba su actividad investigativa en la Universidad de Texas. Estudió medicina en Cleveland, donde se doctoró en Farmacología en 1965. Mientras realizaba sus trabajos fundamentales utilizando un vasodilatador como la nitroglicerina, descubrió, en 1977, que el óxido nítrico tenía una potente acción sobre la musculatura vascular lisa. Ese concepto sería clave para desarrollar el medicamento mundialmente conocido como Viagra o sildenofil, de gran utilidad en el tratamiento de la impotencia y de algunas formas de hipertensión pulmonar severa. También se hizo millonario con las regalías que le pasaba el laboratorio Pfizer, productor original de ese medicamento. De los 975 mil dólares que entregó el premio Nobel de Medicina en ese año de 1998, le correspondió la tercera parte, es decir, 325 mil dólares al Dr. Robert Furchgott, quien para esa época trabajaba en la universidad de Nueva York. De los tres galardonados era el más viejo, pues nació en 1916. A pesar de todos los reveses que tuvo durante su período investigativo, nunca doblegó su espíritu de superación ante las adversidades.

Su firmeza de carácter lo hizo un profesor de reconocido prestigio desde muy joven. De forma independiente también logró demostrar que el óxido nítrico era una molécula inestable, de vida efímera, pero que actuaba como un potente vasodilatador. El Dr. Furchgott se había obsesionado con la idea de los perjuicios que tenía para el corazón el aumento de la resistencia vascular periférica, es decir, manejaba la misma preocupación que siempre hemos tenido los cardiólogos, pero sin nunca detenernos a demostrar los mecanismos que la producían. El Dr. Robert Furchgott murió en Seattle, a la edad de 92 años.

En resumen, todos ellos comprobaron que la disfunción endotelial producida, entre otros, por los factores de riesgo coronarios, merma ostensiblemente la producción de óxido nítrico y con ello se crea un terreno fértil para que se multipliquen las enfermedades isquémicas del corazón, consideradas como la gran epidemia de los siglos XX y XXI. Para muchos investigadores el factor de riesgo coronario que mayor disfunción endotelial produce es la obesidad. Se ha demostrado la gran cantidad de elementos tóxicos que producen las células adiposas, las que a su vez hacen posible la vía de producción de sustancias endocanabinoide, íntimamente relacionada con la sensación de hambre y saciedad de alimentos. Debemos recordar que la obesidad forma parte fundamental del síndrome metabólico y la obesidad abdominal que se describe allí, actúa como un delantal tóxico que se comporta como una "bomba" de tiempo en espera de la mejor oportunidad para estallar y crear las fuerzas fisiopatológicas devastadoras que actúan sobre el miocardio.

La situación del endotelio dentro de la luz de todas las arterias, le permite jugar un rol determinante en la regulación de diversos procesos fisiológicos. Ello significa, que el endotelio disfuncionante participa activamente en muchos de los mecanismos de producción de enfermedades cardiovasculares, como la hipertensión arterial, las enfermedades isquémicas del corazón y la insuficiencia cardiaca, entre otras. El óxido nítrico pasó de ser un gas simple, formado por los dos elementos más abundantes en la naturaleza, a ser una potente molécula mensajera en el organismo. Furgott fue el primero en darse cuenta del carácter informativo del NO y encaminó todos sus estudios al descubrimiento de los misterios y caprichos de ese gas. El mecanismo de producción de muchas de las enfermedades del corazón, como las señaladas anteriormente, están íntimamente relacionados con el NO, cuya principal función, es producir vasodilatación. Ese efecto vasodilatador es fundamental para que el corazón no trabaje a grandes presiones y para que realice su función de bomba sin dificultad. Además, el NO tiene acciones antiadherentes, antiagregantes plaquetarias y antimitógena. Si esas acciones no se ejercieran, entonces se produciría un estado proaterogénico y protrombótico, de consecuencias incalculables, por cuanto el proceso degenerativo aterosclerótico se instauraría muy precozmente.

El endotelio cumple con otras funciones, como son la regulación de la inflamación, además regula el tono vasomotor, estimula o inhibe el crecimiento vascular y regula los mecanismos de coagulación de la sangre. Además del óxido nítrico, el endotelio segrega otras sustancias que juegan un papel importante en el desarrollo de varias enfermedades. Una de esas sustancias es el factor relajante derivado del endotelio. El endotelio puede sintetizar prostaciclina, esto, bajo algunas circunstancias, puede contribuir a la vasodilatación producida por otros compuestos. Se cita que el endotelio produce factor hiperpolarizante, que media en la activación del músculo liso vascular. Se ha sugerido que la perdida en la producción de oxido nítrico puede, en algunas situaciones, contribuir al proceso de aterosclerosis.

FUNCIONES DEL ENDOTELIO

- Actuar como superficie trombo resistente
- Actuar como barrera macromolecular
- Regular la función del musculo liso vascular
- Regula la inflamación
- Promueve e inhibe el crecimiento vascular
- Actúa como un neurotransmisor retrogrado en el proceso de memoria y en el aprendizaje
- Coadyuva al mantenimiento adecuado del tono vascular
- Participa en la homeostasis plaquetaria
- Interviene en la motilidad gastrointestinal
- Es un mediador en la erección tanto en humanos como en animales.

Varios estudios han demostrado que la regulación ejercida por el endotelio en el mecanismo de formación de trombos, está determinado por la regulación que ejerce en los mecanismos de adhesión y agregación plaquetaria, en los que juegan un rol determinante la prostaciclina. Acción importante del endotelio es la de estimular el sistema anticoagulante, permitiendo la unión de la trombina a la trombomodulina y activando la proteína C, lo que determina la disminución de los factores Va y VIIIa de la coagulación. Por otra parte, es conocido que el endotelio regula el sistema fibrinolítico a través de la síntesis y liberación del activador tisular del plasminógeno (t-pa). Otra de las funciones importantísimas del endotelio es inhibir la adhesión y migración de las células blancas a la pared vascular, suceso determinante en el desarrollo de la aterosclerosis. Ya he señalado que otras de las funciones del endotelio, es la de regular las funciones del músculo liso vascular, hecho importante si tenemos en cuenta el equilibrio perfecto que debe existir entre vasoconstricción y vasodilatación, según las necesidades del organismo. Para lograr ese equilibrio, el endotelio segrega sustancias vasoconstrictoras como renina-angiotensina, endotelinas y sustancias vasodilatadoras como el NO, la prostaciclina, factor hiperpolarizante y bradicinina.

CONSECUENCIAS DE LA DISFUNCIÓN ENDOTELIAL.

- Pérdida del control del tono vascular.
- Aumento de la adhesión plaquetaria.
- Aumento de la adherencia de leucocitos-monocitos.
- Reducción de la producción de NO.
- Reducción de la producción de otros inhibidores de crecimiento como es la prostaglandina.
- Aumento de la producción de estimuladores de factores de crecimiento.
- Aumento del depósito de lípidos.
- Hiperproducción de radicales libres.

RESTITUCIÓN DE LA FUNCIÓN ENDOTELIAL POR LAS ESTATINAS.

En honor a la verdad, tenemos que reconocer que no todo está perdido, pues a principios de la década de los 90 apareció en el mercado la lovastatina, una pequeña tableta de apenas 20 miligramos a la que no se le prestó demasiada importancia desde un principio, pero tiene el mérito histórico de que dio lugar al nacimiento de un grupo farmacológico de primordial importancia en la actualidad. En 1991 la lovastatina recibió el Premio Galien a la investigación farmacológica que otorga la academia francesa de la ciencia. Las estatinas constituyen un grupo variable de medicamentos que se utilizan para controlar las cifras de grasas elevadas en la sangre, porque son en definitiva las que van a formar las placas de ateromas. Se plantean varios mecanismos a través de los cuales las estatinas son capaces de mejorar la función endotelial. Entre estos mecanismos tenemos:

- Mejoran la producción endotelial de óxido nítrico.
- Disminuyen la degradación de oxido nítrico.
- Disminuyen la producción de factores constrictores derivados del endotelio.
- Producen regresión de la barrera que impide la difusión del óxido nítrico.
- Mejoran las propiedades realógicas de la sangre.
- Mejoran la respuesta del músculo liso a la acción del óxido nítrico.
- Retardan el proceso de apoptosis o muerte celular programada.

Es un hecho científicamente comprobado que la terapéutica con estatinas restituye la función endotelial al normalizar elementos altamente agresivos al endotelio como son las lipoproteínas LDL y VLDL. Pero hay que señalar que es importante saber escoger la mejor estatina según el parámetro del perfil lipídico que esté alterado. Por ejemplo, la rosuvastatina es preferible en aquellos pacientes en los que predominan las LDL altas, mientras que la sinvastatina y la pravastatina, aunque también actúan sobre ese elemento, muestra muy buenos resultados, sobre todo en disminuir el colesterol y los triglicéridos en corto tiempo. Cada día se le confiere mayor importancia al papel que juegan las estatinas en la estabilización de la placa de ateroma complicada. Eso implica una disminución significativa de la mortalidad durante el infarto agudo del miocardio y menos complicaciones cardiovasculares durante el primer año inmediato al evento coronario agudo.

No es recomendable la combinación de estatinas entre si, por el aumento significativo de sus efectos secundarios, los que se potencializan. No se han demostrado efectos potencializadores de estas cuando se utilizan concomitantemente con medicamentos cardiovasculares. De hecho, esas combinaciones son extremadamente frecuentes. En sentido general las estatinas pertenecientes a la primera generación tienen un impacto mayor en la reducción de LDL colesterol en un 30 a 40% y una disminución menos importante en los triglicéridos (10-20%), con aumentos leves de HDL, comprendidos entre el 5- 10%.

ADMINISTRACIÓN DE LAS ESTATINAS.

HORA DE ADMINISTRACIÓN.

La administración de dosis únicas, siempre es más eficaz por las noches.
La Lovastatina se administra en la cena, las demás antes de acostarse.
La Fluvastatina se administra dos veces al día (40 mg, dosis máxima).

FRECUENCIA.

Por lo general se administra en dosis única.
Para dosis elevadas se puede considerar la administración dos veces al día, con ello se puede conseguir una eficacia ligeramente superior.

LÍMITES HABITUALES DE LA DOSIS DIARIA.

LOVASTATINA: 20 a 80 mg.
SIMVASTATINA: 20 a 40 mg.
PRAVASTATINA: 20 a 40 mg.
FLUVASTATINA: 20 a 40 mg.
ATORVASTATINA: 10 a 80 mg.
ROSUVASTATINA: 10 A 40 mg
EZETIMIBA 10 mg/ SIMVASTATINA 20 mg:
UNA O DOS TABLETAS DIARIAS

ANÁLISIS DE LOS FACTORES DE RIESGO CORONARIOS

Los factores de riesgo coronarios son también los elementos fundamentales para que aparezcan las enfermedades cerebrovasculares, vasculares periféricas y cardiovasculares. Es un hecho indiscutible que no se puede considerar a la aterotrombosis como un fenómeno exclusivo de los países desarrollados, porque la realidad nos muestra que el infarto del miocardio y la enfermedad cerebral vascular van en aumento en todo el mundo, con progresiones ascendentes en los países con economías emergentes. Las proyecciones estadísticas no son nada halagüeñas, pues se prevé que hacia el año 2025 la mortalidad cardiovascular mundial total, superará a todas las demás causas de muerte, incluyendo la infección, el cáncer y los accidentes de tránsito. El término "factor de riesgo coronario" se acuñó a partir del estudio de Framinghan, a principios de la segunda mitad del siglo XX, pero en sentido general, el concepto original ha tenido pocas modificaciones en lo que ha transcurrido del siglo XXI. Un factor de riesgo es una característica o una manifestación de una persona o población, que aparece en las fases precoces de la vida y que se asocia a un aumento del riesgo de desarrollo fututo de una enfermedad.

El factor de riesgo de interés puede ser un comportamiento adquirido, como el hábito de fumar o puede tener un rasgo hereditario como la diabetes mellitus o puede ser una determinante analítica como la determinación de los niveles de proteínas C reactivas en sangre. Ahora bien, debemos reconocer que un factor de riesgo heredado, no es erradicable, pero si es perfectamente controlable, lo que hace que podamos influir de alguna manera en esa cadena genética. No todos los episodios coronarios afectan a personas portadoras de múltiples factores de riesgo tradicionales, pues en algunos casos algunas anomalías de la inflamación, la hemostasia o la trombosis, adquieren una importancia crítica.

Es verdad que en los últimos años han aparecido grandes adelantos en el diagnóstico y el tratamiento del infarto del miocardio, pero todavía no hemos logrado bajar su morbimortalidad a cifras adecuadas, pues el infarto sigue siendo un verdadero azote para la humanidad. La mejor manera de influir positivamente sobre esa epidemia es controlando, modificando y en el mejor de los casos erradicando los factores de riesgo coronarios. Nunca podríamos decirle adiós al infarto sin antes controlar todos aquellos elementos que de alguna manera inciden en su aparición. El rol que juega el endotelio vascular en la fisiopatología de estas enfermedades ha sido un gran paso de avance, porque nos ha permitido conocer la forma en que esos factores influyen en la aparición del infarto. Y el mismo conocimiento de los cambios morfológicos y bioquímicos que se producen en las zonas infartadas nos han mostrado el camino de muchas de las interrelaciones que se establecen en un proceso que es continuo y por lo mismo, inseparable de las causas que lo motivan.

A pesar de esos avances, es evidente que algo está fallando, que todavía no hemos alcanzado las metas en cuanto al control de las enfermedades cardiovasculares. Ya he señalado, que desde mi punto de vista, los fallos están en que no se explora consecuentemente a la población supuestamente sana, con el objetivo de definir los niveles de morbilidad oculta. Eso se lograría reforzando los niveles primarios de atención en salud, con médicos generales especializados en Medicina Familiar, tal y como sucede en Cuba.

De hecho, todos los cubanos, tanto los que viven en la isla, como los del exilio, estamos de acuerdo en que ese es un logro de la tradición médica cubana que hay que preservar cuando se produzcan los cambios hacia una sociedad democrática, en la que desaparezca la gerontocracia que retrasa brutalmente el desarrollo y crecimiento intelectual de la sociedad cubana moderna, la cual está acostumbrada, desde hace más de 150 años a recibir tratamiento domiciliario para muchas de sus enfermedades. Eso lo ha explicado brillantemente el Dr. Virgilio Beato, el eminente internista cubano desde su exilio en Miami. El Dr. Beato cuenta cómo su padre, médico también, iba a los lugares más intrincados del campo cubano a tratar a sus pacientes, eso sucedía a principios del siglo XX. Esa vocación - nos lo comenta el Dr. Beato- la enseñaban en la universidad, algo novedoso en ese tiempo y en honor a la verdad, Cuba fue pionera en la aplicación de la medicina domiciliaria desde mucho antes de que lo hicieran las potencias más desarrollas del mundo.

HIPERTENSIÓN ARTERIAL.

José Raúl Capablanca, el más grande campeón mundial de ajedrez de todos los tiempos, era cubano y padecía de hipertensión arterial de difícil control. Sufría de frecuentes dolores de cabeza y se quejaba de falta de aire, aun estando en reposo, delante de un tablero de ajedrez. Su médico de cabecera contaba con escasos recursos terapéuticos para tratarlo. Le prescribían fenobarbital, un medicamento sedante, pero hipnótico que le producía demasiado sueño al gran campeón. También utilizaban la reserpina, pero esta producía fuertes depresiones. No había más. Todos notaban cómo José Raúl Capablanca se deterioraba, física y mentalmente. La misma enfermedad le había producido una insuficiencia renal, su pensamiento era cada vez más lento y la agudeza visual disminuía gradualmente. Esa situación clínica tan mala fue consecuencia directa de un largo proceso de deterioro de las funciones renales y cardíacas secundarias a tratamientos farmacológicos ineficientes. Era una hipertensión arterial complicada. Finalmente murió, a los 54 años, en el Mount Sinaí Hospital de New York, después de estar varias horas en coma profundo tras sufrir una hemorragia cerebral durante una crisis hipertensiva.

La hipertensión arterial constituye uno de los principales problemas de salud pública del mundo, al ser una de las grandes depredadoras del aparato cardiovascular. Silenciosa y traicionera, no cambia espontáneamente su curso evolutivo hasta que produce complicaciones graves como los accidentes cerebrovasculares, el infarto miocárdico, la insuficiencia cardiaca o renal. Sin embargo, a principios del siglo XX ya los médicos conocían la repercusión de la hipertensión arterial sobre varios órganos, a los que llamaban órganos blancos. Sabían interpretar correctamente un fondo de ojo, distinguiendo el pinzamiento arteriovenoso, el edema papilar, en fin sabían distinguir los diferentes elementos devastadores que produce esta enfermedad en el ojo. También sabían definir el grado de insuficiencia renal que produce, pero no había llegado todavía la furosemida para tratarla. Entonces debemos admitir que desde el punto de vista terapéutico estaban en cero. Hacía poco había aparecido un barbitúrico al que se le denominó fenobarbital y apenas empezaba a utilizarse la reserpina, el primer hipotensor que salió al mercado. Luego se dieron cuenta de que ambos medicamentos tenían efectos deletéreos sobre el organismo por los efectos secundarios. La reserpina se estuvo utilizando hasta los años de 1970, pero producía tan severas depresiones que muchas personas que la utilizaban terminaban suicidándose.

Se considera que una persona es hipertensa cuando mantiene cifras tensionales diastólicas superiores a 90 mm de mercurio y sistólicas superiores a 160 mm de hg, independientemente de la edad y del sexo. Se ha demostrado que las cifras tensionales que producen alteraciones cardiovasculares difieren notablemente entre distintos grupos de población. También se consideran hipertensas a todas aquellas personas que tienen su presión controlada, pero con el uso de medicamentos hipotensores. Los cifras establecidas como referencias son valores algo caprichosos, pues encontramos personas que son de cifras tensionales bajas habituales que cuando la presión les sube apenas a las cifras antes señaladas, tienen síntomas severos de hipertensión arterial.

EPIDEMIOLOGÍA.

En sentido general, en los últimos treinta años la incidencia de esta enfermedad sobre la población ha cambiado poco. El primer estudio epidemiológico que yo realicé sobre incidencia de hipertensión arterial en un área de atención primaria en salud, lo hice en la ciudad de Bayamo, en Cuba, en 1984. Mostró que un 13% de la población encuestada presentaba algún tipo de hipertensión arterial. Debo destacar que la población de esta ciudad es predominantemente blanca y con bajos índices de obesidad, porque como es conocido por todo el mundo en Cuba, desde 1959 la alimentación no es tan voluminosa como todavía lo es en Estados Unidos y la gente tiene que caminar diariamente grandes distancias o transportarse en bicicletas, lo que garantiza niveles estables de ejercicios por la carencia crónica de transporte público. En 1987 repetí ese estudio, pero esta vez en Santiago de Cuba, una ciudad montañosa, con un clima más caliente y con una importante población negra, muy superior a la de Bayamo. Sin embargo, los resultados fueron similares, sólo que la presencia de cardiopatía hipertensiva era muy superior entre la población negra que entre los blancos de ambas ciudades.

De manera que habíamos encontrado un problema de salud de magnitud incalculable, pues es conocido que la cardiopatía hipertensiva propende a la muerte súbita, por la hipertrofia o engrosamiento concéntrico que aparece en todas las paredes del ventrículo izquierdo. Para esa época se sabía que el engrosamiento de las paredes del corazón obedecía a la sobrecarga a la que lo sometía esa enfermedad, por el aumento de la resistencia vascular periférica y ya se le denominaba remodelación miocárdica hipertensiva, pero se desconocían los medicamentos capaces de revertir esa situación. El hallazgo nos permitió sugerir que a todos los hipertensos se les debe ordenar un ecocardiograma para definir la repercusión anatómica y funcional de la hipertensión arterial sobre ese órgano. Con la hipertensión arterial también se comenzó a estudiar la función diastólica del corazón, es decir, su capacidad de relajación, pues en casi todos esos pacientes está comprometida. En honor a la verdad, casi ningún estudio epidemiológico sobre incidencia de hipertensión arterial, de esa época, incluía en su protocolo la realización de un ecocardiograma, porque antes del año 2005 los equipos ecocardiográficos eran demasiado grandes y resultaba engorroso desplazarlos hasta la población en estudio. Los avances en la tecnología han hecho a esos equipos cada vez más pequeños, desarrollando posibilidades de realizar ecocardiogramas con equipos portátiles, en el lugar donde se realiza el estudio, lo que ha dado lugar al nacimiento de la epidemiología ecocardiográfica y con ella se ha logrado incrementar el número de enfermos con cardiopatías descubiertos en los diferentes estudios.

Realmente la que provoca el mayor número de muertes es la morbilidad oculta porque son personas severamente enfermas, pero lo desconocen y por lo mismo no van a controles médicos ni tienen ningún tratamiento con medicamentos hipotensores. Es absurdo que un médico piense que una persona que muere súbitamente no portaba ninguna enfermedad cardiovascular. Las principales situaciones descubiertas en pesquizaje de grandes grupos poblacionales son la cardiopatía hipertensiva, la cardiopatía isquémica silente y las arritmias letales sin tratamientos.

A pesar de los grandes avances en el conocimiento de su fisiopatología y de los modernos medicamentos aparecidos en las últimas décadas, la hipertensión arterial mantiene zonas oscuras, por lo que esta enfermedad sigue siendo un desafío para la Cardiología moderna. Todavía seguimos hablando, como hace cincuenta años, de que más del noventa por ciento de las hipertensiones son de etiología desconocida y aunque parezca insólito, muchas pautas del tratamiento, son completamente empíricas. Entre las contribuciones más importantes secundarias a su poder patogénico y devastador encontramos las alteraciones que provoca sobre el endotelio vascular. A partir de ese descubrimiento, se comenzó a entender, de forma más clara, el papel que juega la hipertensión arterial como mecanismo desencadenante de algunas formas de insuficiencia cardiaca, en la enfermedad isquémica del corazón y el cerebro, así como el rol que juega en los mecanismos que aceleran el complejo proceso de arteriosclerosis.

Según el estudio F, entre el 20 y el 30% de la población presenta cifras tensionales elevadas. De ella, el 39% desarrolla como complicación directa una cardiopatía hipertensiva, demostrada ecocardiográficamente. Si, tal y como puede observarse en la foto No. 2, tomada durante uno de estos exámenes, se observa importante engrosamiento de todas las paredes del corazón como mecanismo adoptado por el corazón para aumentar su fuerza de contracción con el propósito de vencer la resistencia vascular periférica propia de la hipertensión arterial.

Por otra parte, es sorprendente la alta incidencia de hipertensión arterial sistólica entre la población senil, pues en muchos países alcanza la astronómica cifra de un 63%. Es un error pensar que esa hipertensión, secundaria al aumento de la resistencia periférica, no se debe tratar farmacológicamente. De manera que la hipertensión arterial se ha convertido en un verdadero problema de salud, al que muchas veces ni médicos ni pacientes le prestan demasiada atención, porque cursa asintomática y porque no se tiene conciencia del papel destructivo, a largo plazo, que ejerce sobre los riñones, el corazón, el cerebro y los vasos sanguíneos, sus órganos blancos.

En sentido general sustentamos las siguientes conclusiones:

- La hipertensión arterial es un factor de riesgo cardiovascular tanto en hombres como en mujeres y en todos los grupos de edades.
- La arteriosclerosis es rara en aquellos territorios arteriales de baja presión arterial, como ocurre en la circulación pulmonar.
- La hipertensión sistólica es tan importante como la diastólica, en los mecanismos de producción de las diferentes complicaciones.
- La hipertensión sistólica supone un incremento del riesgo cardiovascular, tanto en los jóvenes como en los adultos.
- La hipertensión, a largo plazo, lacera el endotelio vascular, produciendo disfunción de ese órgano.
- La hipertensión sistólica en los ancianos constituye un importante factor de riesgo y la padece más del 60% de la población senil.

COMPLICACIONES DE LA HIPERTENSION ARTERIAL

SISTEMA NERVIOSO CENTRAL:

- Encefalopatía hipertensiva.
- Hemorragia intracraneal.

SISTEMA CARDIOVASCULAR:

- Angina de pecho
- Infarto agudo del miocardio.
- Edema agudo del pulmón.
- Disección aórtica.
- Crisis hipertensiva
- Cardiopatía hipertensiva

OTRAS:

- Insuficiencia renal aguda y crónica.
- Eclampsia.
- Feocromocitoma.

Las complicaciones de la hipertensión arterial contribuyen a disminuir la calidad de vida de esas personas. En Cardiocenter atendemos un número importante de pacientes portadores de cardiopatías dilatadas. Casi todos ellos pasaron por el estadio de cardiopatía hipertensiva la cual se caracteriza por engrosamiento concéntrico o excéntrico de las paredes del ventrículo izquierdo. La cardiopatía dilatada, sin embargo, se caracteriza por adelgazamiento de las paredes de ese ventrículo. Entonces todos los pacientes en esas condiciones siempre nos preguntan cómo pudieron suceder esos cambios tan bruscos en esas paredes y con ello el agrandamiento del corazón.

La fundamentación científica de ese fenómeno es sencilla, pues las fibras miocárdicas, en su intenso trabajo, para vencer la resistencia periférica propia de la hipertensión arterial, duplica sus fibras en paralelo, lo cual se traduce en engrosamiento, pero ese mecanismo a la larga se agota e invierte la reproducción de esas fibras, esta vez duplican en serie, lo que hace que se alarguen y se produzcan corazones grandes.

CRISIS HIPERTENSIVA

Es una urgencia cardiovascular que sirve de alarma para evitar otras complicaciones potencialmente mortales. Los hipertensos deben solicitar ayuda médica inmediata, si presentan uno o varios de estos signos porque constituyen elementos de alarma cardiovascular:

- Dolor de cabeza intenso
- Visión borrosa
- Zumbidos de oídos intensos
- Lenguaje tropelozo
- Torpeza en los movimientos
- Falta de aire
- Parálisis facial
- Parálisis de una parte del cuerpo
- Calambres intensos generalizados
- Mareos intensos
- Náuseas y vómitos
- Anuria

La crisis hipertensiva constituye un síndrome clínico que tiene muchas variantes, pero que se manifiesta principalmente con cifras tensionales elevadas, capaces de producir síntomas alarmantes en el paciente. Entre el 1 y el 5% de los pacientes hipertensos desarrollan una crisis hipertensiva, como complicación potencialmente mortal de la hipertensión arterial. En muchas personas, es el dolor precordial el que los motiva a buscar asistencia médica. En un número significativo de casos, el dolor precordial no difiere del producido por el infarto agudo del miocardio. Es por ello, que los primeros exámenes que se deben indicar son el electrocardiograma y las enzimas cardíacas, para poder establecer con certeza la diferencia entre ambas situaciones. Es útil diferenciar la urgencia de la emergencia hipertensiva.

En la urgencia hipertensiva se constatan cifras tensionales elevadas, pero no hay síntomas de órganos blancos (cerebro, corazón, aorta, riñones) Sin embargo, de no controlarse adecuadamente la presión, las consecuencias serán catastróficas para esos órganos en las próximas horas o días. Ese peligro inminente conlleva a que se tomen medidas terapéuticas de urgencia, aplicando un tratamiento enérgico, por vía intravenosa. En tanto, la emergencia hipertensiva es un cuadro dramático, en el que el paciente refiere síntomas clásicos de los órganos blancos. Existe un eminente peligro para la vida, si no se establece una terapéutica enérgica y eficaz, rápida y combinada.

Es difícil establecer las cifras tensionales capaces de crear síntomas alarmantes al paciente, por ser muy personales. El corazón y sus vasos se adaptan a manejar cifras tensionales que provocan cambios individuales que se deben tener en cuenta a la hora de establecer un programa terapéutico. En la urgencia hipertensiva se deben bajar rápidamente, por lo menos en una hora, las cifras tensionales, tratando de que sea aproximadamente del 20 al 25% de la presión diastólica que es la que más pone en peligro a los órganos blancos.

TRATAMIENTO PRIORITARIO EN LAS CRISIS HIPERTENSIVAS

A.- EN ISQUEMIA MIOCÁRDICA AGUDA

- Nitroglicerina IV.
- Beta- bloqueadores IV
- Inhibidores ECA IV

B.- EN DISFUNCIÓN VENTRICULAR Y EDEMA PULMONAR

- Nitroglicerina IV
- Furosemida IV
- Morfina IV

C.- EN DISECCIÓN AÓRTICA AGUDA.

- Trimetafán
- Nitroprusiato de sodio + Labetalol

D.- EN ACCIDENTES CEREBRO- VASCULAR

- Nitroprusiato de sodio IV
- Labetalol IV
- Nimodipina IV

E.- EN EL FEOCROMOCITOMA

- Fentolamina IV
- Nitroprusiato IV
- Labetalol IV

F.- EN ECLAMPSIA

- Hidralazina IV
- Labetalol IV
- Magnesio IV

CARDIOPATÍA HIPERTENSIVA.

La cardiopatía hipertensiva es una complicación lenta, pero también potencialmente letal de la hipertensión arterial. En un proceso que dura varios años, por lo menos cinco, en el que ocurre algo que los cardiólogos hemos llamado remodelación miocárdica hipertensiva que no es otra cosa que el engrosamiento de las paredes del ventrículo izquierdo. En realidad lo que sucede es una reproducción en paralelo de las fibras miocárdicas.

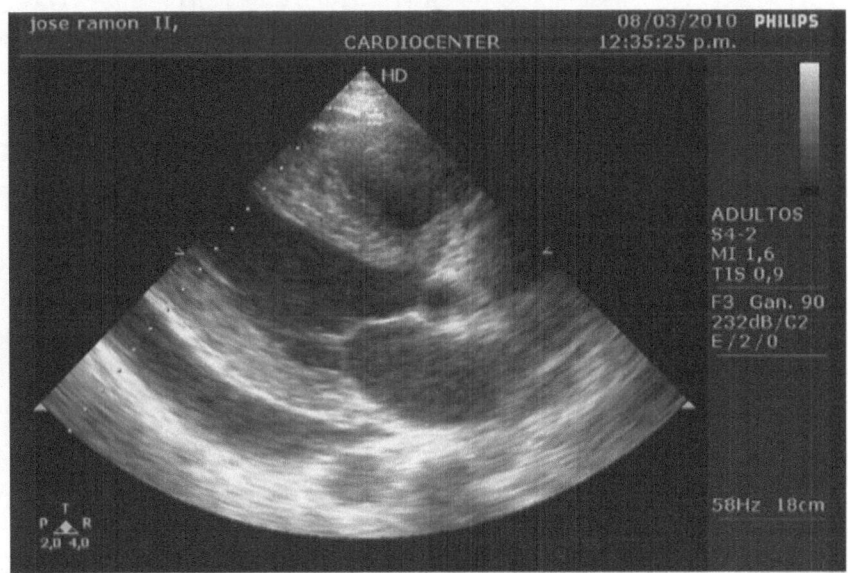

En el ecocardiograma que se muestra en la figura anterior, se observa una imagen en el eje longitudinal largo que muestra la aurícula izquierda, la válvula mitral, así como la pared posterior y el septum interventricular. Estas dos últimas estructuras están engrosadas, es decir, hipertróficas, en un paciente atendido por nosotros en Cardiocenter durante mucho tiempo, por hipertensión arterial de difícil manejo. También se observa un pequeño derrame pericárdico.

TRATAMIENTO DE LA HIPERTENSIÓN ARTERIAL.

TRATAMIENTO HIGIENO-DIETÉTICO.

Muchas veces los pacientes mejoran sus cifras tensionales disminuyendo de peso. La realización de ejercicios físicos mejora las condiciones cardiorrespiratorias, lo que se traduce en mejor estado físico y espiritual. Las dietas balanceadas, bajas en grasas y con abundantes vegetales, contribuyen a bajar de peso y favorecen un equilibrio energético adecuado. En sentido general por cada 10 kg de peso que se disminuyan, bajan entre 10 y 20 mm de mg de sus cifras tensionales. Actualmente están de moda los ejercicios yogas para el control mental y corporal en personas con hipertensión arterial.

El consumo de sal debe ser menor a un gramo diario, ya no se prescriben las dietas totalmente sin sal, para no someter a los pacientes a un régimen dietético monótono e insípido, que casi siempre, al final, abandonan. La meta es comer lo más simple posible, sin que ello represente un sacrificio para el paciente. Se ha comprobado que un adecuado régimen higiénico- dietético, así como la práctica habitual de ejercicios durante seis meses a un año, son capaces de controlar al 40% de los hipertensos ligeros sin necesidad de utilizar ningún medicamento hipotensor.

La hipertensión arterial puede acompañarse de otros estados patológicos como diabetes mellitus, dislipidemias, obesidad y ciertos estados emocionales que crean estrés prolongado. El síndrome metabólico se hace cada día más frecuente en las sociedades desarrolladas y en muchos países en vía de desarrollo, por lo que motiva la investigación dirigida al control de todos aquellos elementos que interrumpen el normal desarrollo de los estados plenos de salud. Entre los componentes de aquel síndrome, la hipertensión arterial severa ocupa un lugar destacado, provocando alta incidencia de enfermedades cardiovasculares, cerebrales, renales y acelerando procesos patológicos que pueden llevar, en tiempo record, a la muerte de una persona. La hipertrofia ventricular izquierda provocada por la hipertensión arterial es causa comprobada de muerte súbita.

Una vez que se ha establecido un sistema terapéutico acorde con las condiciones cardiovasculares del paciente, este debe cumplir una serie de medidas generales encaminadas a lograr el equilibrio armónico entre lo que inevitablemente debe hacer y las actividades que desarrolla diariamente. Entre esas pautas tenemos:

CUMPLA ESTRICTAMENTE SU PLAN DE MEDICAMENTOS.

El tratamiento de la hipertensión arterial es prolongado, casi siempre de por vida. Muchos pacientes se "aburren" de tomar muchas tabletas durante un mismo día. Esa es la causa más frecuente de abandono del tratamiento en hipertensos severos. En los últimos años han aparecido potentes hipotensores con el objetivo de establecer monoterapias, es decir, tratamientos con un solo medicamento. Existen además medicamentos que vienen combinados con diuréticos. El error que más frecuentemente comenten los pacientes es el de tomarse todas las tabletas juntas. Se debe tener en cuenta que existe sinergismo o efecto de sumación entre muchos de ellos, por lo que los efectos secundarios e indeseables se multiplican. Las personas que consumen beta bloqueador, junto a antagonistas de los canales lentos del calcio como el Verapamilo, tienen mayores probabilidades de presentar diferentes grados de bloqueos auriculoventriculares.

Otros medicamentos, como la Alfametildopa, poco utilizada en estos momentos, producen retención de sodio y agua, por lo que debe tomarse junto a un diurético. Hoy se sigue utilizando la terapéutica progresiva o escalonada, planteada por Conn en 1982, en el tratamiento de la hipertensión arterial. Sin embargo se han incorporado nuevos grupos terapéuticos como los antagonistas de los receptores de la angiotensina II, los cuales preservan la función renal.

NO TRASNOCHES.

El descanso es un requisito esencial en el manejo de la hipertensión arterial. Se ha comprobado que el hipertenso sometido a regímenes de ejercicios bien establecidos y calculados adecuadamente, tras un descanso que incluya entre seis y ocho horas de sueño nocturno, disminuye notablemente el consumo de medicamentos y mejora las capacidades cardiovasculares. Los estados de vigilia propenden a la hipertensión arterial o son la causa de que esta se descompense. La hipertensión empeora cuando una persona en estado de vigilia aumenta el consumo de café y cigarrillos, porque esos son elementos que cierran el círculo que perpetúa el insomnio. También se ha comprobado que las personas insomnes son propensas a la obesidad, en una proporción de 3:1 con relación a los que duermen entre seis y ocho horas. Hoy se tiene como una virtud tomar una pequeña siesta al medio día, para dividir la jornada diurna en dos. Si se hace después del almuerzo, es preferible realizarla sentados, en butacón cómodo, para evitar el reflujo gastroesofágico.

EVITE EL CONSUMO DE BEBIDAS ALCOHÓLICAS.

A pesar de que el alcohol produce vasodilatación periférica, las cifras tensionales suben extraordinariamente horas después de consumir licor. Los resultados son mucho más catastróficos si se acompañan las bebidas alcohólicas con el uso de cigarrillos y el trasnoche. Generalmente la hipertensión arterial comienza siendo ligera, pero todos estos factores contribuyen a que pase, en un período relativamente corto de tiempo, a ser severa y sus consecuencias son más devastadoras para el paciente. Debemos recordar que el alcoholismo crónico, por sí mismo, es un factor de riesgo coronario y al mismo tiempo un factor desencadenante de hipertensión arterial, por lo que la aparición de infarto del miocardio es una posibilidad que siempre se debe tener presente en esas personas.

CHEQUEO SISTEMÁTICO DE LAS CIFRAS DE TENSIÓN ARTERIAL.

En muchos países existen verdaderos programas de prevención y control de la hipertensión arterial. En cambio, en muchos lugares los programas centran su atención en las visitas sistemáticas a personas hipertensas una o dos veces al mes, con el objetivo de mantenerlos controlados. La combinación de ambos métodos seria lo ideal. En algunos centros de salud existen programas de control para las enfermedades crónicas no trasmisibles. Esos programas tienen la ventaja de analizar la situación clínica del paciente durante la jornada laboral, no en estado basal, como suele suceder en las consultas ambulatorias. Hoy es frecuente observar en hipermercados, entre los grandes conglomerados humanos, estaciones de metros, etc, la existencia de personas encargadas de tomar las cifras tensionales, lo cual también es útil en esta cruzada en aras de controlar esta enfermedad. Han aparecido en el mercado cómodos tensiómetros digitales, fáciles de utilizar, porque la misma persona se lo coloca en la muñeca del brazo derecho, entonces automáticamente se insufla y da ambas cifras tensionales, además de la frecuencia cardíaca de ese momento.

En casi todos los centros cardiológicos del mundo se cuenta con la tecnología adecuada para realizar el monitoreo continuo de la presión arterial durante 24 horas. Ese tipo de chequeo tan especializado es determinado por el médico de cabecera, el cual decide en qué momento se debe realizar. Con este "mapeo" podemos determinar las horas, diurnas o nocturnas, en que se producen picos hipertensivos, lo que conlleva a que se ajusten los horarios a los cuales se toman los medicamentos. En Cardiocenter hemos colocado holter de ritmo y de presión, simultáneamente, a varios pacientes con síndrome disautonómicos que presentaron "síncopes" frecuentes y hemos comprobado que durante esos episodios se registraron hipotensiones extremas con taquicardias y otras arritmias supra y ventriculares acaecidas al mismo tiempo.

El holter de presión no sólo registra las cifras tensionales siguiendo un patrón específico, programado en el computador, también nos brinda la presión arterial media y los valores de la presión diferencial. Con todos esos valores podemos establecer las variaciones circadianas de la presión arterial, así como los horarios específicos de los picos hipertensivos o de hipotensión que se produzcan. Eso nos permite realizar mejores propuestas al seleccionar los horarios en que mejor actuarán los medicamentos hipotensores.

REALIZAR EJERCICIOS SISTEMÁTICAMENTE.

Hasta hace varios años prevaleció el mito de que los hipertensos no debían realizar ejercicios. En las condiciones actuales existen programas de ejercicios muy bien establecidos, capaces de mantener en buenas condiciones cardiorrespiratorias a los hipertensos. Una de las características fundamentales de esos programas de ejercicios es que deben ser aeróbicos, no competitivos y deben ser dosificados a través de pruebas de esfuerzo. Las caminatas son muy útiles, siempre que se logre subir la frecuencia cardiacas hasta los límites preestablecidos. La natación sigue siendo el ejercicio idóneo para todos aquellos que manejan cifras tensionales elevadas, pero hay que tener en cuenta que no todo el mundo tiene acceso a piscinas, por lo que el trote es el ejercicio mas frecuentemente realizado por este tipo de pacientes.

Cuando las cifras tensionales altas se acompañan de dolor en el pecho, de cabeza, visión borrosa, zumbidos o ruidos en los oídos, se ha producido un aumento brusco de la presión arterial. Ante ese cuadro clínico la única alternativa es la de dirigirse, sin ninguna dilación, a un servicio de urgencias, donde será tratado como una emergencia hipertensiva, situación cardiovascular que entraña altos riesgos de sufrir un infarto agudo del miocardio o un accidente cerebrovascular.

No es casual que el infarto, la angina de pecho y otras enfermedades del corazón, sean más frecuentes entre personas con hipertensión arterial. Junto a las cifras de colesterol altas y la diabetes mellitus, constituyen la tríada más destructora del corazón y sus vasos.

RELACIONES SEXUALES.

No se ha observado una relación causa-efecto entre la actividad sexual y la posterior elevación de las cifras tensionales. Antes por el contrario, muchos hipertensos llevan una vida sexualmente activa, sin que ello influya en que se descompensen de su enfermedad, sin embargo, muchos hombres se quejan de disminución de sus potencialidades sexuales secundario a medicamentos hipotensores, como la alfametildopa o prazocina, los cuales, afortunadamente, son de escasa utilización en estos momentos. Los medicamentos modernos utilizados en la actualidad no tienen ese efecto secundario, aunque casi siempre los pacientes masculinos, sobre todo mayores de 50 años, nos manifiestan alguna forma de disfunción sexual, pero relacionadas con otras situaciones, ajenas al tratamiento hipotensor.

De los holter de presión colocados en Cardiocenter, tenemos un número importante de estudios, más de 300, que se han realizado en personas que han mantenido relaciones sexuales durante el estudio y realmente nos ha sorprendido que son pobres o nulas las elevaciones de las cifras tensionales durante el acto sexual. Es por ello que nunca se le debe sugerir a una persona hipertensa que detenga su actividad sexual, pues realmente esta no pone en peligro la vida de ninguno de ellos por el riesgo de que se desencadene una crisis hipertensiva durante esa actividad.

En el año 2002 se describió por primera vez, en hombres, el síndrome de enfermedad postergamos, caracterizado por mareos, dolor en miembros superiores, náuseas y vómitos, inmediatamente a la eyaculación y aunque en muchos de esas personas se han constatado cifras tensionales ligeramente elevadas durante esos episodios, no tienen ninguna relación con la hipertensión arterial. En honor a la verdad los mecanismos de producción de este síndrome no se conocen todavía, pero los mejores estudiosos de él afirman que existen de forma activa, mecanismos de alergia a la esperma.

En algunas mujeres el tratamiento hipotensor puede inducir una disminución de la libido o disminución de la apetencia sexual. De hecho, debemos tener en cuenta que un número de mujeres que debutan con hipertensión lo hacen en etapas pre menopáusica o ya dentro de la menopausia, estadios que de por si se acompañan de disminución de la líbido. Muchas mujeres en esas etapas nos preguntan sobre las ventajas de recibir tratamiento suplementario con estrógenos conjugados. Esa decisión la tomamos, casi siempre, junto con la opinión del ginecólogo, pero si existen fuertes síntomas menopáusicos, lo más probable es que se tome la decisión de añadir al tratamiento algún estrógeno. En mujeres jóvenes, hipertensas, que están recibiendo tratamiento hipotensor, no debe existir ninguna dificultad para lograr un orgasmo, es más, mujeres multiorgásmicas no han visto dañada su condición con este tipo de tratamiento.

TRATAMIENTO FARMACOLÓGICO.

Desde el punto de vista terapéutico, han aparecido en las últimas décadas grupos de medicamentos que no sólo controlan las cifras tensionales adecuadamente, también producen cardioreversión de estructuras que fueron modificadas por las altas presiones. Hoy se pretende establecer tratamientos específicos, tratando de utilizar el menor número de medicamentos. Estudios recientes señalan los beneficios tanto económicos como farmacológicos de la combinación de hipotensores, con el objetivo de utilizar el sinergismo entre ellos, es así como ha resurgido la terapéutica escalonada, por niveles de complejidad terapéutica o progresiva, con el objetivo de individualizar el tratamiento. Según estos principios, se debe comenzar con los hipotensores más sencillos, según el grado de hipertensión.

TRATAMIENTO DIURÉTICO.

El tratamiento a elegir depende de la magnitud de las cifras tensionales que está presentando el paciente. De todos modos, se ha demostrado que un diurético tiacídico es la mejor opción terapéutica inicial, siempre que el paciente no presente ningún grado de insuficiencia renal, pues en esos casos el diurético de elección es la furosemida. La Furesemida es un diurético que actúa a nivel de la porción ascendente del ASA de Henle, inhibiendo la reabsorción de cloruro de sodio. Se reserva, sobre todo, para aquellos pacientes que ya tienen algún grado de insuficiencia renal. Se presenta en tabletas de 40 mg, su dosis puede oscilar entre los 40 y 320 mg/día. Cuando la dosis es superior a 120 mg/día, se debe fraccionar cada seis horas. Elimina sodio, potasio y cloro, por lo que se debe realizar control periódico de esos iones.

La Hidroclorotiazida es otro diurético utilizado con mucha frecuencia, actúa a nivel del túbulo contorneado distal, inhibiendo la absorción de cloruro de sodio. Se recomienda comenzar el tratamiento con este diurético, siempre que no exista falla renal. Se presenta en tabletas de 25 y 50 mg, siendo esta última la dosis máxima. Está contraindicada en la diabetes mellitus, aldosteronismo primario, hiperuricemia, en la anuria y en la cirrosis hepática.

La espironolactona se presenta en tabletas de 25 mg y 50 mg. Es un antagonista de la aldosterona, por lo que su mejor indicación es en hipertensiones arteriales secundarias a hiperaldosteronismo. Por retener potasio está contraindicada en la insuficiencia renal. La dosis oscila entre los 25 y 100 mg/día, divididos en dos o tres dosis.

DIHIDROPIRIDINAS

La Nifedipina se presenta en tabletas de 10 y 30 mg y su dosis total es de 30 a 90 mgs/día, pero mientras más alta sea la dosis, los pacientes suelen presentar taquicardia y edemas en miembros inferiores, por lo que el medicamento se les hace intolerable. El Amlodipino se presenta en tabletas de 2, 5, 5 y 10 miligramos. La dosis es debe oscilar entre los 2, 5 y los 10 miligramos diarios, en una sola dosis, pero al igual que la nifedipina, mientras más alta sea la dosis, mas edemas produce, siendo estos mayores, mientras más senil sea la persona que lo utiliza. El nitrendipino se presenta en tabletas de 10 y 20 mgs y sus dosis varían entre los 10 y los 40 mg/día en una o dos tomas diarias. La licidipina se presenta en tabletas ranuradas de 4 mg y su dosis diaria es de 4 a 6 miligramos.

ANTAGONISTAS DE LOS CANALES LENTOS DEL CALCIO.

El Verapamilo se presenta en tabletas de 40, 80, 120 y 240 miligramos y también se utiliza en el tratamiento de las taquiarritmias supraventriculares. Su dosis puede llegar hasta los 480 mgs/día en dosis fraccionadas, pero mientras más altas sean las dosis, mayores los riesgos de bradicardia sinusal y bloqueos AV de diferentes grados. Las formas de acción retardadas se deben utilizar una vez al día.

El Diltiazen es una dihidropiridina que se suele combinar con los bloqueadores betas. Se presenta en tabletas de 60 mg. Las formas de acción retardadas son de 90, 120, 180, 200 y 300 mg. La dosis va desde 120 a 360 mg/día, divididos en tres dosis. Este medicamento tiene metabolismo hepático y excreción renal.

INHIBIDORES DE LA ENZIMA
CONVERTIDORA DE LA ANGIOTENSINA-

Basados en el conocimiento experimental y práctico de que un número significativamente elevado de hipertensos, cursa con cifras de renina elevadas, los inhibidores de la enzima convertidora de la angiotensina (IECA), constituyen el grupo terapéutico de primera línea en el tratamiento de esta enfermedad. Este grupo farmacológico es protector renal por excelencia, por lo que se hace imprescindible en el tratamiento de la hipertensión arterial en personas diabéticas que ya tengan indicios de falla renal.

Dentro de esos medicamentos los más empleados son el Enalapril, presentado en tabletas de 5, 10 y 20 miligramos. La dosis terapéutica suele estar entre los 5 y 40 miligramos diarios. El Captopril, pertenece a la misma familia, se presenta en tabletas de 25 y 50 miligramos, la dosis máxima puede llegar hasta los 150 miligramos, en dos tomas, con el estómago vacío, pero con este medicamento existe el inconveniente de que cuando se utiliza a altas dosis, produce tos seca, intolerable por el paciente, por lo que se suele cambiar. Otro IECA importante es el Quinapril, presentado en tabletas de 10, 20 y 40 miligramos. Su dosis puede oscilar entre los 10 a 80 miligramos en dosis única. Se sugiere bajar la dosis en pacientes con daño renal, es decir, que tengan una creatinina mayor de 2,5 mg. Es mucho mejor tolerado por los pacientes y es un hecho demostrado su capacidad de restituir la función endotelial en las zonas donde se ha dañado esa estructura.

El ramipril se presenta en tabletas de 2,5 y 5 miligramos. La dosis real oscila entre 2,5 y 20 miligramos en dosis única diaria. Al igual que el quinapril, requiere reducir la dosis en personas con daño renal comprobado a través de una creatinina menor de 2, 5 miligramos. El cilazapril se presenta en tabletas de 2,5 y 5 miligramos, siendo ese mismo el rango de dosificación repartidos en una o dos dosis. Por otra parte, el fosinopril aparece en tabletas de 10 y 20 mgs, pudiendo llegar su dosis máxima hasta los 40 miligramos en una sola dosis diaria, mientras que el lisinopril se presenta en tabletas de 5, 10 y 20 miligramos, su rango terapéutico es de 5 a 40 mg/día.

BETABLOQUEADORES

Muchas veces es imposible controlar la hipertensión solamente con inhibidores de la enzima convertidora de la angiotensina y se tiene que recurrir, obligatoriamente, a las combinaciones de medicamentos. Una de las mejores combinaciones, con los IECA, es el beta bloqueador. Se deben comenzar a utilizar a bajas dosis y se deben ir subiendo progresivamente hasta lograr el efecto deseado o hasta que aparezca bradicardia sinusal.

El Metoprolol se presenta en tabletas de 50 y 100 miligramos. Se debe comenzar con 100 mg diarios y se puede llegar hasta 400 mg/día o hasta que se logre el efecto beta, es decir, hasta que disminuya, por debajo de 60 latidos por minutos, la frecuencia cardíaca. Tiene la ventaja de ser cardioselectivo, por lo que se puede indicar, con precaución, en pacientes con diferentes patologías respiratorias, aunque es preferible no utilizarlos en pacientes que presentan crisis de asma recurrentes. Cuando el beta bloqueador es de liberación lenta se debe prescribir una sala vez al día. El Atenolol también se presenta en tabletas de 50 y 100 miligramos. Se debe comenzar con 50 a 100 mg una o dos veces al día. Es también cardioselectivo. El Propranolol se presenta en tabletas de 40, 80 y 160 mg. Se debe comenzar con 40-80 mg cada 12 horas y se puede llegar hasta 480 mg al día o hasta que aparezcan los efectos beta. También se presenta en ampollas (Inderal) de 1 mg. Está contraindicado en el embarazo, la insuficiencia cardiaca, asma bronquial, diabetes mellitus, bloqueos AV de cualquier grado, EPOC, enfermedad arterial periférica y en pacientes que están utilizando IMAO. El Nadolol se presenta en tabletas de 80 mgs. Se comienza con 40 mg diarios, pudiendo llegar hasta los 320 mg/día, administrados en dosis única. El Pindolol se presenta en tabletas de 5 mgs. La dosis oscila entre 10- 60 mgs/día, el total dividido cada 12 horas.

El carvedilol, uno de los últimos betas bloqueadores en aparecer en el mercado se presenta en tabletas de 6,5; 12,5 y 25 miligramos, es altamente eficiente y con un elevado rango de seguridad en pacientes con cardiopatía isquémica, con o sin hipertensión arterial. La dosis oscila entre los 6,25 y los 50 miligramos diarios.

BLOQUEADORES ARAS- II

Los bloqueadores selectivos de los receptores AT1 para la angiotensina II (ARAS- II) como el Losartán, Candesartan, Valsartan, Irbesartan y el Olmesartan, también están incluidos en este nivel. El Losartan se presenta en tabletas de 50 mg y de 100 mg y su dosis es de 50 a 100 mg/día. El candesartan, quizás el ARA II más utilizado en estos momentos, se presenta en tabletas de 8, 16 y 32 miligramos. Su dosis diaria oscila entre 8 y 32 miligramos en una sola dosis diaria, en tanto que el Valsartan se presenta en cápsulas de 40, 80, 160 y 320 mg su dosis oscila entre los 80 y 320 mg/día.

El Irbersartan se presenta en tabletas de 150 y 300 mg, siendo esos mismos los límites terapéuticos. También existe la combinación única de Irbesartan con Hidroclorotiazida a bajas dosis, 12, 5 mg. Una indicación fundamental del Irbesartan es en pacientes que presentan microalbuminuria, fenómeno que está presente entre el 15 y el 30% de los hipertensos.

El Olmesartan se introdujo en el mercado en el año 2005. Se presenta en tabletas de 20 y 40 mg. Su dosis diaria puede llegar hasta los 40 miligramos. También existe la combinación de Olmesartan con Hidroclorotiazida. Actúa entre 12 y 18 horas. Su metabolismo no guarda ninguna relación con el citocromo P450. Varios estudios han demostrado que el Olmesartan es un medicamento antihipertensivo altamente efectivo, que puede administrarse una sola vez al día, con rangos de seguridad terapéutica óptimos. El telmisartan se presenta en tabletas ranuradas de 80 miligramos y su dosis efectiva va entre los 20 y 80 miligramos en dosis única diaria.

BLOQUEADORES PRESINÁPTICOS ALFA2

Otro grupo importante de medicamentos lo constituyen los estimulantes de los receptores pre sinápticos alfa2, entre los que se destacan la alfametildopa y la clonidina. Actualmente están prácticamente en desuso, porque han sido desplazados por otros más eficaces y con menos efectos secundarios. Ambas retienen sodio y agua por lo que siempre se deben acompañar de diuréticos. Producen impotencia sexual y depresiones menores. La alfametildopa se presenta en tabletas de 250 y 500 mg. Se debe comenzar con una dosis de 250 mg cada 12 horas y se puede aumentar 250 mg cada dos días, hasta llegar a la dosis terapéutica que puede ser hasta de dos gramos diarios.

La Clonidina se presenta en tabletas de 0, 150 mg. Su duración de acción es de ocho horas. La dosis oscila entre 0,15 y 0,8 mg/día. Entre sus efectos indeseables encontramos: pesadillas, insomnio, depresiones y retención de sodio y agua.

BLOQUEADORES ALFA1 POSTSINÁTICOS

Los bloqueadores de los receptores alfa1 postsinápticos, actúan inhibiendo la participación de las catecolaminas. El Prazosín, se presenta en tabletas de 1 y 2 mg. Se puede utilizar en cualquier tipo de hipertensión severa, aun cuando exista falla renal importante. Se debe comenzar con 1 mg/día y se puede aumentar la dosis hasta 10 mg/día, pero casi nunca se utilizan altas dosis porque siempre se debe utilizar junto a otros hipotensores para aprovechar el efecto de sumación.

La Hidralazina es un vasodilatador directo. Se presenta en tabletas de 25 y 50 mg y en ampollas de 20 mg para uso IM o IV. Sus mejores indicaciones son en las crisis hipertensivas y en la hipertensión inducida por el embarazo. Otro vasodilatador directo es el Minoxidil. Es el más potente vasodilatador utilizado por vía oral. Se utiliza solamente cuando las dosis máximas de otros hipotensores han resultados ineficaces.

CONTROL COMUNITARIO

En algunos países se han establecido programas de atención primaria para pacientes hipertensos. Ese programa establece un orden de visitas tanto a centros de trabajo como a los hogares de los pacientes hipertensos. Pero también es importante el pesquizaje para detectar hipertensos no diagnosticados, es decir, para definir morbilidad oculta, algo que como ya he señalado, es extremadamente peligroso para quienes la padecen. Para lograr esos objetivos es necesario que los gobiernos tomen conciencia de las tremendas consecuencias que tiene para la humanidad la alta incidencia de esta enfermedad en la población mundial, de la que no quedan excluidos ni negros ni blancos, ni pobres ni ricos. Es la única forma que existe para detener los efectos devastadores de las enfermedades isquémicas del corazón. Todos sabemos que en aquellos países donde la medicina es eminentemente curativa, las labores de prevención quedan rezagadas y con ello se encarecen aún más esos sistemas de salud. Sólo la perseverancia y la integración de estos planes a los programas de estudio universitarios, conllevarán a multiplicar las fuerzas en aras de disminuir las muertes secundarias a hipertensión arterial. Cuando se invierte poco dinero en planes de prevención primaria y secundaria, entonces se tienen que asumir los altos costos por exámenes que se indican a personas con enfermedad coronaria y en el peor de los casos, también se tienen que asumir costosas camas de cuidados intensivos en una inversión desenfrenada que bien se pudo evitar. Los mejores sistemas de salud a nivel mundial, son aquellos que dan prioridad a las actividades preventivas de las diferentes enfermedades.

En 1983 comenzó en el municipio de Lawton, en La Habana y un año después en el municipio de Jiguaní, ubicado en la actual provincia Granma, de forma experimental, el Plan del Médico de Familia, el cual se basaba en la experiencia que durante casi cien años acumulaban los médicos generales cubanos, en la atención domiciliaria de sus pacientes. Esas primeras experiencias llevaron a las conclusiones que ya todos sabían; que era un sistema muy útil para implementar planes masivos y bien controlados para la prevención de todas las enfermedades. Treinta años después el sistema conserva la misma vitalidad de los primeros meses y a pesar de todas las carencias por las que ha atravesado, sigue siendo defendido por la población en general y sigue siendo único a nivel mundial. Ningún otro país del mundo ha podido establecerlo.

La creación del Plan del Médico de la Familia estimuló el surgimiento de otras ideas en torno a la formación académica de los médicos que debían enfrentar esa actividad, porque debemos reconocer que ninguna universidad del mundo, en la etapa de pregrado, incluye en sus programas académicos la medicina preventiva entre sus prioridades. Surgió la residencia en Medicina General Integral, un "invento" que tiene entre sus principales ventajas que elimina la figura del médico general tal y como la hemos conocido a través de la historia y como aún subsiste en casi todos los países del universo. Luego, todo médico egresado en Cuba, tiene primero que pasar por la experiencia de esa residencia, con la práctica de la medicina preventiva, durante tres o cuatro años, para luego pasar a realizar cualquier otra especialidad como medicina interna, cardiología, ginecología y obstetricia, etc.

En el plan del médico de familia también se incluye, entre otros muchos profesionales, a una enfermera, pero debo decir que desde hace más de 40 años desapareció del panorama de la salud pública cubana la figura de la auxiliar de enfermería, tal y como la conocemos hoy en América Latina. En Cuba todas las enfermeras son licenciadas de nivel superior. Como licenciadas, lo que en muchos lugares de Suramérica denominan "enfermeras jefes", emprenden la especialización en diferentes subcategorías, como cuidados intensivos, neonatología, instrumentación quirúrgica, etc. Pero lo que todavía sigue siendo un misterio para los investigadores cubanos es el hecho de que casi treinta años después de establecido ese sistema de atención primaria, no ha disminuido el número de pacientes que siguen asistiendo a los servicios de urgencias de los grandes hospitales, por patologías que pueden ser atendidas en los consultorios de sus médicos de familia o en los hogares de los pacientes.

DISLIPIDEMIAS.

Al ex presidente de los Estados Unidos, Bill Clinton le tuvieron que realizar de urgencia varios puentes aorto-coronarios, en una intervención quirúrgica a corazón abierto que duró varias horas. Desde hacía varios días venía presentando dolor en el pecho. Todos sospechaban que tenía una o varias arterias coronarias ocluidas. Sus médicos le habían diagnosticado, meses atrás, una dislipidemia severa y también le habían pronosticado que de no corregirla, sus arterias coronarias se ocluirían. Tal y como sucedió. Desde los primeros estudios realizados en Framingham, se sospechaba que había una relación directa, de causa- efecto, entre las cifras de colesterol elevadas y la formación de la placa de ateroma, aunque ya en 1926 el Dr. Samuel Levine había advertido que a varios de sus pacientes fallecidos por un infarto del miocardio, se les habían encontrado una o varias arterias coronarias totalmente ocluidas. Debo recordar que en 1948 el perfil lipídico solo evaluaba las cifras de colesterol y de triglicéridos, así como el aspecto macroscópico del plasma. No se conocían las lipoproteínas como vehículos transportadores, ni se conocía con certeza la forma en que las grasas iban a formar parte de la placa de ateroma. Para esa época- 1948- se hicieron los primeros experimentos en conejos con lo que se denominó "dieta de colesterol". Ya los seres humanos sabíamos, impulsados por las ondas de sadismo que nos mueven, que esos conejos estaban condenados a muerte, porque ese colesterol iba directo a formar parte de la placa de ateroma que ocluiría las coronarias y produciría un infarto miocárdico potencialmente mortal.

En honor a la verdad, éramos ingenuos porque quien realmente producía los daños oclusivos arteriales no eran las gigantes moléculas de colesterol, sino las pequeñísimas partículas que las transportaban, las que más tarde se conocerían como lipoproteínas. Ese descubrimiento encajaba mejor para explicar las catastróficas consecuencias que se producían a nivel del endotelio vascular cuando se aplicaba aquella dieta mortal. Entonces comenzaron a estudiarse una serie de receptores para los que las lipoproteínas mostraban extraordinaria afinidad. Nadie había imaginado que el endotelio producía una sustancia de adherencia leucocitaria que desde el primer momento denominaron selectina E, (E= endotelio) para que nosotros recordáramos con facilidad el sitio de su origen. Lo que hace la selectina E es atrapar impunemente a un tipo específico de leucocitos conocidos como polimorfonucleres. Sin embargo, todavía no se conoce por qué esta selectina E no comienza a funcionar en etapas precoces de la arteriosclerosis, sino que viene a aparecer ya cuando la enfermedad lleva cierto tiempo de establecida y no lo hace en la zona de revestimiento de la placa de ateroma, pues prefiere actuar en sitios aledaños, es decir, es de la periferia.

Quienes actúan como moléculas adherente a nivel del endotelio o en las trazas del mismo que revisten la placa de ateroma son las selectinas P (P= plaquetas), denominadas así para que también recordáramos con facilidad que provenían de las plaquetas. En verdad, estas son más agresivas que las anteriores porque entre otras cosas, son oportunistas, al celebrar con regocijo que participan activamente aglomerando cada vez más plaquetas, o haciéndolas fuertes, para que la placa se vuelva robusta e imparable en su objetivo de ocluir el vaso. Hace el daño a consciencia, pues le hace honor al fundamento para el cual fue creada.

A pesar de todos esos brillantes descubrimientos, siguen siendo alarmantes los altos niveles de mortalidad secundarios a enfermedad aterosclerótica coronaria que se producen a nivel mundial. La isquemia miocárdica es la manifestación final y la más temida entre todas las características fisiopatológicas que presentan los síndromes coronarios que afectan a millones de personas. Los descubrimientos más recientes han confirmado y en muchos casos han puesto de manifiesto, el papel determinante que juegan las dislipidemias en la fisiopatología de la aterosclerosis. Es un hecho comprobado que el control adecuado y el cumplimiento de las metas farmacológicas en las alteraciones del metabolismo lipídico es la única herramienta que tenemos para disminuir la morbimortalidad por enfermedades cardiovasculares.

Las dislipidemias pueden manifestarse de diferentes maneras. En ocasiones predomina únicamente la hipercolesterolemia, en otras oportunidades suele mostrarse a través de una hipertrigliceridemia. Suele suceder que tanto el colesterol como los triglicéridos estén elevados, dando lugar a las dislipidemias mixtas. También constituyen dislipidemias, los valores elevados en sangre de lipoproteínas de baja densidad (LDL) y muy baja densidad (VLDL) o los niveles bajos de lipoproteínas de alta intensidad (HDL). Hoy se tiene muy en cuenta el tamaño de las moléculas grasas como elementos altamente agresivos, pues mientras más pequeñas sean, más daños causan al endotelio vascular. Más pequeñas que las partículas anteriormente mencionadas son las apolipoproteinas, entre las que encontramos la Apolipoproteina B que es una partícula que favorece la aterogénesis con un componente fundamental que proviene del colesterol LDL, mientras que las Apolipoproteinas A- 1 es antiaterogénicas y su componente fundamental proviene del colesterol HDL. Estudios recientes han demostrado que casi todos los pacientes con infarto agudo del miocardio tienen niveles elevados de Apolipoproteina B y bajos de Apolipoproteina A-1. Se han elegido estas partículas para establecer pronóstico de enfermedad coronaria porque su medición no está influenciada por el nivel de ayuno, lo que sí sucede con las LDL y VLDL y porque proporcionan un mejor índice de la concentración de proteínas aterogénicas.

De hecho, en el perfil lipídico son resaltadas esas partículas con tanta exactitud, que en la actualidad son evaluadas como elementos predictores precoces de la formación acelerada de las placas de ateromas y con el aumento de las probabilidades de que se presenten eventos cardiovasculares y cerebrales a edades cada vez más tempranas de la vida, tal y como ha venido sucediendo en las últimas décadas. Hay que tener en cuenta que el Tercer Panel de Experto del Programa Nacional del Colesterol en Estados Unidos sugirió algunos cambios con relación a los valores óptimos que deben mantener las personas para disminuir los riesgos de eventos coronarios. Se sugiere:

EN PREVENCION PRIMARIA:

Es decir, en personas que no han sufrido ningún evento coronario agudo, como infarto agudo del miocardio, angina inestable y por lo mismo, son consideradas sanas:

1. Colesterol total menor de 200 mg/dl
2. LDL menor de 130 mg/dl
3. Triglicéridos menor de 159 mg/dl
4. HDL mayor de 40 mg/dl

EN PREVENCION SECUNDARIA:

Entran en esta categoría todas las personas con antecedentes de angina de pecho, infarto antiguo del miocardio, revascularizados o portadores de anillos coronarios de stent, es decir, son pacientes ya enfermos los cuales deben asumir entre los objetivos fundamentales de sus vidas, no recaer en su enfermedad. Para ellos es importante mantener los siguientes niveles de lipidos:

1. LDL por debajo de 100 mg/dl
2. Triglicéridos menor de 150 mg/dl
3. HDL mayor de 40 mg/dl

Estudios recientes han demostrado que el 40% de las personas que sufren un infarto agudo del miocardio, tenían un nivel de colesterol superior a 250 mg por dl. En esas mismas personas, la tasa de mortalidad aumentó, al cabo de seis años, en un 20% por cada incremento del 10% del colesterol. Un desorden común entre los pacientes coronarios está determinado por el clásico perfil lipídico aterogénico definido por hipertrigliceridemia- HDL bajas- LDL pequeñas y densas elevadas. Ese patrón está presente hasta en el 50% de los pacientes coronarios hombres y hasta en el 20% de mujeres con síndromes coronarios.

El patrón predominante de LDL pequeñas y densas, es un trastorno hereditario, transmitido con carácter dominante y es el desorden genético más frecuente en pacientes coronarios, pues incrementa hasta en tres veces el riesgo de enfermedad coronaria y en dos veces la tasa de progresión angiográfica de lesiones coronarias establecidas. Esta anomalía fue descrita por Austin en 1988 como LDL tipo B, siempre asociada a hipertrigliceridemia con disminución de las HDL, hiperinsulinemia, resistencia a la insulina y sexo masculino. Existen evidencias de que pacientes con LDL patrón B responden mejor a los hipolipemiantes que los que tienen patrón A. Esta observación explica el por qué solamente entre un 20 y 40% de los pacientes responden adecuadamente al tratamiento, mientras que el resto no responde.

Los trastornos de los lípidos pueden estar relacionados con alteraciones genéticas, como es el caso de las hiperlipidemias primarias, como es el caso de las hiperlipidemias primarias, pero con mayor frecuencia son secundarios a enfermedades como la diabetes mellitus, enfermedad renal, alcoholismo crónico e hipotiroidismo. Generalmente es consecuencia directa de malos hábitos dietéticos. El ritmo acelerado de la vida en las grandes ciudades ha estimulado el uso de comidas rápidas, para economizar tiempo y dinero. Se conoce que si entre los pobres, en los países subdesarrollados, existen marcados niveles de desnutrición, entre citadinos y personas de estratos medios y altos, en países desarrollados, se están produciendo crecientes niveles de malnutrición, secundarios al consumo excesivo de comidas con altos niveles de preservantes, ricas en carbohidratos y en proteínas de escaso valor biológico, a las que esas mismas sociedades "modernas" han denominado como "comidas chatarras".

La dislipidemia hereditaria suele ser secundaria a graves alteraciones genéticas del metabolismo lipídico. Suelen debutar a edades tan tempranas de la vida, que de no corregirse, las consecuencias devastadoras cardiovasculares aparecen de forma muy precoz. Las dislipidemias, en sentido general, independientemente de la edad en que se presenten, constituyen la piedra angular sobre la que se edifica y sostiene el proceso de arteriosclerosis. Es la premisa fundamental para que ese proceso se dispares y se consolide en el tiempo. En un extenso estudio que incluyó 11000 hombres, se puso de manifiesto que la mayor incidencia de enfermedad coronaria se daba en los países consumidores de grasas saturadas y en consecuencia, se presentan concentraciones más altas de colesterol en sangre. En ese estudio se llegó a las siguientes conclusiones:

- Entre las distintas clases de lipoproteínas, las LDL son las más estrechamente relacionadas con el riesgo cardiovascular.
- En general, por cada 1% de aumento en la concentración plasmática de colesterol LDL, se produce un aumento del riesgo coronario de un 3%.
- El colesterol LDL desempeña un papel central en el origen de la arteriosclerosis y en la aparición de sus complicaciones.
- Otros factores de riesgo, como la hipertensión arterial, la diabetes mellitus y el tabaquismo, ejercen gran parte de su potencial aterogénico, a través de multiplicar los efectos lesivos de las LDL.

- El incremento de los lípidos y el tabiques predice las dos terceras partes del riesgo global de infarto miocárdico.

Estudios en diferentes poblaciones, demuestran gran correlación entre las cifras de colesterol total y de LDL, lo que es coherente con el hecho de que casi las dos terceras partes del colesterol que circula en sangre, es transportado por las LDL, por tanto, cuando cualquiera de los dos permanece elevado, significa que está activado el mecanismo de producción de la arteriosclerosis. En un estudio realizado en pacientes con infarto del miocardio se encontró que el 87% presentaba LDL elevadas, el 64% presentó niveles de HDL por debajo de 40 mg/dl y el 33% presentó niveles de triglicéridos elevados.

En las últimas décadas se han acumulado evidencias sobre el beneficio que representa disminuir los triglicéridos o las cifras de VLDL, para prevenir las enfermedades cardiovasculares. Entre esas evidencias podemos citar:

- Tanto el tratamiento dietético como el farmacológico de la dislipidemia ha dado lugar a una disminución de la mortalidad y morbilidad coronaria.
- El efecto preventivo, es proporcional al grado de disminución de colesterol y triglicéridos y también con el tiempo en que se mantiene dicha disminución.
- Los estudios coronariográficos, han demostrado que al disminuir el colesterol LDL, disminuye la progresión de la placa de ateroma y aumentan las probabilidades de regresión de las lesiones arteriales, tanto del territorio coronario, como del cerebral y de las extremidades inferiores.
- Se ha observado que el tratamiento de la hipercolesterolemia ligera y moderada con estatinas, mejora el flujo de reserva coronaria, especialmente en áreas isquémicas.

- Con el amplio auge de las estatinas, hay que saber elegir cuál de ellas es la más adecuada, según el elemento del perfil lipídico más elevado.
- El estudio interheart demostró que con un adecuado control de los nueve factores de riesgo coronarios clásicos, se puede predecir más del 90% del riesgo de padecer un infarto del miocardio.

TRATAMIENTO DE LA DISLIPIDEMIA.

A.- RESTRICCIONES DIETÉTICAS.

Para disminuir las lipoproteínas transportadoras, el colesterol y los triglicéridos, se debe evitar el consumo de grasas de origen animal. Las vísceras, en sentido general, contienen abundantes cantidades de colesterol, al igual que los embutidos, chicharrones, chorizos y la carne de cerdo, siempre que no sea magra. Es recomendable utilizar los aceites de origen vegetal, de girasol o de oliva. No es recomendable el consumo excesivo de productos enlatados o que contengan preservantes. No abusar en el consumo de carnes rojas, alimentos con leche entera y yemas de huevos. Se debe evitar el consumo de aceite de coco o de palma, así como las grasas hidrogenadas. Las comidas chatarras son venenos vertidos irresponsablemente al torrente sanguíneo de las personas con predisposición a las dislipidemias.

Es recomendable consumir cantidades abundantes de alimentos ricos en antioxidantes o que contengan grandes concentraciones de vitamina E. En ese grupo tenemos a las frutas en sentido general, pero las que más aportan son las frutas secas como las avellanas y las nueces. Las uvas y las manzanas son ricas en vitamina E. La zanahoria y otras verduras y granos como el garbanzo, frijoles, arbejas, aportan considerables concentraciones de antioxidantes. También se debe estimular el uso de cereales. Las personas dislipidémicas se benefician manteniendo un peso adecuado. En algunos países se prescribe el uso de cápsulas de vitamina E, como suplemento, en una de las comidas fuertes, pero sigue siendo un tema discutido la utilización de suplementos vitamínicos en personas bien nutridas. Los ejercicios aeróbicos estimulan la producción de HDL, que son cardioprotectores.

Algunos estudios plantean que el consumo moderado de alcohol y con ello de polifenoles posee un efecto protector miocárdico mínimo, pues no sobrepasa el 10%. Sin embargo, el consumo de alcohol no es aceptado en muchas sociedades por restricciones religiosas y culturales.

CONTENIDO DE COLESTEROL DE ALGUNOS ALIMENTOS.	
TIPO DE ALIMENTO	CONTENIDO DE COLESTEROL (mg/dl)
• Cangrejo	125 mg/dl
• Carne vacuna.	70 mg/dl
• Carne de pollo	60 mg/dl
• Carne de pescado	70 mg/dl
• Carne de cerdo	70 mg/dl
• Carne de cordero	70 mg/dl
• Caviar	más de 300 mg/dl
• Grasas animales	95 mg/dl
• Helados	45 mg/dl
• Leche entera	11 mg/dl
• Manteca	250 mg/dl
• Vísceras	más de 300 mg/dl
• Ostras	más de 200 mg/dl

Si bien es cierto que debemos tener en cuenta el contenido de colesterol de los alimentos, también tenemos que reconocer que no por eso debemos eliminarlos completamente de nuestras dietas cuando presentan altas concentraciones de colesterol. Si se comete ese error, estaríamos privando al organismos de nutrientes esenciales, formadores de tejidos y moduladores de la vida, en sentido general se sigue sugiriendo mantener dietas balanceadas con proporciones adecuadas de glúcidos, proteínas y grasas. Violar esa regla pone en peligro al organismo porque se provocan situaciones carenciales de forma injustificada.

B.- TRATAMIENTO FARMACOLÓGICO.

La tendencia aceptada en estos momentos es a ser más agresivos, desde el punto de vista terapéutico. Hasta hace algunos años, primero se intentaba un tratamiento dietético y si fracasaba, entonces se recurría a medicamentos, que casi siempre tenían efectos secundarios importantes, o las dosis tenían que ser tan altas, que los pacientes no las toleraban. Otros grupos farmacológicos tenían el inconveniente de que sólo disminuían el colesterol, entre esos grupos encontramos a las resinas de intercambio iónico como la colestiramina, ya prácticamente en desuso. Se utiliza preferentemente en pacientes con disfunción hepática, por evadir esa vía metabólica, actúa solamente sobre el colesterol.

Aún permanece en el mercado un derivado del ácido fíbrico; el Genfibrocilo. Actúa tanto sobre el colesterol como sobre los triglicéridos, para lograr el efecto deseado se deben utilizar grandes dosis, teniéndose que asumir los efectos secundarios que eso produce, como trastornos gastrointestinales y disfunción hepática. En ausencia de hipertrigliceridemia producen elevación de las HDL y descenso de las LDL. Por lo general no se utiliza como fármaco de primera elección para evitar riesgos de cardiopatía coronaria. A este mismo grupo pertenece el Ciprofibrato, presentado en tabletas de 100 mg. Actúan tanto sobre el colesterol como sobre los triglicéridos, así como sobre las LDL y las VLDL y aumenta el colesterol HDL. Su dosis es única diaria y se le han demostrado efectos muy beneficiosos en la restitución de la función endotelial y en la reducción del estrés oxidativo en pacientes con diabetes mellitus tipo 2. También mejora la lipemia postprandial, disminuye los niveles de fibrinógeno, disminuye significativamente las LDL pequeñas y densas y disminuye la inflamación de la pared vascular. Como es sabido, a mejor función endotelial, existe menor riesgo de eventos cardiovasculares.

Con el advenimiento de las estatinas (Lovastatina, Pravastatina, Atorvastatina, Sinvastatina, Rosuvastatina) cambiaron radicalmente todas esas dificultades. Las estatinas actúan al inhibir la hidroximetil glutaril coenzima A (HMG- CoA) reductasa, enzima que limita la biosíntesis del colesterol. Los principales productores de colesterol en los humanos son el intestino delgado y el hígado. (Cuadros No. 2, 3 y 4). Las estatinas se han clasificado en dos categorías fundamentales:

I.- Lipofílicas
II.- Hidrofílicas

Una de las estatinas más frecuentemente utilizadas y la primera en producirse industrialmente, a partir de un hongo, fue la lovastatina. Se presenta en tabletas de 10 y 20 miligramos y su rango de efectividad terapéutica oscila entre los 20 y 80 miligramos, suministrados en horas de la noche. Sus efectos indeseables más frecuentes son la flatulencia, los dolores abdominales, constipación o diarreas, dispepsias, visión borrosa, mialgias y erupciones cutáneas. Todas las estatinas disminuyen significativamente los triglicéridos y el colesterol y aumentan las HDL. En cuanto a otros efectos, a las estatinas se les atribuye la regulación de las alteraciones del sistema inmune, además, tienen efectos variables en la proliferación de la musculatura lisa de los vasos sanguíneos, presentan propiedades antitrombóticas y disminuyen notablemente la actividad de los macrófagos, elementos que están fuertemente involucrados en los mecanismos de producción de la placa de ateroma. Según algunos estudios, en pacientes con niveles elevados de proteínas C reactivas, traductoras de procesos inflamatorios importantes, vinculados a una elevación significativa de eventos coronarios agudos, la utilización de estatinas como el pravacol, la Sinvastatina o la lovastatina, disminuyeron el número de esos eventos, lo que demuestra un efecto antiinflamatorio no lipídico. Por otra parte, también se ha demostrado que la disfunción vasomotora del endotelio producida por las cifras elevadas de colesterol, suele mejorarse con la utilización consecuente de estatinas.

Las reestenosis coronarias en pacientes que han recibido angioplastias con o sin Stent, disminuyen considerablemente cuando se mantienen las cifras de lípidos dentro de límites normales. De ahí también la necesidad de realizar perfil lipídico periódicamente a todos los pacientes tratados médica o quirúrgicamente por enfermedad coronaria.

C.- EJERCICIOS.

La práctica sistemática de ejercicios genera beneficios incuestionables en el control de las dislipidemias. Las HDL o lipoproteínas cardioprotectoras, aumentan con la realización sistemática de ejercicios. Es un hecho comprobado que las personas que realizan ejercicios regularmente, con una intensidad suficiente como para producir taquicardias proporcionales, mantienen cifras de colesterol y triglicéridos adecuados y se estimula la movilización de cantidades adecuadas de HDL.

Sobre el tipo o modalidad de ejercicios a realizar, no existe una regla fija. En sentido general, los ejercicios que más se adecuan a las características del corazón son los aeróbicos. Se debe recordar que los planes de ejercicios deben establecerse sobre bases científicas, casi siempre es recomendable realizar una prueba de esfuerzo para definir las capacidades cardiorrespiratorias. La realización de estas pruebas, es mucho más importante en personas que ya tienen enfermedad coronaria previa, en ellas, informan el riesgo a corto, mediano y largo plazo. No son recomendables los ejercicios que demanden la utilización de esfuerzos musculares extremos, como el levantamiento de pesas. Si la persona ya ha sufrido un infarto miocárdico o sufre de angina de pecho, ese tipo de ejercicio está contraindicado. En los pacientes con enfermedad coronaria no son recomendables los ejercicios competitivos o que impliquen, paralelamente, que se generen grandes emociones. De todos modos, los planes de ejercicios deben ser personalizados y debe existir una correlación entre la enfermedad que tiene el paciente y la intensidad y duración del ejercicio a realizar.

DISFUNCIÓN ENDOTELIAL EN LAS DISLIPIDEMIAS

Es un hecho comprobado el papel decisivo que juegan las moléculas de LDL en el mecanismo de formación de la placa de ateroma. Por ser tan pequeñas, esas fracciones alcanzan fácilmente el subendotelio. El proceso será más catastrófico, mientras mayores sean las cifras de lípidos y sus fracciones alteradas. Las LDL atraen monocitos, que se adhieren al endotelio y atraviesan esa estructura hasta llegar al subendotelio. Las LDL sufren grandes transformaciones oxidativas, influenciadas por los macrófagos. Pero existen receptores que tratan de barrer a los macrófagos y forman un complejo interesante, denominado células espumosas, riquísimas en lípidos y estimulo principal para el comienzo del largo y complejo proceso de arteriosclerosis. De manera que la fisura la crea la molécula de LDL o mejor, la disfunción endotelial se produce a partir de estímulos lipídicos.

Con respecto a los lípidos vale la pena hacer algunas consideraciones. Existe una clasificación práctica de estas moléculas que las divide en:

1.- Patrón A: Formado por partículas grandes.
2.- Patrón B: Constituido por partículas pequeñas.

Las partículas pequeñas, entre las que figuran las VLDL, LDL, Apoproteina A, correspondientes al patrón B, son las que producen las más graves consecuencias negativas sobre el endotelio vascular porque lo atraviesan con mayor facilidad. Es por ello que muchas personas pueden acelerar el proceso de aterosclerosis, aún cuando su perfil lipídico es normal, pero con predominio del patrón B. Existe una inexplicable coincidencia, en la que cuando existe predominio del patrón B, las HDL por lo general están bajas, lo que hace más catastrófico el problema. El patrón A agrupa a las macromoléculas de colesterol y triglicéridos, partículas que por su gran tamaño difícilmente atraviesan la barrera endotelial.

ESTATINAS DE USO COTIDIANO.

A.- DE PRIMERA GENERACIÓN

LOVASTATINA
Se presenta en tabletas de 10 y 20 mgs y su dosis puede oscilar entre 20 y 80 mg diarios. Es una prodroga que se transforma en el hígado, donde adquiere su forma activa. Fue la primera que salió al mercado y ha perdurado hasta nuestros días. Es la más sencilla de todas las estatinas y a pesar de la gran evolución que ha tenido este grupo farmacológico, todavía seguimos indicándola a un número muy selecto de pacientes. Entre sus efectos secundarios encontramos flatulencia, diarreas, dolor abdominal, visión borrosa, cefalea, calambres, mareos, mialgias, dispepsias y erupciones cutáneas.

PRAVASTATINA.
Se presenta en tabletas de 20 mg. La dosis oscila entre 20 y 40 mg al día. Algunos estudios sugieren su uso durante la fase aguda del infarto, aun cuando las cifras de colesterol y triglicéridos sean normales, pues se le ha comprobado efecto estabilizador de la placa de ateroma complicada. Esos mismos estudios señalan menos complicaciones inmediatas y tardías del infarto del miocardio en pacientes que la comenzaron desde la

fase aguda, con relación a los pacientes en los que no se utilizó.

SIMVASTATINA.

Se encuentra en el mercado en tabletas de 10 (statin), 20, 40 y 80 mgs (zocor). Su mecanismo de acción es lento, por lo que su efecto terapéutico comienza a partir de las cuatro semanas. Su dosis efectiva oscila entre los 10 y 80 mg diarios, suministrados en una sola dosis.

FLUVASTATINA SÓDICA.

Se presenta en cápsulas de 20 y 40 mg. Su dosis es de 20 a 40 mg diarios. Es de las menos utilizadas. Disminuye las LDL entre un 17 y un 23%.

B.- ESTATINAS DE SEGUNDA GENERACIÓN

ATORVASTATINA.

Se presenta en tabletas de 10, 20 y 40 miligramos y de 80 mg (lipitor). Además de su excelente acción hipolipemiante, juega un papel importante en la restitución de daños en endotelios disfuncionante. Su sitio de acción principal es el hígado. Disminuye el LDL hasta en un 60%, por tanto la dosis óptima debe basarse en una correcta respuesta terapéutica según los niveles de LDL alcanzados. También se logran bajar tanto el colesterol total, como los triglicéridos, en un tiempo relativamente rápido. Su dosis puede oscilar entre 10 y 80 mg en una sola toma a cualquier hora del día.

ROSUVASTATINA.

Se presenta en tabletas de 10, 20 y 40 mgs. En algunos casos su dosis puede llegar hasta los 40 mg en 24 horas. Es muy efectiva para disminuir los niveles plasmáticos de colesterol ligado a las LDL, porque aumenta el número de receptores hepáticos a los LDL. La rosuvastatina ofrece una reducción de las LDL de hasta un 63%, con elevaciones de las HDL de hasta un 14% y reducción de los triglicéridos en un 28%. Diversos estudios han demostrado que este medicamento es superior a la Atorvastatina, sinvastatina y pravastatina, para reducir los niveles de LDL en corto tiempo y sin necesidad de titulación de dosis. Su efecto terapéutico comienza a la semana de inicio del tratamiento y el 90% de la respuesta óptima se obtiene a partir de las dos semanas. Al mes casi siempre se ha obtenido la meta de bajar las LDL.

Recuerdo cuando la rosuvastatina apareció en el mercado mundial. Su nombre comercial era crestor y en honor a la verdad, no se conocían con exactitud ni la dosis máxima ni el tiempo máximo de utilización. Sólo había una presentación, de 10 mg y luego aparecieron las otras. Luego los laboratorios bussie sacaron el rex, lo cual obligó a bajar los precios de la molécula original.

NUEVOS HIPOLIPEMIANTES.

EZETIMIDA

Se presenta en tabletas de 10 mgs y disminuye selectivamente los niveles sanguíneos de triglicéridos.

EZETIMIBA 10 MG/ SIMVASTATINA 20 MG

Es una combinación altamente eficiente para dislipidemias mixtas. Tiene muy pocos efectos secundarios. Inhibe de forma selectiva la absorción intestinal de colesterol y de esteroles vegetales relacionados con él. No se debe administrar a mujeres embarazadas o en períodos de lactancias, hepatopatías ni en niños menores de 10 años.

RESUMEN DE LAS ESTATINAS.

- Son las más eficaces para reducir el colesterol LDL.
- Reducen los triglicéridos de un 5 a un 35%, dependiendo del nivel basal de los mismos. Elevan el colesterol HDL un 4 al 10%, registrándose la mayor elevación de HDL cuando más altos son los niveles de triglicéridos basales.
- Son fáciles de administrar.
- Interacciones farmacológicas muy escasas.

- Bien tolerados por los pacientes, incluidos los ancianos.

- Son los fármacos modificadores de los lípidos que más se prescriben.

ÁCIDOS GRASOS OMEGA- 3 – 6 y 9

Su utilización ha cobrado gran auge en las últimas décadas por habérsele descubierto potentes acciones antioxidantes. Antes se reservaba solamente su utilización en hipertrigliceridemias severas. Reducen significativamente la síntesis de lipoproteínas de muy baja densidad, a nivel hepático. Su dosis es de 10 mg al día. El suplemento con ácidos grasos omega-3 debe considerarse como farmacológico y debe utilizarse sólo como un aditivo, si el tratamiento dietético intensivo no es suficiente.

Se desconocen los efectos a largo plazo del suplemento con ácidos grasos omega-3 y 6, derivados de los peces marinos. Un riesgo inmediato es el aumento de sangrado debido a la actividad anticoagulante, por lo que tienen contraindicación absoluta en pacientes que toman anticoagulantes. Por su proveniencia, muchas veces esas cápsulas contienen fracciones de colesterol, por lo que se puede dar el fenómeno de que se estén controlando los triglicéridos, pero aumentando el colesterol. Algunos pacientes aumentan de peso mientras utilizan este medicamento. En otros casos aumenta el valor de la glicemia, por lo que hay que tener extremo cuidado cuando se utilizan en diabéticos controlados.

LOS INMORTALES

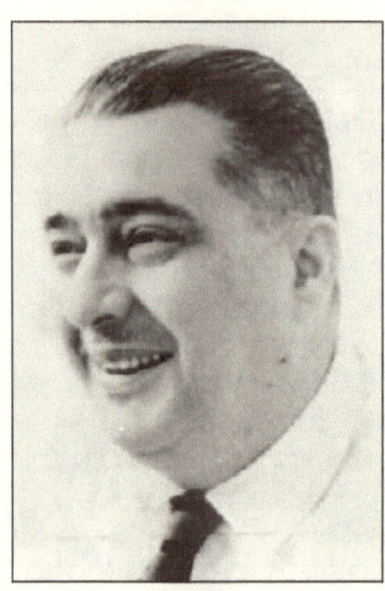

José Lezama Lima.

Algunos de los más importantes escritores cubanos siempre fueron portadores de importantes factores de riesgo coronarios. José Lezama Lima llevaba con dignidad su obesidad casi mórbida. Fue marginado por el gobierno comunista cubano al no compartir las ideas que planteaba ese sistema. Era además, asmático y fumador de tabacos puros "Habanos". Comía grandes volúmenes de alimentos como bien lo ha descrito Mario Vargas Llosa, el escritor peruano, premio Nobel de literatura y gran amigo de Lezama.

Guillermo Cabrera Infante.

Tres Tristes Tigres fue la novela cumbre del escritor cubano Guillermo Cabrera Infante, premio Cervantes de literatura. En ella describe con verdadera maestría, las noches de alegría de una Habana de antes de 1959, que de centro de alegría y lujo universal, pasó a ser una ciudad en ruinas, en algo más de 50 años. En su libro "Puro Humo" desplegó su gran cultura sobre el tabaco y sus derivados. CAIN, como él se firmaba sufría de hipertensión arterial y de un síndrome depresivo crónico. Murió en su exilio de Londres.

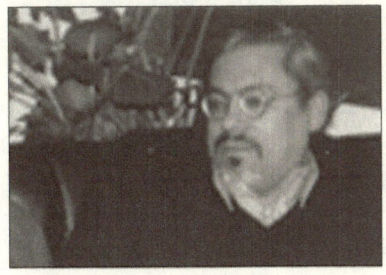

Heberto Padilla

Heberto Padilla, el gran poeta cubano, fue un fumador incansable y un "bebedor" muy cercano al alcoholismo crónico. Para muchos, manejaba altas dosis de estrés en su desempeño diario. Esas características se profundizaron después del sonado escándalo conocido mundialmente como "El caso Padilla". Fue arrestado por las autoridades comunistas cubanas, acusado de "traición a la patria" por haber escrito un poema como este:

Di la verdad,
Di al menos tu verdad.
Y después
Deja que cualquier cosa ocurra:
Que te rompan la página querida,
Que te tumben a pedradas la puerta,
Que la gente
Se amontone delante de tu cuerpo
Como si fueras
Un prodigio o un muerto.

OBESIDAD

José Lezama Lima, el famoso escritor cubano, autor de la extraordinaria novela "Paradiso" llevaba con dignidad su obesidad mórbida. Dotado de una cultura prodigiosa, era un experto en culinaria de alto nivel. El pintor colombiano Fernando Botero ha dedicado toda su vida a pintar figuras gruesas, mejor dicho, obesas. También realizaba grandes esculturas utilizando figuras robustas como modelos. Las podemos encontrar en muchas ciudades del mundo, pero la mayor concentración de gordas la encontramos en la "Plaza Botero" ubicada en el centro de la ciudad de Medellín. El pintor siempre ha tratado de demostrar que los gordos también tienen sus encantos y excepto que exista una alteración psicológica conocida como dismorfofobia, que consiste en que la persona no acepta su obesidad porque le ha cambiado su figura, su mayor peligro estriba en los grandes cambios bioquímicos que produce, con consecuencias devastadoras para la salud.

Cuando uno visita el Museo del Prado, de Madrid, puede observar una de las más extraordinarias pinturas realizadas por un pintor no menos extraordinario: Rubens y el cuadro es el de Las Tres Gracias. Cada una de las mujeres que forman la trilogía, es obesa. Si vemos otra de sus composiciones, La Vía Láctea, también podemos llegar a la conclusión de que la virgen es obesa, ese fenómeno de representar a la mujer de forma hermosa, como un digno homenaje a la obesidad nos lleva a la conclusión de que los patrones de belleza han venido cambiando, desde finales del siglo XX hasta el siglo XXI, en el que ser obeso, para muchos, es un estado de mal gusto y de mala presentación ante la sociedad. De hecho, muchas empresas no contratan a personas obesas porque no reúnen las condiciones que exige el patrón normal de peso que exige los patrones absurdos de las sociedades modernas.

Esos criterios han llevado al extremo a muchas personas, sobre todo mujeres jóvenes, que dejan de comer con el objetivo de "mantener su figura" tal y como la exige las principales revistas de modas del mundo. A la luz de los conocimientos actuales debemos reconocer que ambos extremos son malos. En pleno siglo XXI murió la modelo francesa Isabelle Caro, de anorexia severa, cuando pesaba tan sólo 30 kg. La comunidad científica internacional se conmocionó ante este caso, no porque fuera el primero, sino porque es un fenómeno que se está haciendo cada vez más frecuente en las sociedades "civilizadas". Siempre es riesgoso establecer patrones inflexibles de conducta, porque ellos conllevan a extremar medidas para lograr los patrones impuestos por la sociedad.

La obesidad constituye el trastorno metabólico más frecuente en los países industrializados y en muchos en vías de desarrollo. En casi todas las ciudades de los Estados Unidos es alta la incidencia de obesidad mórbida. Los vemos en centros comerciales, restaurantes, hoteles, parques de recreación, en fin, por todos los rincones de ese país. En ello también incide los grandes volúmenes de alimentos que sirven en los centros de expendio de alimentos. El carácter universal y su creciente incidencia, sin importar edad ni sexo, sitúan a la obesidad como una enfermedad altamente invalidante, por la repercusión que tiene sobre diferentes órganos y sistemas, de hecho, es considerada el factor de riesgo que mayor disfunción endotelial produce. Por ello y porque es un factor de riesgo para la aparición de diabetes mellitus, enfermedades cardiovasculares isquémicas, hipertensión arterial y algunas formas de cáncer, la obesidad representa un importante problema de salud pública a nivel mundial, al que las autoridades de salud le están prestando especial atención para encontrar las formas de eliminarla. Estudios recientes han demostrado que el principal factor de riesgo coronario en América Latina es la obesidad, la cual se perfila como la más devastadora enfermedad por la comorbilidad que produce a nivel de otros sistemas y aparatos.

DEFINICIÓN.

La obesidad constituye un exceso de tejido adiposo que va acompañado de un aumento del peso corporal. La cantidad de tejido adiposo normalmente representa del 10 al 20% del peso corporal total. En la primera etapa del desarrollo de la obesidad, las células del tejido adiposo, se cargan de grasa aumentando de tamaño. En una segunda etapa, la célula ya no puede crecer más, formándose nuevos adipositos, lo que se convierte en un mecanismo que actúa de forma incontrolada y por tiempo indefinido. Es una reproducción celular incontrolable, en un proceso indetenible en el que las células grasas enloquecen genéticamente y no son capaces de controlar su propio desarrollo a trav'es de un código original que dejó de existir apenas se pusieron en marcha las primeras reproducciones de tejidos adiposos. Este fenómeno constituye lo más temible de la obesidad, porque es el que la perpetúa en el tiempo y es el que provoca los mayores acúmulos de grasas.

CAUSAS DE OBESIDAD.

Siempre he insistido en que es necesario definir la etiología de la obesidad como única alternativa para aplicar medidas terapéuticas específicas, que conduzcan a una reducción gradual de la masa corporal. Ahora bien, la población en sentido general relaciona la obesidad con el estado del metabolismo corporal, al que a su vez definen como la parte de la biología que controla la rapidez con la que se queman las calorías. Entonces clasifican al metabolismo en "lento", relacionado con las personas obesas y "rápido" relacionado con las personas que mantienen un peso normal. Si algún valor tiene ese concepto es por el papel fundamental que ejerce la glándula tiroides tanto en el metabolismo como en la distribución de las energías que obtiene diariamente el cuerpo humano.

A.- GENÉTICAS.

El cuerpo humano está diseñado para subir de peso y para manter ese sobrepeso a toda costa. Es la tendencia natural que sigue vigente durante todo el proceso de envejecimiento, porque nuestro programa genético así lo dispone. De hecho, dependemos de eso para sobrevivir porque potentes fuerzas genéticas controlan nuestros comportamientos ante los alimentos y nos hacen buscarlos, de manera innata. Nuestros genes evolucionaron en un ambiente de escasez de alimentos, no de abundancia, de ahí que sostengan en sus "memorias" la necesidad de una sensación de saciedad permanente.

En una tercera parte de los obesos, existe obesidad en un progenitor. Cuando ambos progenitores son obesos, la probabilidad de que sus hijos puedan serlo es de un 50%. Existen genes específicos para trasmitirla, lo que ha sido plenamente demostrado con la decodificación del mapa genético humano. En el orden práctico, encontramos pacientes sometidos a rigurosas dietas, hacen ejercicios, tienen controlada la glándula tiroides y sin embargo, son obesas. A esas personas no nos queda otra alternativa que considerarlas como obesas de causa genética. Pero muchas veces debemos diferenciar el factor tradición del concepto genético puro de obesidad. Efectivamente, en muchas familias existe la tradición de la "buena mesa", es decir, del buen comer. En esas familias se asiste a un programa culinario de abundancia y excelentes sabores que constituyen un espectáculo gastronómico de buen gusto, en el que participan todos los miembros de una familia, incluyendo a los más jóvenes. En esa "tradición" se crean muchos obesos.

B.- INGESTA CALÓRICA.

Cuando le proporcionamos al organismo más energías de las que consume, el exceso se almacena en forma de grasas, conduciendo paulatinamente a la obesidad. Es posible que el control del apetito opere defectuosamente, ya que muchos obesos no experimentan una sensación precisa de hambre o la confunden con sentimientos de ansiedad o depresión, fenómenos frecuentes entre ellos. El aumento en la ingesta calórica, es la principal causa de obesidad. Estados Unidos es uno de los países que mayor tasa de obesidad presenta en el mundo. Cuando analizamos las características nutricionales de ese país, nos podemos dar cuenta de que su origen multicultural ha influido notablemente en sus hábitos nutricionales.

En la ciudad de New York se puede encontrar comidas de todos los países del mundo. Todas las culturas tienen su embajador culinario allí. Ese fenómeno ha sido estudiado meticulosamente por diferentes organismos gastronómicos internacionales. Todos esos estudios han comparado las comidas que se sirven en New York con la que se sirve en los países de origen de los emigrantes. Aunque parezca insólito, los volúmenes de alimentos que se sirven en USA son significativamente mayores que los que se sirven en los países de origen. De manera que un ruso recibe más volumen de carne en un plato de Stroganov servido en New York que el que se sirve tradicionalmente en Moscú. Lo mismo sucede con las comidas cubanas, las que de por sí son muy condimentadas, en su preparación isleña, en Miami se condimentan mucho más. Debo aclarar que no hay nada de malo en la condimentación de los alimentos, antes por el contrario, muchos estudios han puesto en evidencia el poder anticancerígeno de muchos de esos ingredientes. En Estados Unidos está muy arraigado entre su población el hecho de salir a comer a restaurantes bufett, los cuales brindan por un módico precio, grandes cantidades de alimentos, es decir, que puedes comer todo lo que quieras, cuantas veces quieras. La mayoría de los que visitan esos lugares son obesos o se van haciendo adiptos a las comidas copiosas.

Las características alimentarias varian dentro de los mismos Estados Unidos. En Houston, Texas, es la ciudad que más picante utiliza, por la influencia de los inmigrantes mexicanos que viven allí. Los cubanos que viven en esa misma ciudad son los que más carne de cerdo utilizan por años, mientras que los asiáticos imponen record en el consumo de vegetales, sin embargo, son los que más padecen de cáncer de estómago. Este último hallazgo ha hecho que se investigue aun más sobre las dietas vegetarianas que de forma absoluta, muchas personas practican. En ellos- los vegetarianos- es frecuente que aparezcan ciertos tipos de anemias e incluso leucemias, asi como cáncer de estómago, hígado y vías biliares.. Recientemente la Universidad Internacional de la Florida dio a conocer un estudio en el que plantea que los cubanos que viven en la ciudad de Miami, cerca de la calle 8, en La Pequeña Habana sufren más de infartos agudos del miocardio, que los cubanos ubicados más al norte del estado de la Florida. Sus autores tratan de justificar ese comportamiento asumiendo que en esa zona los mercados, restaurantes, pequeños puestos de comidas, son cubanos, con alimentos propios de esa cultura cocinados con altos niveles de grasas y con abundante carne de cerdo. A mi, como cubano, esa justificación no me convence.

C.- GASTO ENERGÉTICO.

El metabolismo de estas personas es normal o elevado, no pudiendo culparse a la disminución del mismo como responsable del ahorro calórico. De todas maneras, mientras el gasto energético sea menor que los ingresos, los resultados plantean una inevitable acumulación de grasas.

Eso al mismo tiempo plantea otro problema: el de la distribución corporal de esas grasas. Cuando predomina la localización abdominal, entonces se disparan mecanismos metabólicos altamente productores de disfunción endotelial, entre los cuales juega un papel fundamental la vía de producción de los endocanabinoide, situación que analizamos mas adelante.

EXPLORACIÓN DE LA GLÁDULA TIROIDES.

Lo primero que hacemos en nuestras consultas cuando evaluamos a una persona obesa que pretende disminuir de peso, es revisarle el funcionamiento de la glándula tiroides. Muchas veces encontramos a esta glándula aumentada de volumen, pero aun conservando su tamaño normal, puede estar disfuncional. Cuando la glándula tiroides no realiza correctamente su función que es la producción de varias hormonas, denominadas "hormonas tiroideas" entre las que encontramos la hormona estimulante del tiroides, reconocida como TSH. El hipotiroidismo, es decir, la disminución en la función tiroidea se manifiesta por una TSH elevada, lo que muchas personas reconocen como "metabolismo lento".

En honor a la verdad, casi todos los pacientes que aumentan de peso y afirman que no han aumentado la ingesta de alimentos ni han disminuido la actividad física, presentan TSH elevada. Ese aumento de peso suele controlarse al controlar los niveles de hormona estimulante del tiroides. Sin embargo, muchas de esas personas no recobran a cabalidad el peso normal de antes de la disfunción tiroidea. En este punto, además de la prescripción del medicamento conocido como levotiroxina, debe estimularse a la práctica de ejercicios y a cumplir estrictamente con la dieta calculada por el experto en esa materia.

Varios síntomas hacen sospechar hipotiroidismo además del aumento de peso. Entre ellos podemos citar la caída del cabello, la piel seca, la caída de la cola de las cejas, la tendencia al sueño y a la depresión, al llanto injustificado y a la pérdida de la apetencia sexual tanto en hombres como en mujeres. En esas condiciones el paciente se torna frágil y por lo mismo poco optimista ante su enfermedad. En nuestras consultas de cardiología encontramos a un número importante de pacientes que sufren de hipotiroidismo, pero que además son obesas, diabéticas e hipertensas. Todas esas combinaciones son altamente peligrosas, pero si se les suma alteraciones en el metabolismo de las grasas, se ha formado una verdadera "bomba de tiempo" que casi siempre termina en un infarto agudo del miocardio. Esté o no presente el hipotiroidismo, es un hecho indiscutible que en la obesidad existe un desequilibrio energético importante en el que participan tres factores fundamentales:

LAS "CALORÍAS VACÍAS"

Una de las desgracias más sofisticadas que sufren las sociedades modernas, se presenta de forma encubierta a través de la introducción en la industria alimenticia de las llamadas "calorías vacías". En honor a la verdad, el concepto le rinde pleitesía al nombre porque es una forma rara de energía que, contradictoriamente, no contiene energía, pues sus moléculas son un disparate químico, obtenidas por clonación, a las que le eliminaron las vitaminas, los minerales, no contienen algo tan elemental como antioxidantes, ni otros nutrientes como Fito nutrientes, fibras, ni grasas esenciales. Las "calorías vacías" se obtienen a partir de dos elementos fundamentales, alterados químicamente, que actúan como preservantes de todos los alimentos que vemos en los estantes de los supermercados:

1. Jarabe de maíz con alta fructosa.
2. Aceite de soya hidrogenado.

Como su nombre lo indica, son sustancias obtenidas a partir de la adulteración química y biológicamente inútil del maíz y la soya, alimentos supremamente sanos en sus estados naturales, como lo suelen consumir los campesinos de todo el mundo. El jarabe de maíz con alta fructosa no solo preserva, también endulza la mayoría de las bebidas gaseosas que consumimos diariamente. Durante mucho tiempo los consumidores exigieron información sobre el compuesto que permitía "endulzar" cualquier cosa, sin aportar calorías, lo que empezaron a llamar "alimentos dietéticos". En realidad, ese mito ha tenido consecuencias nefastas para la humanidad. Se sospecha que en el aumento de algunas formas de cáncer, esas sustancias tienen algo que ver. En Colombia cada año aparecen 72 000 personas con diferentes formas de cáncer. De ellos solamente se les detecta la enfermedad precozmente y sobreviven, 30 000. Este país está entre los mayores consumidores de bebidas gaseosas del mundo, esa lista está precedida por los Estados Unidos, donde en promedio, cada uno de sus ciudadanos consume 60 litros de gaseosas al año.

Actualmente el aceite hidrogenado se usa para preservar todo; desde unas galletas de sal y de dulce hasta los aderezos para ensaladas. Está en casi todos los paquetes de alimentos que usted compra en el supermercado, porque es el alimento fundamental que permite que los alimentos sean almacenados. "Es un peligro universal e increíblemente riesgoso para la salud. Estas grasas trans se unen a un sitio en las células que bloquea el metabolismo, lo que hace que las grasas se quemen más lentamente, con el consiguiente aumento del colesterol e influyen en el aumento de la resistencia a la insulina y la aparición de la diabetes. Todo eso conlleva al aumento desmesurado de peso. Estos asuntos parecen no importarle a la industria de alimentos. Continúan utilizando estos productos mortales en cada paquete de alimentos que crean, a pesar de las evidencias científicas que nos dicen que son letales".

CONSECUENCIAS DE LA OBESIDAD.

A.-CARDIOVASCULARES.

Las consecuencias que se generan desde el punto de vista cardiovascular son definitivas para que surjan y se desarrollen otros factores de riesgo para la aparición de enfermedad coronaria. La hipertensión arterial, y la aceleración del proceso de aterosclerosis, secundarios a la obesidad, predisponen a una mayor incidencia de cardiopatía isquémica. En los obesos son frecuentes las várices de miembros inferiores, las que predisponen a tromboembolismo pulmonar. Pero en sentido general siempre ha llamado la atención la relación que existe entre obesidad e infarto agudo del miocardio. Podemos inclusive ir más allá al plantear algunos cambios fisiológicos que se producen en el corazón de un obeso muchos años antes de que aparezca un infarto. El primero de ellos es la disfunción diastólica o incapacidad del corazón para realizar su fase de relajación de forma correcta, pues en los obesos se producen diferentes grados de disfunción diastólica, es por ello que casi todos los obesos presentan falta de aire cuando caminan o cuando realizan actividades físicas ligeras.

B.- RESPIRATORIAS.

Se produce un aumento del trabajo respiratorio para mover la caja torácica y el abdomen, con dificultad para respirar. La apnea del sueño es muy frecuente entre los grandes obesos. El ronquido es mucho más frecuente entre esas personas. Estudios recientes han demostrado que las personas que roncan tienen dos veces más probabilidades de sufrir un evento coronario agudo que aquellos que no lo hacen, mientras que los que presentan apnea del sueño tienen un 60% más de probabilidades de desarrollar un infarto agudo del miocardio.

Es frecuente que las personas obesas presenten niveles de saturación de oxígeno en la sangre más bajos que las personas no obesas. De la misma manera un obeso sostiene mayores niveles de CO_2 en sangre que aquellos normopesos. Por algunos cambios anatómicos que sufren los obesos, el aire que inspiran llega más frio a las bases pulmonares, motivo por el que son más frecuentes infecciones respiratorias como neumonía o bronconeumonía entre esas personas.

C.- METABÓLICAS.

El 80% de los diabéticos tipo II, en el momento del diagnóstico, son obesos. Existe también un aumento de las dislipidemias y una marcada activación del sistema endocanabinoide con la consecuente producción de sustancias altamente nocivas para el organismo. Es indiscutible que existe un marcado interés por demostrar las consecuencias devastadoras que se producen a nivel de los adipositos. Es allí donde ocurren los verdaderos cambios que conllevan a complicaciones casi siempre drásticas y de consecuencias cada vez mayores. El descubrimiento de que el manto de grasa abdominal actúa como un gran delantal tóxico nos indica que la obesidad es una bomba de tiempo a la que le debemos brindar suma atención y cuidados si se pretende bajar la mortalidad por enfermedades cardiovasculares.

D.- DIGESTIVAS.

Las alteraciones digestivas son muy frecuentes entre las personas obesas y aunque abarcan un número importante de situaciones clínicas, es importante definir si son consecuencia directa de la obesidad o si se presentan como enfermedades autóctonas. Entre esas alteraciones debo citar: Intolerancia a ciertas comidas, flatulencia, aumento de tamaño del hígado por depósito de grasas. Colecistitis/colelitiasis. Neoplasias de colon.

E.- PSICOLÓGICAS.

Son frecuentes las alteraciones psicológicas en algunos obesos. Muchos hacen rechazo o no están satisfechos con su figura, lo que se ha denominado como dismorfofobia, fenómeno creciente en las sociedades modernas, en las que cada vez con mayor rigor se están exigiendo patrones corporales delgados para poder ocupar ciertos puestos de trabajo. Sin embargo, un número importante de obesos lleva con dignidad su condición, algo que ha alarmado a algunos investigdores sobre este tema y los ha obligado a indagar sobre las razones que hacen que a una persona le guste ser obesa. Es una casta rara, pero existe y se vanaglorian de que conocen más y mejores sabores que aquellos "flacos" atormentados por no subir de peso y se tienen que cohibir de muchos alimentos para lograr esa estabilidad.

Afortunadamente hoy se están contratando modelos obesas para lucir prendas de grandes diseñadores y en muchos países se celebra el certamen de miss obesa, una parodia excelente del ya desprestigiado concurso de miss universo. Hay cadenas de tiendas para gorditas y gorditos y esta nueva clase social está haciendo valer sus derechos en los congresos de muchos países del mundo. Ya muchas aerolíneas no pueden hacer pagar hacientos dobles a los obesos aunque los ocupen por su condición. Pienso que el mito morfológico sobre la obesidad, desaparecerá primero que el de las consecuencias fisiológicas de ser obeso.

F. SEXUALES

Desde hace algunas décadas se viene describiendo el "pene sepultado" para hacer referencia a una situación anatómica en la cual el panículo adiposo de la pared abdominal inferior y la pelvis, ricos en tejidos grasos, recubren tanto el pene como el escroto. Esa situación detiene la vida sexualmente activa de esas personas y por lo mismo tiene consecuencias psicológicas negativas enormes. No se ha podido definir a partir de qué peso suele aparecer esa situación, aunque todos están de acuerdo en que las personas con obesidad mórbida presentan esa situación. Sin embargo, a este grupo especial de personas no se les muere el deseo sexual, pues sientes las mismas necesidades sexuales que las personas de peso normal.

También existe la "vagina escondida o sepultada" en mujeres con obesidad extrema. No hay evidencias que correlacionen la vagina sepultada con pérdida de la líbido o falta de deseo sexual, al contrario, en grandes estudios poblacionales se ha comprobado que en más del 80% de las mujeres obesas el desempeño sexual es normal, porque aprenden posiciones sexuales que las benefician. De hecho, en estos momentos el gusto hacia las mujeres obesas ha aumentado entre la población masculina no obesa.

H.- OTRAS.

Algunos estudios refieren que la artrosis y otras enfermedades óseas degenerativas, son más frecuentes en obesos, pero en realidad, en el orden práctico, nosotros podemos afirmar que la artrosis se observa con la misma incidencia tanto en personas obesas como en normopesos. Esas especulaciones han hecho que reforcemos las observaciones sobre diferentes enfermedades que no tienen afinidad con ningún estado patológico en los seres humanos. Estos son los casos de algunos estudios en los que se plantea que el cáncer de endometrio, mama, próstata y colon es más frecuente entre personas obesas que entre normopesos. Lo que sí es un hecho demostrado es que el sobrepeso afecta las articulaciones que sustentan el cuerpo humano en su posición de pie, como las articulaciones de la cadera y de las rodillas y en muchos casos se producen esguince en los tobillos.

La obesidad mórbida es una complicación de la obesidad, aunque muchos científicos son del criterio de que es el destino final de la enfermedad si no se frena su proceso evolutivo. La obesidad mórbida sólo tiene un 5% de probabilidades de revertir al ser sometido el paciente a cirugía de derivación gástrica. La obesidad supermórbida tiene todavía un menor por ciento de posibilidades de revertir hasta el peso ideal. El país que más obesos supermórbidos ha reportado es Estado Unidos, un fenómeno que salió a relucir una vez que una clínica publicó que era la única en el mundo en la que sus cirujanos expertos en cirugía bariática operaban a esas personas. Este grupo especial de superobesos terminaron confinados en una cama, presos en sus propios cuerpos y paralizados por su misma masa corporal. Sus exagerados volúmenes no los soportan las piernas, por lo que tienen como complicación tardía la pérdida de la locomoción.

TRATAMIENTO.

El tratamiento de la obesidad no debe estar dirigido a tratar solamente el exceso de peso, sino a mejorar el estado general de la salud. Las pautas a seguir son las siguientes:

A.- REDUCCIÓN DEL APORTE CALÓRICO.

Se realiza con dietas hipocalóricas equilibradas en cuanto a proteínas, grasas y carbohidratos. En este tipo de dieta no se exime el consumo de los principales elementos constituyentes de la dieta normal, pero en porciones pequeñas. Las dietas extremas son dañinas para el organismo humano, pues terminan provocando desequilibrios energéticos que muchas veces son imposibles de recuperar. En un mundo sensacionalista como en el que vivimos, muchas "estrellas" de los medios masivos de comunicación crean sus propias dietas, de forma empírica, con el único objetivo de atrapar a personas obesas, desesperadas por bajar de peso. Pocas situaciones en la medicina moderna han generado tantos negocios e igual número de fraudes como la obesidad.

B.- AUMENTO DEL GASTO ENERGÉTICO.

Existen programas de ejercicios adaptados a las condiciones físicas del obeso. Esos programas deben estructurarse sobre bases científicas. Se debe realizar una prueba de esfuerzo o un ecocardiograma de estrés con ejercicio. Con ellos se define la capacidad cardiorespiratoria y el consumo energético. Durante la prueba de esfuerzo se puede definir la reacción tensional o la presencia de arritmias durante el ejercicio.

Si no se dispone de una prueba de esfuerzo, el programa de adelgazamiento debe ser gradual, pues se ha comprobado que una persona que pierde peso abruptamente, tiene mayores probabilidades de ganarlo de forma más rápida que aquellos que se han sometido a programas graduales. Eso lo vemos en infinidad de realities que se realizan tanto en Estados Unidos como en Europa. En esos programas televisivos se ponen a competir a varios obesos y gana más dinero aquel que baje un mayor número de kilogramos en menos días. Lo que nunca cuentan esos programas es que casi todos los obesos que pasan por allí y pierden mucho peso, lo recuperan en apenas unos meses en sus casas. Yo soy del criterio de que esos programas lo que hacen es confundir a los propios obesos, pues los entrenadores, para ganar dinero, los someten a regímenes salvajes de ejercicios.

C.- MEDICAMENTOS.

El empleo de depresores del apetito sólo se utiliza como complemento del tratamiento en un número muy limitado de personas obesas. De hecho, la inmensa mayoría de los científicos no recomienda medicamentos anorexantes o bloqueadores del apetito, por la cantidad de efectos secundarios catastróficos que producen. En el año 2014 el gobierno Federal de los Estados Unidos cuestionó la utilización de diversas sustancias que dieron ganancias multimillonarias a varias empresas de este país. Autoridades competentes demostraron que muchos de esos productos son un verdadero fraude, pues no provocan ninguna disminución de peso, por lo que tienen que devolver esas ganancias entre los ingenuos obesos que las compraron. Se ha comprobado que la mayoría de las gotas homeopáticas que se han utilizado en la última década, tenga alguna utilidad más que la de actuar como verdaderos placebos. Muchas tabletas para la obesidad las han tenido que retirar del mercado porque han producido cáncer de hígado y de colon en muchos de los que las han utilizado.

D.- PSICOTERAPIA.

Es importante estimular la motivación de estas personas ayudándoles a seguir la dieta y a modificar su actitud respecto a las comidas. Se ha comprobado que las personas con ansiedad comen volúmenes de alimentos mayores y con más frecuencia. Sin embargo, los deprimidos tienden a abandonar el hábito de comer.

ENFERMEDADES ENDOCRINAS ASOCIADAS A LA OBESIDAD.

Procesos hipotalámicos (Inflamación, traumatismo, tumor).

Procesos hipofisarios (Enfermedad de Cushing).

Procesos tiroideos (Hipotiroidismo).

Procesos suprarrenales (Síndrome de Cushing).

Procesos ováricos (Síndrome del ovario poliquístico).

Procesos intestinales (Neoplasia de colon)

ADAPTACIONES DEL CORAZÓN A LA PÉRDIDA DE PESO.

Disminución del trabajo cardiaco

Disminución del consumo de oxígeno y del gasto cardíaco.

Disminución del volumen sanguíneo y cardiaco.

Disminución de la presión arterial sistémica.

Disminución de la presión de llenado ventricular izquierdo y derecho.

Ausencia de modificaciones en las resistencias periféricas.

Disminución de la disfunción diastólica

SUSTANCIAS ENDOCANABINOIDES.

Uno de los criterios más curiosos surgidos en los últimos años ha sido el de considerar al tejido adiposo como un órgano endocrino por la gran cantidad de sustancias tóxicas y potencialmente letales que produce. Muchos de esos criterios han surgido de forma sensacionalista, con el objetivo de amilanar a los obesos y hacerlos comprar medicamentos que supuestamente bloquean esa via. Esa es una verdad que tenemos que asumir todos los que conocemos el alboroto que se formó en el 2002 cuando un laboratorio lanzó al mercado un medicamento que según ellos aniquilaría la obesidad de una vez y para siempre y se llevaron el chasco de que lo tuvieron que retirar, pues producía cáncer de hígado. En realidad, hasta el momento no hay un medicamento que controle la via de los endocanabinoides sin que produzcan al organismo consecuencias catastróficas.

OBESIDAD Y VIA ENDOCANABINOIDE

Desde hace algunas décadas se ha venido estudiando el sistema o vía de los endocanabinoide. Es por ello que el tratamiento actual de la obesidad ha ganado en criterios científicos y por lo mismo en autenticidad. El sistema endocanabinoide es un sistema fisiológico, endocrino del que hoy se piensa que desempeña un papel fundamental en el metabolismo de los lípidos, la glucosa y el tejido adiposo. Más aún, un creciente cúmulo de evidencias resalta el impacto de este sistema en las funciones metabólicas a través de mecanismos periféricos y centrales. Por ejemplo, la hiperactividad del sistema endocanabinoide ha sido asociada con varios factores de riesgo cardiometabólicos, incluidos dislipidemia, resistencia a la insulina y adiposidad intraabdominal.

En las personas obesas se produce una hiperactividad de la vía endocanabinoide, lo que trae como consecuencia una mayor actividad de los receptores Cb1. Estos receptores ayudan a regular muchos procesos metabólicos a través de su activación. Cuando los endocanabinoide se unen a los receptores CB1, desencadenan una cascada de eventos intracelulares que afectan estos procesos fisiológicos. Esta cascada puede tener consecuencias negativas para el riesgo cardiometabólico en razón de su impacto sobre los lípidos y la resistencia a la insulina con la subsiguiente aparición de diabetes mellitus. Los receptores CB1 se encuentran ampliamente distribuidos en los tejidos de los mamíferos. Existen evidencias de que estos receptores se encuentran en lugares periféricos como el tejido adiposo, el músculo y el hígado, así como en regiones específicas del cerebro. Los receptores CB1 cumplen claras e importantes funciones en estos tejidos:

- **Hígado:**

  Es indiscutible que en las personas obesas se producen cambios en la arquitectura hepática. El aumento de la expresión de la actividad del receptor CB1 en el tejido hepático puede contribuir a la resistencia a la insulina. De todos modos, en los obesos se produce un aumento del volumen del hígado, asi como de su contenido en grasas, sin embargo, ese hallazgo no significa el paciente irá hacia una cirrosis hepática o hacia otra enfermedad de ese órgano. En sentido general debemos admitir que los cambios hepáticos propios de la obesidad siguen un cause caprichoso que muchas veces conduce hacia estados de intolerancias a las grasas, el huevo o el chocolate, sin que ello signifique la presencia de un sistema alarmante y potencialmente mortal para el paciente.

- **Tejido adiposo:**

  El tejido adiposo es un órgano endocrino que afecta el metabolismo de los lípidos y de la glucosa. Tiene el inconveniente de que el tejido adiposo absorbe las sustancias tóxicas, las retiene y las vierte al torrente sanguíneo cuando menos se espera. Pero existe realmente un comportamiento caprichoso que no ha dejado a la ciencia llegar a conclusiones obsolutas, pues muchas personas obesas mueren a edades muy avanzadas, sin haber sufrido ninguna complicación secundaria a su condición de obesos.

- **Músculos:**

  Se ha observado una reducción de la disposición de la glucosa estimulada por la insulina en músculos esqueléticos aislado de animales genéticamente obesos, resistentes a la insulina, pero en los seres humanos las grasas se distribuyen caprichosamente en sitios que muchas veces resultan inadecuados o incómodos, como los glúteos, los muslos, los antebrazos y otras zonas en el abdomen que provocan malestar desde el punto de vista estético. Esa disposición hace que merme en muchos obesos la capacidad de desplazarse adecuadamente y por ello pierden movilidad, lo que en definitiva produce un círculo vicioso en el que no te mueves por ser obeso y la inmovilidad aumenta esa condición.

- **Cerebro:**

  El hipotálamo, una estructura selectiva, situada en la base del cerebro, integra señales provenientes del tejido adiposo y otros tejidos periféricos referentes a la situación de los almacenes de grasas del organismo, lo que se conoce como adiposidad. Esta información es clave para despertar la sensación de hambre siguiendo un camino muy trillado por la experiencia diaria, pues esa sensación ocurre todos los días varias veces. Muchas personas han aprendido a dominar su sensación de hambre, de tal forma que son capaces de soportar largos periodos sin consumir alimentos.

- **Tracto gastrointestinal:**

La activación de receptores CB1 en el tracto gastrointestinal inhibe la acción de los sistemas de señalización que promueven la sensación de saciedad, promoviendo mayor consumo calórico y homeostasis negativa de energía porque las personas presentan la sensación de hambre durante una gran parte del dia.

DIABETES MELLITUS.

Mi bisabuelo por vía materna fue diabético y le tuvieron que amputar una pierna por haber presentado lo que hoy conocemos como "pie diabético" y varios años después murió de un infarto agudo del miocardio. De sus seis hijos, cuatro heredaron esa enfermedad y los cuatro murieron por infartos miocárdicos. Mi madre fue diabética y murió por una falla renal aguda secundaria a un "riñón diabético" algo que los médicos conocemos como síndrome de Kimenstiel- Wilson. De sus cuatro hijos sólo resultó diabética mi hermana mayor, la que murió de un infarto agudo del miocardio. Es evidente que hay un patrón genético repetitivo, pero me llama la atención que se va desvaneciendo en la misma medida en que avanzan las generaciones, pues ya en la de nuestros hijos, ni en los míos ni en los de mis hermanos ha aparecido la enfermedad.

La diabetes mellitus es una de las enfermedades que se ha estudiado desde los primeros tiempos de la medicina, por ser una de las enfermedades más antiguas que ha conocido el ser humano. Los faraones de Egipto sabían del carácter hereditario de esta enfermedad. Las primeras pistas sobre la existencia de la diabetes se consiguieron estudiando la orina de esos enfermos. Resultaba dulce y espesa. Entonces los "médicos" debían probar, literalmente, la orina de sus pacientes.

Las enfermedades cardiovasculares son la principal causa de muerte en individuos con diabetes mellitus, siendo la responsable del 40 a 50% de todas esas muertes. En esos pacientes, el riesgo de mortalidad por enfermedad coronaria, cerebrovascular y vascular periférica, es 2 a 10 veces mayor que en la población no diabética. Aunque la diabetes tipo 2 se asocia frecuentemente a otros factores de riesgo cardiovascular, como la dislipidemia y la hipertensión arterial, se cree que la hiperglicemia, por si misma, es un factor de riesgo independiente, fuertemente aterogénico. Por otra parte, recientemente se ha puesto en evidencia que no sólo la hiperglicemia en ayunas afecta al endotelio vascular, produciendo su disfunción, sino también la hiperglicemia postprandial, aún cuando no haya evidencias clínicas ni metabólicas como para considerar diabética a esa persona.

Por otra parte, la diabetes mellitus forma parte fundamental del síndrome metabólico, cuyo poder devastador sobre el endotelio vascular se ha puesto en evidencia en varios estudios, en los que se ha demostrado además que cuando se presenta combinada con otro factor de riesgo coronario, aumenta al doble la mortalidad cardiovascular en los diabéticos. Son diabéticas todas aquellas personas que en ayunas mantienen cifras de glicemia por encima de 11,1 mmol por litros.

CLASIFICACIÓN DE LA DIABETES MELLITUS.

A.- DIABETES MELLITUS TIPO 1:

Es aquella en que las cifras de glicemia se controlan solamente con insulina. Se le solía llamar diabetes juvenil, porque es más frecuente que debute a edades tempranas de la vida, por lo que en la misma medida en que avanza el tiempo, se producen mayores complicaciones en esas personas. Es el resultado de la destrucción de las células Beta del páncreas y es proclive a la ceto-acidosis. Esta forma incluye casos secundarios a procesos auto-inmunes y aquellos para los cuales la etiología de la destrucción de la célula beta se desconoce. El 10% de los diabéticos presenta esta forma clínica. Es la más proclive a crear situaciones de descompensación aguda, severa y con peligros para la vida.

B.- DIABETES MELLITUS TIPO 2:

En esta variedad el paciente se controla con hipoglicemiantes orales. Muchas veces se utiliza la combinación de hipoglicemiantes por vía oral y de insulina por vía subcutánea. Esa combinación también se clasifica como diabetes tipo 2. El 90% de los diabéticos es tipo 2. En estos pacientes es frecuente la enfermedad arterial obstructiva crónica, sobre todo en los miembros inferiores y por ella, se produce un número importante de amputaciones. Varios estudios muestran que el número de injertos aórticos bifemorales, es mayor en esa población. En estos pacientes es frecuente que se produzcan úlceras en los miembros inferiores y complicaciones tardías como disminución progresiva de la agudeza visual, así como infecciones recurrentes en la piel.

C.- DIABETES GESTACIONAL:

Es la que debuta durante el embarazo y suele desaparecer después del parto. Según los niveles de glicemia que manifieste la paciente, se determina el tipo y concentración del hipoglicemiante a utilizar. Lo más raro que sucede en este tipo de diabetes es que puede aparecer en mujeres sin ningún antecedente familiar de diabetes y no se le ha encontrado ninguna ralación con inadecuados hábitos dietéticos durante la gestación, aunque se observa con mayor frecuencia en mujeres obesas embarazadas.

La diabetes mellitus es un factor de riesgo muy relacionado con la aparición de aterosclerosis, proceso acelerado por ella. Como la diabetes es una enfermedad incurable, pero perfectamente controlable a través de la dieta o con medicamentos, el paciente debe extremar las medidas y orientaciones médicas para evitar, no solo las complicaciones cardiovasculares, sino también las que se producen en otros órganos y sistemas. Un diabético controlado tiene garantizada su supervivencia.

CONSECUENCIAS DE PADECER DIABETES MELLITUS

* Los pacientes con diabetes tipo I y II tienen un mayor riesgo de enfermedad coronaria, accidentes cerebrovasculares y arteriopatía de los miembros inferiores.
* Los hombres con diabéticos tienen una mortalidad coronaria dos veces superior a los no diabéticos.
* Las mujeres diabéticas tienen una mortalidad cuatro veces superior a las no diabéticas.
* Además de la hiperglicemia existen otros factores que influyen sobre este mayor riesgo de los diabéticos, entre ellos las dislipidemias, la hiperinsulinemia y la resistencia a la insulina.
* La diabetes Mellitus forma parte inseparable del síndrome metabólico y aporta la mayor degradación al endotelio vascular que los demás elementos que lo constituyen.
* Los pacientes que mantienen controlada su enfermedad, tienen mejor pronóstico de vida que aquellos que no estén controlados.

PROGRAMAS DE EDUCACIÓN DIABETOLÓGICA.

Todo programa de educación dirigido a diabéticos descansa sobre cuatro pilares fundamentales:

A. Información diabetológica.
B. Programas de ejercicios.
C. Dieta.
D. Programas farmacológicos.

A.- INFORMACIÓN DIABETOLÓGICA.

Existen múltiples programas de orientación para pacientes diabéticos. En muchas instituciones de salud funcionan permanentemente, en otras se ofrecen varias veces al año. Si bien es cierto que la diabetes no es curable, sí es perfectamente controlable. A los diabéticos se les debe insistir en la importancia que tiene evitar heridas o rasguños, pues puede ser motivo de complicaciones que muchas veces lleva a la amputación de un miembro.

Una causa frecuente de hospitalización es el denominado pie diabético. Se debe insistir en el cumplimiento cabal del tratamiento, haciendo énfasis en que los medicamentos bajo ningún concepto se deben dejar de tomar a menos que el paciente haya aprendido los síntomas de hipoglicemia que más adelante vamos a señalar. Es preferible que los medicamentos siempre se administren a la misma hora.

Es importante señalar que la visita al médico tratante es necesaria para reajustar dosis, pues en la medida en que el paciente mejore su calidad de vida y organice su tratamiento, el consumo de medicamentos tiende a disminuir. Es un error frecuente entre los diabéticos abandonar el tratamiento porque mantienen las cifras de glicemia normales. Si el diabético se encuentra compensado debe continuar sus programas de medicamentos, ejercicios y dieta.

Si el paciente utiliza insulina, se le debe enseñar el denominado mapa insulínico. Se le indica las partes del cuerpo donde se debe aplicar la inyección, tratando de que no sea siempre el mismo lugar. Hoy existen en el mercado diferentes preparados de insulina, escoger la mejor para el paciente le corresponde al médico. De la misma manera han entrado al mercado formas de insulina con poco o ningún poder alergénico que las colocan en ventajas con relación al prolongado tiempo en que se debe utilizar, sin la más mínima posibilidad de que produzca rechazo en los pacientes.

B.- PROGRAMAS DE EJERCICIOS.

La diabetes mellitus forma parte del síndrome metabólico, considerado actualmente como uno de los más importantes factores de riesgo coronarios y elemento determinante en los mecanismos de producción de la cardiopatía isquémica. El ejercicio físico se ha convertido en parte importante del proceso de rehabilitación cardíaca, para todos los fenómenos coronarios, pero específicamente luego de un infarto agudo del miocardio. Los datos y la experiencia clínica han revelado la importancia del ejercicio para influir de manera positiva sobre la función del ventrículo izquierdo y el proceso de aterosclerosis y para mejorar el pronóstico después de un evento coronario agudo.

El paciente diabético debe realizar sistemáticamente ejercicios teniendo siempre presente que estos no deben ser agobiantes por largas y agotadoras jornadas en las que se producen gran cantidad de sustancias metabolitamente inactivas o perjudiciales. Los programas de ejercicios deben ser de poca intensidad como las caminatas o ejercicios al aire libre. Es recomendable que se realicen en grupos por si se produce hipoglicemia tener cerca a alguien que auxilie. Un programa de ejercicios está cumpliendo su misión de mejorar las capacidades cardiorrespiratorias y físicas, cuando durante el desarrollo del mismo, se produce un aumento sostenido de la frecuencia cardíaca por encima de cien pulsaciones por minutos, es decir, cuando se produce taquicardia.

Los diabéticos que habitualmente practican ejercicios disminuyen notablemente el consumo de medicamentos hipoglicemiantes. En investigaciones se ha comprobado que los diabéticos que utilizan insulina para su control metabólico, logran disminuir la dosis de esta, mientras que los que no realizan ejercicios mantienen dosis elevadas de insulina. Muchos diabéticos han controlado su enfermedad con dieta y ejercicios, dejando a un lado los medicamentos. Hay que señalar que esos cambios solamente los puede prescribir un médico.

C.- DIETA.

Es determinante la evaluación inicial por el nutricionista. Existe gran variedad de dietas para diabéticos. Los diferentes hospitales y clínicas adoptan sus sistemas de nutrición, por lo que recomendamos seguir las instrucciones de esas instituciones de salud. De todas maneras, hay que reconocer el papel tan importante que juega mantener adecuados regímenes dietéticos. Un principio es fundamental que reconozca el diabético y es que cualquiera que sea su dieta, esta nunca tendrá como principio mantener el estómago vacío, durante largos periodos de tiempo. Por el contrario, es preferible fraccionar la dieta, de manera que nunca se corra el riesgo de hipoglicemia por déficit de ingestión de alimentos.

D.- PROGRAMAS FARMACOLÓGICOS.

La diabetes tipo 1 se maneja con insulina. Por su rapidez de acción, la insulina se clasifica en:

A.- Rápida: Comienza su acción a los 20 minutos
B.- Intermedia: Comienza su acción a la hora y en algunos casos a las dos horas.
C.- Lenta: Acciona a partir de las 4 a 6 horas.

DOSIS.

Casos nuevos: 0,5 U/Kg/ día.
En "luna de miel": 0,4 U/Kg/día.
Mujer embarazada: 0,6 U/Kg/día.
Diabetes establecida: 0,7 U/Kg/día.

Las dosis se ajustan acorde con las cifras de glicemia que tenga el paciente. Inicialmente se comienza con insulina intermedia a razón de 0,5 U/Kg/día, media hora antes del desayuno, esta dosis se puede aumentar dos a cinco unidades cada dos o tres días. Si la glucometría antes del almuerzo es positiva, se debe añadir insulina cristalina a la dosis de la mañana. Si la dextrometría antes de las comidas esta moderadamente aumentada, debe aumentarse la dosis de insulina NPH en la mañana. Si este examen es positivo en el desayuno, se debe aumentar la NPH en la tarde. La insulina cristalina se debe aumentar o disminuir de dos en dos unidades cada dos o tres días. Casi siempre se hace la combinación de insulina de acción rápida, cristalina, con insulina de acción lenta como la NPH. También existe en el mercado ambas insulinas mezcladas.

HIPOGLICEMIANTES ORALES

En la diabetes tipo 2, la Glibenclamida, que es una sulfonilurea de segunda generación. Los medicamentos pertenecientes a este grupo aumentan in vivo la sensibilidad de las células beta a la glucosa para liberar más insulina, pero no incrementan la síntesis de esta. También disminuyen la salida de K+ de la célula por inhibición de la Na+-K+ ATPasa, esto hace que se despolarice la célula, ingrese calcio a la célula y se active la secreción de insulina. La Glibenclamida es presentada en tabletas de 5 mg, sigue siendo el medicamento de primera elección en los diabéticos no insulino dependientes, aunque luego se combine con otros hipoglicemiantes orales e inclusive con insulina. Se comienza con 5 mg y se puede llegar hasta 15 milígramos diarios, repartidos antes de las principales comidas. El Diamicrón y el Amaryl pertenecen a este mismo grupo, pero se suelen utilizar menos.

Cada comprimido de Diamicrón contiene 80 mg de gliclazida. Restaura el pico precoz de secreción de insulina en respuesta a la glucosa (actividad metabólica). Potencializa la acción de la insulina sobre el glucógeno sintetiza muscular y disminuye la producción de glucosa hepática (actividad extrapancreática y periférica). Tiene efectos endovasculares independientes del control de la glicemia como: antioxidante, disminuye la microtrombosis y reduce los niveles plasmáticos de los peróxidos lipídicos. Su dosis oscila entre los 80 y los 160 mg/día, pudiendo llegar, como dosis máxima a los 320 mg/día.

La glimepirida, Amaryl, se presenta en tabletas de 2 y 4 mg, se le indica a diabéticos no insulino dependiente cuando no se controlan con la dieta y el ejercicio. Su dosis oscila entre los 2 y los 6 mg/día, en una sola toma. Se inicia con la menor dosis y se reajusta cada dos o tres semanas. Las principales contraindicaciones son la hipersensibilidad, la lactancia y el embarazo.

El principal representante del grupo de las BIGUANIDAS es la Metformina, cuyo mecanismo de acción es actuar aumentando el efecto de la insulina en los tejidos periféricos, actúa además disminuyendo la gluconeogénesis hepática. Se presenta en tabletas de 850 mg y de 1 gramo y se puede utilizar sola o en combinación con una sulfonilurea. Además de mejorar los niveles de glicemia, disminuye el colesterol. La dosis total puede llegar hasta 2550 mg a 3 gramos, es decir, tres tabletas diarias, según sea de la primera o segunda concentración. Sus principales contraindicaciones son la insuficiencia renal, hepática o circulatoria, insuficiencia cardiaca, EPOC, antecedentes de acidosis láctica, hipersensibilidad al fármaco, desnutrición severa, edad avanzada, deshidratación aguda, alcoholismo, embarazo y lactancia.

SÍNDROME METABÓLICO

Desde la década de los 80, cuando apareció por primera vez su descripción, el síndrome metabólico ha sido sometido a meticulosos estudios en los que se ha demostrado su elevada prevalencia y su incidencia altamente letal en diferentes grupos humanos. Realmente ha sido difícil dar una definición exacta del síndrome metabólico por cuanto ha sido planteado de muy diferentes maneras. De todas maneras es importante tener en cuenta las diferentes variables que se sugieren y aplicarlas a las características clínicas y epidemiológicas del centro de salud donde se atienden esas personas. Las normas que se plantean permiten unificar criterios que permiten realizar trabajos científicos con homogeneidad y uniformidad en la búsqueda de resultados que conlleven a tomar conductas con verdadera exactitud terapéutica.

Es indiscutible que el síndrome metabólico constituye una tragedia clínica de proporciones mundiales que incluye cada día a un número mayor de personas que comienzan sus vidas con algunos kilos de sobre peso y terminan siendo grandes obesos con abdómenes prominentes y saturados de sustancias altamente tóxicas y por lo mismo, altamente letales. Más del 90% de las muertes cardiovasculares han estado de alguna manera relacionadas con este síndrome. Tenemos que aceptar que estamos inmersos en un verdadero problema de salud que todavía no tiene una solución terapéutica adecuada, aún cuando estamos dando los primeros pasos con medicamentos que actúan directamente sobre los receptores endocanabinoides.

El síndrome metabólico está íntimamente relacionado con la vía de los endocanabinoides, cuando existe un marcado predominio de obesidad abdominal, por lo que también hay que mantener controlada la producción de las sustancias endógenas canabinoide. La Organización Mundial de la Salud ha definido el síndrome metabólico como una combinación de intolerancia a los carbohidratos o diabetes y/o resistencia a la insulina, más dos de los siguientes criterios:

- Hipertensión arterial tratada o cifras tensionales mayores de 140/90.
- Aumento de los triglicéridos por encima de 150 mg/dl.
- Disminución de HDL. Menor de 35 mg/dl en mujeres y menor de 39 mg/dl en hombres.
- Obesidad central: Relación cintura-cadera mayor de 0,9 para hombres y mayor de 0,85 para las mujeres.

- Índice de masa corporal (IMC) mayor de 30 Kg/m2
- Microalbuminuria.

Varios estudios han demostrado que el síndrome metabólico tiene una prevalencia que puede llegar hasta el 15% de la población. Es más frecuente en hombres. Aumenta significativamente con la edad, siendo de 6,7% entre los 20 y 29 años, mientras que después de los 60 años aparece en un 43% de la población. En personas que padecen de diabetes mellitus puede alcanzar la cifra del 80%, mientras que en familiares de diabéticos la prevalencia puede ser de hasta el 50%. En un estudio sobre prevalencia del síndrome metabólico realizado en la ciudad de Medellín, Colombia, se encontró una prevalencia neta del 23,2%, mientras que la prevalencia ajustada por edad fue de un 14,7%. En México lo presentan el 82% de los diabéticos, el 64% de los hipertensos, más de la mitad de las hipertrigliceridemias, el 61% de los pacientes con microalbuminuria y el 71% de los obesos. En Estados Unidos la incidencia del síndrome metabólico en la población adulta es de un 24%.

El síndrome metabólico se ha convertido en una epidemia global que afecta tanto a países desarrollados como a países en vías de desarrollo. Dos tercios de la mortalidad cardiovascular ocurren en los países desarrollados. No obstante, debido a la falta de detección de factores de riesgo cardiovascular, la mortalidad por enfermedades no transmisibles está aumentando en el mundo en desarrollo. Por ejemplo, en Brasil el factor de riesgo más estrechamente asociado con la aparición de un infarto miocárdico, es el tabaquismo y en segundo lugar la obesidad abdominal, por encima de factores como la diabetes mellitas, la hipertensión arterial, los antecedentes familiares de cardiopatía isquemia o el aumento de colesterol LDL.

Es evidente que el síndrome metabólico es un significativo predictor no variable de prevalencia de enfermedad coronaria. Las personas que conforman la población con síndrome metabólico tienen una incidencia de enfermedad cerebrovascular e infarto agudo del miocardio tres veces mayor que la población sana. Esto confirma el nivel patológico altamente agresivo que juega sobre el endotelio vascular la suma de varios elementos agresivos como los que conforman este síndrome. La disfunción endotelial en personas con síndrome metabólico es un importante marcador patológico que conlleva a elevadas tasas de enfermedades isquémicas del corazón y de accidentes cerebrovasculares.

La resistencia a la insulina y el hiperinsulinismo son considerados causantes directos de los defectos metabólicos que caracterizan al síndrome de resistencia a la insulina. Varios estudios clínicos han demostrado la existencia de un vínculo entre resistencia a la insulina, niveles de triglicéridos elevados, hipertensión arterial y bajos niveles de HDL. Todos esos signos se asocian muchas veces con obesidad, especialmente androide, por lo que se considera que la resistencia a la insulina es el resultado inicial de la obesidad, la cual, a su vez, produce disfunción endotelial. El efecto de la insulina se ejerce a nivel de la célula endotelial, modulando la producción de óxido nítrico, efecto que está bloqueado en los sujetos obesos con o sin diabetes mellitus tipo 2. La disminución de óxido nítrico produce aumento significativo en las resistencias vasculares periféricas, surgiendo hipertensión arterial de diferentes grados, formándose una relación en la que la hipertensión arterial, en gran medida, depende del control de la diabetes mellitus.

Las personas con resistencia a la insulina, obesidad, hipertensión arterial y diabetes mellitus tipo 2, presentan un bloqueo de la vasodilatación mediada por insulina y una alterada vasodilatación dependiente del endotelio al estar restringida la producción óxido nítrico, que como ya he señalado, es un potente vasodilatador. La obesidad es un factor de riesgo para desarrollar diabetes mellitus tipo 2. La resistencia a la insulina está presente sólo en una fracción de los sujetos obesos, en tanto que la hiperinsulinemia es relativamente más frecuente.

De todos modos, ambas situaciones crean importante disfunción endotelial, con las consecuencias deletéreas que presupone para el corazón y sus vasos.

El tejido adiposo es altamente tóxico. Al ser activado metabólicamente, produce varias citoquinas proinflamatorias, del tipo interleukina-6 y factor de necrosis tumoral- alfa. Estas enzimas están fuertemente involucradas en los mecanismos de producción de la placa de ateroma. Globalmente, la obesidad abdominal contribuye con un 20% adicional al riesgo de infarto agudo del miocardio. El aumento de la relación cintura-cadera se asocia con aumento del riesgo de infarto del miocardio, incluso en sujetos con un índice de masa corporal (IMC) por debajo de 20 Kg/m2. Esto indica que se debe modificar y en lugar de medir el IMC se debe medir el perímetro de la cintura. Se recomiendan los siguientes parámetros de la cintura:

Varones: Menor de 102 centímetros
Mujeres: Menor de 88 centímetros

El perímetro de la cintura aumentado, es un marcador de adiposidad abdominal y se constituye en un factor de riesgo coronario independiente. Ese tipo de obesidad se considera como un verdadero delantal tóxico que actúa como una verdadera bomba de tiempo por la gran cantidad de sustancias nocivas y lacerantes para el endotelio vascular. El síndrome metabólico constituye una nueva manera de considerar de forma integrada los factores de riesgo cardiovasculares, pero a la vez debe ser incorporado dentro del conjunto de determinantes de dicho riesgo, incluyendo el tabaquismo y por supuesto el colesterol LDL elevado.

TRATAMIENTO DEL SÍNDROME METABÓLICO.

Establecer un modelo terapéutico estándar para estos pacientes es prácticamente imposible. De ahí la necesidad de mantener controlados los elementos que constituyen el síndrome. Esa es la meta final y la única forma de mejorar el pronóstico de esos enfermos. De todas maneras, el control de la obesidad, de la hipertensión, de la diabetes y de la resistencia a la insulina como elementos comunes en el síndrome metabólico, es lo que produce los mejores resultados al tratar de bajar la alta incidencia de esta enfermedad. En este mismo libro he hablado del tratamiento de la diabetes mellitus, de la hipertensión arterial y de la obesidad, por lo que remito al lector a las páginas correspondientes.

El control del síndrome metabólico conlleva a disminuir la mortalidad por enfermedades cardiovasculares. Para nadie es un secreto que la progresión del proceso atesclerótico y su consecuencia directa, la oclusión de las arterias coronarias, constituyen la mayor catástrofe en materia de salud de los tiempos modernos. La única manera que tenemos para prevenir los eventos isquémicos del corazón es a través del control y erradicación de los factores de riesgo coronarios. Si ese objetivo no se logra, entonces estaremos ante una epidemia de consecuencias incalculables para la raza humana. El manejo de la hipertensión arterial tiene algunas peculiaridades en el síndrome metabólico. Debemos tener presente que diuréticos como la furosemida elevan las cifras de glicemia, aunque no excesivamente, pero es preferible utilizar otros diuréticos. Las tiacidas son una buena alternativa. De todas maneras reitero que el pronóstico de los pacientes que mantienen sus cifras tensionales controladas es mucho mejor que el de aquellos que no cumplen disciplinadamente con su tratamiento.

En las últimas décadas se ha venido señalando el papel tan importante que desempeñan los ARAS_II en la restitución de la función endotelial y con ello en la disminución de la mortalidad en pacientes con síndrome metabólico. El avance en los betas bloqueadores ha logrado disminuir ostensiblemente la mortalidad en esos pacientes. En cuanto al manejo de la dislipidemia, han aparecido en los últimos tiempos medicamentos que actúan tanto sobre el colesterol, los triglicérido, las LDL y que además elevan el colesterol HDL. Es indiscutible que con el advenimiento de las estatinas ha mejorado considerablemente el pronóstico de los pacientes portadores de síndrome metabólico. Hasta la fecha han aparecido varias generaciones que se complementan en cuanto a sus objetivos.

HÁBITO DE FUMAR.

Guillermo Cabrera Infante, el escritor cubano Premio Cervantes de literatura en 1997, nos dio "Puro Humo", libro en el que hace un recorrido por la historia del tabaco y de las personalidades que los han fumado. Cuba, al igual que muchas islas del Caribe se ha destacado no solo por la cantidad de tabaco que produce, sino también por su calidad. Ya antes de la llegada de Cristóbal Colón, en 1492, los indígenas de la tribu de los Taínos consumían grandes cantidades de tabaco diariamente. Lo hacían torciendo las hojas para formar un mosquete o cogían porciones de esas hojas y las masticaba algo que todavía se hace y se conoce como "mascar tabaco". Para los Taínos, así como para la tribu Siboney el tabaco era sagrado. Servía como medicamento esencial para curar cualquier absceso de la piel y aunque parezca contradictorio, lo utilizaban en el tratamiento de algunas enfermedades respiratorias.

Cristóbal Colón supo del tabaco a través de Rodrigo de Xeres, en el mismo año de 1492, cuando ancló en la bahía de Gibara, un pueblo aborigen ubicado en la costa norte de la provincia de oriente, en Cuba. El almirante quedó asombrado cuando vio el espectáculo de fumar y la gran cantidad de humo que salía de la boca de aquellos indios, a los que llamó "hombres chimeneas". En Jiguaní, otro pueblo aborigen situado en el centro de la misma provincia de Oriente, sus indígenas realizaban ceremonias exactamente iguales a las de sus compatriotas habitantes cercas de las costas. Los mismos criterios eran utilizados en otra isla caribeña llamada por Colón La Española, pero que todos reconocemos hoy como República Dominicana. Es más, ha quedado perfectamente demostrado que el tabaco se cultivaba y fumaba en Trinidad y Tobago, en Jamaica, en la isla que hoy conocemos como Puerto Rico y hasta en algunos países centroamericanos con costas al mar Caribe. Entonces el tabaco y el maíz eran los principales cultivos de los aborígenes antes de la llegada de Colón. Nunca se ha sabido la incidencia de cáncer de pulmón en aquellas tribus, lo que sí se sabe es que no inhalaban el humo del tabaco, pues soltaban bocanadas muy seguidas unas de otras, porque consideraban que el espectáculo del buen fumar consistía en formar capas concéntricas de humo para el deleite de quienes practicaban el hábito.

Debemos destacar la cultura que se ha generado en torno al proceso de confección del tabaco. Recuerdo que cuando yo era niño iba con frecuencia a la tabaquería que todavía existe en mi pueblo natal, Jiguaní. Entraba callado y me sentaba en una de las escalas que llevaba al lector de tabaquería a su estrado. Allí escuchaba el capítulo del libro que se estuviera leyendo, utilizando altoparlantes para que el tabaquero ubicado más lejos lo pudiera escuchar. La escena se repetía todos los días hasta que terminaban el libro. Entonces comenzaban con otro libro y así se ha venido repitiendo el proceso durante años, yo diría que durante siglos.

ESTUDIO F.

Desde el primer corte del estudio F se puso de manifiesto que el hábito de fumar es un factor de riesgo coronario con repercusión cardiorespiratoria muchas veces irreversible. De allí también salió la clasificación de fumadores ligeros, moderados y severos o pesados. Todos los investigadores de ese estudio quedaron sorprendidos por la aceptación cultural de ese mal hábito en amplios sectores de la población mundial, pero sobre todo, quedaron estupefactos por las consecuencias catastróficas que provocan la nicotina y el alquitrán sobre el corazón, los pulmones y los vasos sanguíneos.

Para 1948, fecha de inicio de ese estudio, no se sabía nada sobre la influencia del cigarrillo sobre el endotelio vascular. En honor a la verdad, hasta 1998 se sabía que ese hábito era dañino al corazón, pero no se conocía la forma en que actuaba. Recuerdo que en mi época de residente en cardiología, la mejor explicación que se nos daba era que aceleraba el proceso de aterosclerosis y por consiguiente era la mayor amenaza en la aparición de procesos oclusivos a nivel de vasos sanguíneos coronarios, cerebrales o vasculares periféricos, pero quedábamos en una zona de incertidumbre, por no decir de total ignorancia científica.

En la década del 50, en Cuba, uno de los principales productores de tabacos del mundo, se consideraba un hábito distinguible fumar "Habanos" en público. Mafiosos de la estirpe de Al Capone se pasaban por los casinos más distinguidos de La Habana con sus tabacos en la boca. Ni eminentes profesores de la facultad de medicina de la Universidad de La Habana, como el Dr. Castillo, se desprendían de su tabaco. El Dr. José Manuel Martínez Cañas, fundador de la sociedad cubana de Cardiología, murió repentinamente de un infarto agudo del miocardio. Era un fumador empedernido. El Dr. Samuel Levine, cofundador de la Sociedad Americana de Cardiología fue fumador, al igual que el Dr. Eduardo Paz Presilla, uno de los mejores profesores de Medicina Interna que ha tenido Cuba. A veces abandonaba la ronda por unos minutos, para fumarse un cigarrillo. Recuerdo que un día le pregunté si no sentía que era incoherente con lo que nos explicaba en clases y lo que hacía. No pudo contener la risa:

- Haz lo que yo digo, pero no lo que yo hago- Me respondió

Es frecuente que el fumador sea portador de otros factores de riesgo coronarios. Es bien conocido además, que un cigarrillo contiene más de 4 mil sustancias con efectos carcinógenos, tóxicos o mutágenos. Las más importantes de ellas son el alquitrán y la nicotina. Un cigarrillo contiene, en promedio, 12% de alquitrán y entre 3 y 15% de nicotina, de la cual se absorbe hasta un 2%. Estas sustancias provocan aglutinación de las plaquetas y con ello, suceden fenómenos oclusivos como trombosis a diferentes niveles o infartos miocárdicos o cerebrales. Los conceptos acerca del hábito de fumar y hacia los fumadores han cambiado sustancialmente en las últimas décadas. Las mismas compañías productoras de cigarrillos han cambiado sus políticas de confección de sus productos, haciéndolos menos agresivos. Para ello han mejorado la calidad de los filtros y han disminuido la cantidad de sustancias químicas utilizadas durante el cultivo del tabaco. Los potenciales fumadores pasivos han aumentado sus exigencias, amparados por leyes que los protegen.

Desde el punto de vista patológico y según los datos de estudios de necropsias, los fumadores presentan una mayor prevalencia y gravedad en las lesiones ateromatosas en distintas zonas vasculares. Este concepto ha sido corroborado en estudios angiográficos, en los que se ha demostrado que la enfermedad arterial obstructiva crónica es más frecuente entre fumadores crónicos, de ahí que sufran con mayor frecuencia de calambres en miembros inferiores y superiores. También se ha demostrado que el endotelio arterial de los fumadores, es disfuncionante y tiene mayor capacidad de inducir constricción arterial en situaciones en las que se requiere mayor demanda de oxígeno como sucede mientras se realizan ejercicios físicos. Incluso los fumadores pasivos presentan dicha disfunción y parece existir una clara relación entre la magnitud de la disfunción y el grado de tabaquismo pasivo. Se ha estimado que cada año mueren 40 000 personas por enfermedad coronaria relacionada con el tabaquismo pasivo. La muerte súbita es mucho más frecuente entre los fumadores inveterados, que entre los no fumadores.

Después de la interrupción del consumo de tabaco, se produce una rápida disminución del riesgo coronario, el cual se aproxima al de los no fumadores tres años después. En las personas que han fumado durante largos períodos de tiempo, parece persistir un efecto residual, proporcional a la cantidad de tabaco fumada. En los pacientes con enfermedad coronaria, el riesgo de futuros episodios de isquemia coronaria disminuye un 50% al año de haber dejado de fumar. Pese al riesgo que supone seguir fumando después de un episodio isquémico, un porcentaje destacable de fumadores no puede abandonar el consumo de tabaco. Un reciente informe de la Organización Mundial de la Salud, referente al tabaquismo y su repercusión en la salud, muestra que arduas campañas realizadas en algunos países del continente americano, ya muestran resultados alentadores en lo concerniente al abandono o disminución de ese mal hábito y en una disminución significativa del número de defunciones secundarias al tabaquismo. Según estos datos, en la mayoría de los países de América Latina, el tabaquismo es más frecuente en las zonas urbanas, mayor en los grupos de altos ingresos económicos, con una tendencia real a disminuir entre los hombres, mientras que en las mujeres se vislumbra, a mediano plazo, un aumento en el número de defunciones, al aumentar considerablemente el de fumadoras. Por lo general, los fumadores de América Latina y el Caribe consumen menos cigarrillos diarios que los de Estados Unidos y Canadá. En términos generales, en las pocas encuestas sobre actitudes, creencias y conocimientos relativos al cigarrillo y sus efectos para la salud, en los países latinoamericanos, se indicó que se conocen bien los efectos del tabaquismo para la salud, sin embargo, también fue evidente que había tolerancia y falta de preocupación por el riesgo personal. En la mayoría de esos países, el hábito parece ser todavía socialmente aceptado y cuenta, inclusive, con un gran número de defensores.

En muchos países la situación para los fumadores es incómoda si tenemos en cuenta que se diferencia, con medidas severas, al fumador del no fumador. Se evita de esa manera el contagio por humo. El 40% de las personas que conviven con fumadores activos, sufren enfermedades cardiovasculares o respiratorias. Las contraen de forma pasiva, por inhalación del humo ajeno.

Es frecuente que el fumador sea portador de otros factores de riesgo coronarios, produciéndose peligrosos estados de sumación. Es conocido además, que un cigarrillo contiene más de cuatro mil sustancias con efectos carcinógenos, tóxicos o mutágenos. Las más importantes de esas sustancias son el alquitrán y la nicotina, las que provocan aglutinación plaquetaria. Es por eso que suceden fenómenos oclusivos tanto cerebrales como cardíacos, con mayor frecuencia entre fumadores pesados.

CONSECUENCIAS DEL HÁBITO DE FUMAR.

- El tabaco es el responsable de más de 40% de las muertes por enfermedad coronaria en hombres y mujeres menores de 65 años.
- Los fumadores tienen un riesgo entre dos y cinco veces superior de padecer enfermedad coronaria y muerte súbita que los no fumadores.
- La relación entre el tabaco y el riesgo coronario, es independiente de otros factores aterogénicos.
- El tabaco tiene un efecto multiplicador, de sumación, lo que aumenta sus efectos negativos, asociado a otros factores de riesgo coronarios.
- La producción de óxido nítrico por el endotelio está disminuida en los fumadores crónicos.
- En los fumadores crónicos se produce defecto plaquetario como consecuencia del daño en la pared vascular.
- Entre los fumadores inveterados se produce mayor y más rápida expansión de los aneurismas aórticos abdominales que entre los no fumadores, con una frecuencia de 20 a 25%.
- El cigarrillo produce movilización y utilización de ácidos grasos libres, lo que a largo plazo afecta la

pared endovascular y contribuye a la formación de la placa aterosclerótica.

- La coagulación de la sangre entre fumadores de alto calibre es más rápida que entre los no fumadores, lo cual se explica por el incremento de la agregabilidad plaquetaria y la disminución de la sobrevida de las plaquetas.
- La aspirina no previene la formación de trombos en las personas fumadoras.
- La reestenosis coronaria luego de angioplastia, los fenómenos trombóticos posterior a trombolisis y el aumento de la mortalidad luego de una cirugía de revascularización es mayor entre los fumadores.
- Aumento de la agregación plaquetaria
- Neutralización del efecto antitrombótico producido por las dosis bajas de aspirina
- Alteración de la fibrinólisis del endotelio cerebral

Se han propuesto algunas medidas para estimular el abandono del hábito de fumar. Existen parches con sustituto de nicotina. Se venden chicles con esas sustancias y aunque logran un efecto psicológico indudable, es muy bajo el número de personas que deja definitivamente de fumar, pues solamente el 10% lo logra. La acción del médico en la prevención primaria y secundaria es definitiva. Por las presiones que ejerce el médico en sus charlas educativas, deja de fumar el 20% de los pacientes. En sitios cerrados como oficinas, restaurantes, aviones y hoteles, está absolutamente prohibido fumar. La restricción de las áreas para fumadores hace que deje de fumar, por lo menos transitoriamente en el día, el 39% de ellos. El resto de los fumadores sale precipitadamente a buscar espacios libres para fumar. Cuando en los hogares se prohíbe fumar en horas de la noche, después de llegar de la jornada laboral, se evita que el 46% de los fumadores practique su mal hábito.

Las campañas de prevención realizadas a nivel mundial han conseguido medidas legales duras en contra de los que practican el mal hábito. En muchos países se han establecido leyes penales que consideran potenciales criminales a los fumadores públicos. En Inglaterra se penaliza duramente al fumador que practica su hábito entre inocentes personas no fumadoras, porque consideran un acto criminal el hecho de que alguien atente, con humo de cigarrillo, contra los que no fuman. Sin embargo, cuando analizamos las recaídas, encontramos que en el primer intento fracasa el 39%, luego de retomar el hábito, lo deja definitivamente el 31%. El 8% restante no es capaz de dejar el cigarrillo hasta que no aparecen complicaciones fatales que interfieren con su calidad de vida. Los intentos fallidos para dejar de fumar crean frustraciones que pueden ir desde reforzar el número de cigarrillos, hasta fumar algunos en horarios específicos.

Es un mito mundialmente inaceptado, que con el uso de filtros, de diferentes tamaños, se amortiguan los efectos deletéreos del uso de cigarrillos. En los últimos años ha aparecido el cigarrillo "electrónico", un invento que utiliza nicotina pulverizada para saciar los deseos de fumar de quienes la utilicen. Ya se sabe que ese cigarrillo produce los mismos efectos secundarios que los cigarros reales. De la misma manera es inaceptable el criterio de que la calidad del tabaco influye en que sea menos tóxico, al igual que la utilización de medios sofisticados industriales en el proceso de producción, no altera absolutamente nada su repercusión negativa sobre la salud. Es por ello que los cigarrillos que contienen bajas concentraciones de nicotina presentan los mismos efectos nocivos que los cigarros tradicionales.

CONSECUENCIAS CLÍNICAS.

INFARTO DEL MIOCARDIO.

Desde la década de los años 50 se ha venido reportando una relación directamente proporcional entre la intensidad del hábito de fumar y la aparición de infartos miocárdicos agudos. Esa experiencia la corroboramos los cardiólogos cuando trabajamos en las salas de cuidados intensivos coronarios agudos. Allí, mientras reconstruimos el historial clínico del paciente, recogemos de su relato que más del 50% de ellos fuman intensamente más de 20 cigarrillos al día. Lo hacen de forma obsesiva, violando controles o buscando pequeños espacios donde se les permite fumar. Es en ese momento crucial de sus vidas, cuando se sienten amenazados por una muerte que ellos mismos han contribuido a construir en que se sienten arrepentidos de haber llevado de forma irresponsable el mal hábito de fumar.

Cuando el daño ya está hecho es cuando se comprometen a dejar de fumar. En ese instante vienen los más connotados compromisos para dejar el mal hábito y en este punto tenemos que aclarar que el compromiso es con ellos mismos, pues el cardiólogo que los atiende no presenta un infarto en esos momentos. Quizás ese enfoque resulta desagradable, pero es la verdad, pues quien necesita corregir los malos hábitos es el paciente, no el médico. En el orden práctico los resultados para prevenir recurrencias de infartos miocárdicos son mejores cuando el médico tratante brinda adecuada información al paciente con el ánimo de que la utilice para su bienestar y no como un compromiso solemne con su médico tratante.

Hemos comprobado que el pronóstico a largo plazo mejora en aquellos infartados que han erradicado totalmente el hábito de fumar. En los que sostienen ese hábito durante el primer año después del infarto la mortalidad es de hasta un 60%, en comparación con el 20% que ha corregido ese y otros factores de riesgo coronarios.

COR PULMONAR CRÓNICO SEVERO.

Las enfermedades respiratorias como enfermedad pulmonar obstructiva crónica, el cáncer de pulmón y el cáncer laríngeo, tienen una incidencia 35% mayor entre fumadores. La muerte súbita es mucho más frecuente entre los fumadores inveterados, que entre los no fumadores.

En Cardiocenter hemos estudiado a través de ecocardiogramas a un número importante de personas portadoras de enfermedad pulmonar obstructiva crónicas; secuelas de un largo e intenso hábito de fumar. Los drásticos cambios que se producen en la anatomía del corazón se ubican en la parte derecha de este. Las cavidades derechas se dilatan como consecuencia de las elevadas presiones que se producen en los pulmones. En efecto, el común denominador en esos pacientes es la hipertensión pulmonar con cambios anatómicos importantes, sobre todo en las cavidades derechas del corazón, las cuales como ya he dicho, se dilatan. La válvula tricúspide se vuelve insuficiente, con un jet de regurgitación que nos permite medir la presión sistólica de la arteria pulmonar, como puede observarse en uno de los ecocardiogramas que les presento más adelante.

CARACTERÍSTICAS ECOCARDIOGRÁFICAS DEL COR PULMONAR CRONICO.

Voy a detenerme en el ecocardiograma que se les realiza a todos aquellos portadores de cor pulmonar crónico severo por ser un examen que se les hace con relativa frecuencia con el objetivo de observar la respuesta al tratamiento de la hipertensión pulmonar. De hecho, esos pacientes se preocupan por los cambios anatómicos que encontramos, entonces aflora su curiosidad y buscan ampliar su información por internet, herramienta que ha revolucionado el nivel de información de nuestros pacientes, algo que percibimos con frecuencia en nuestras consultas.

• **Dilatación del ventrículo derecho.**

La clasificación de la dilatación ventricular derecha sigue siendo empírica, pues toma como referencia el tamaño del ventrículo izquierdo, si este es normal, entonces en condiciones no patológicas por parte del ventrículo derecho, inferimos que si el VD es del mismo tamaño que el VI, la dilatación es ligera, si es discretamente mayor, la dilatación es moderada y si es significativamente mayor, la dilatación es severa.

- **Hipertrofia de la pared libre.**

La pared libre del ventrículo derecho en condiciones normales nunca alcanza un diámetro sistólico mayor de 5 mm. Planteamos que existe una hipertrofia cuando alcanza un diámetro sistólico mayor de 1 cm. Pero debemos tener mucho cuidado a la hora de medir el diámetro de esta pared por la cantidad de trabéculas y grasa aledaña que existe. De hecho, esas dificultades no permitieron durante mucho tiempo, aplicar los valores sistólicos y diastólicos de esa cavidad para definir su fracción de eyección tal y como se hace con el ventrículo izquierdo. Es frecuente observar en estos pacientes hipertrofia de la banda moderadora.

- **Función sistólica del VD baja**

En los últimos años se ha tomado el valor del TAPSE, descrito en este mismo capítulo, como valor de referencia para definir la función sistólica del ventrículo derecho. Nosotros hemos establecido la correlación entre los valores de TAPSE bajos, que señalan insuficiencia cardiaca derecha, hipertensión pulmonar severa e hipertrofia ventricular derecha severa para aquellos pacientes portadores de un cor pulmonar crónico severo y en todos, esas tres variables han coincidido. De manera que en todos los casos de cor pulmonar crónico severo existe algún grado de insuficiencia cardiaca derecha.

- **Septum plano o con movimiento paradójico**

La sobrecarga mixta por parte del ventrículo derecho, es decir, cuando es de presión y de volumen, hacia el ventrículo izquierdo, hace que se produzca una importante limitación de los movimientos del septum interventricular y en muchos casos ese movimiento se hace paradójico, es decir, durante la sístole ventricular izquierda el septum lejos de acercarse a la pared posterior, se aleja.

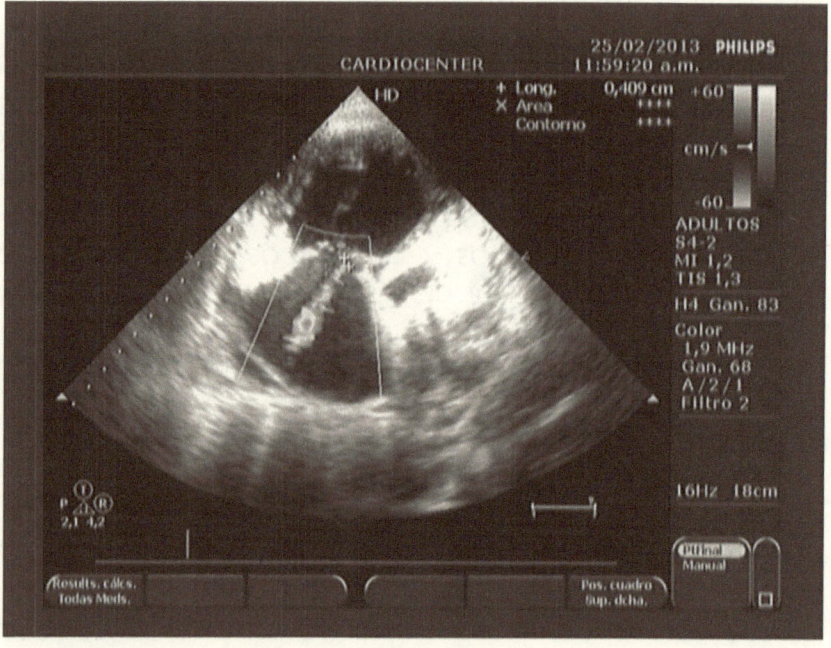

Ecocardiograma de un paciente con cor pulmonar crónico severo. Se observa jet de regurgitación tricuspideo, central, de alta velocidad, como puede observarse en la foto de abajo, que retrocede a una aurícula derecha dilatada. También puede observarse el ventrículo derecho dilatado y con hipertrofia de su pared libre.

CARDIOPATÍA ISQUÉMICA.

La cardiopatía isquémica es la principal causa de muerte en el mundo. Su incidencia es tan elevada que ha sido considerada como un verdadero azote para la humanidad. Diariamente es significativo el número de personas a las que indicamos cateterismos cardíacos o intervenciones quirúrgicas de revascularización coronaria. Luego, esos pacientes continúan en nuestras consultas, realizándose controles para evitar la reoclusión de los vasos que habían sido "reparados". Debemos reconocer que aunque aparentemente se resolvió un serio problema cardiovascular al ofrecerles a los pacientes algunos procedimientos terapéuticos casi siempre agresivos, estos no pueden abandonar sus tratamientos de sostenimiento, es decir, deben entender que han progresado a la etapa de prevención secundaria, la cual tiene como objetivo cimero, evitar que se repita el mismo evento coronario.

Los antecedentes de haber sufrido un infarto del miocardio o de padecer de angina de pecho, son factores de riesgo coronarios complejos que tienen una muy elevada incidencia en la actualidad. El contexto en el cual se evalúan a esos pacientes debe ser dinámico y por tanto se les debe transmitir la importancia que tiene corregir los elementos que provocaron el nuevo evento coronario agudo, provocado por la deficiencia de irrigación sanguínea en zonas específicas del miocardio, lo cual produce un conflicto entre la oferta y la demanda de oxígeno, consecuencia directa de ello es la aparición de dolor en el pecho.

Los pacientes que sufren de angina de pecho tienen un 90% más de probabilidades de sufrir posteriormente un infarto agudo del miocardio que las personas que no han sufrido esos accidentes. Esas probabilidades disminuyen cuando se han corregido los factores de riesgo coronarios que han dado lugar a la aparición de la enfermedad. Los antecedentes familiares de enfermedad coronaria son importantes en el orden preventivo, pues los hijos de padres que han fallecido de una enfermedad isquémica del corazón, muchas veces siguen ese patrón de herencia. El descubrimiento del mapa genético de cada persona, permitirá variar favorablemente esos patrones. Cuando se tiene el antecedente personal de una enfermedad isquémica del corazón, es necesario insistir al paciente en el cumplimiento estricto de los medicamentos prescritos o de los ejercicios. En la actualidad se ofrecen medicamentos que tratan de impedir que se produzcan muertes súbitas o se repita un infarto miocárdico mortal.

Los programas de rehabilitación cardiaca tienen entre sus objetivos primordiales cambiar los malos hábitos que influyen en que se produzcan diferentes enfermedades cardiovasculares. Los pacientes que ya han tenido alguna enfermedad isquémica del corazón, deben someterse a los programas de rehabilitación de por vida. La disciplina y perseverancia hacen que disminuyan los eventos agudos y el número de hospitalizaciones. La respuesta sicológica a la enfermedad entre los pacientes que cumplen habitualmente programas de rehabilitación es superior a aquellos que se han mantenido al margen de esos programas. El paciente que ha corregido los factores de riesgo y se mantiene realizando ejercicios sistemáticamente, a los cinco años, le han disminuido en un 80% las probabilidades de que le repita un infarto miocárdico.

Son interesantes los cambios que se producen en la motilidad de las paredes del ventrículo izquierdo, secundarios a isquemia miocárdica. Con el ecocardiograma podemos establecer con exactitud el índice de motilidad parietal (IMP), el cual podemos utilizar para definir las posibilidades pronósticas, pues mientras más alto sea, peor será el mismo. El IMP está definido de la forma en que se expresa en el siguiente cuadro:

ÍNDICE DE MOTILIDAD PARIETAL

Alteración de la motilidad	Puntos
NORMAL	1
HIPOQUINESIA	2
AQUINESIA	3
DISQUINESIA	4
ANEURISMA VENTRICULAR	5

Mientras mayor sea el puntaje, peor el pronóstico a corto, mediano y largo plazo. El índice de motilidad parietal normal es 1, luego la suma de las alteraciones de la motilidad define índices elevados, definiendo al mismo tiempo el mal pronóstico de esos pacientes. El valor máximo del IMP es de 9 puntos y resulta de la combinación de una zona de disquinesia con un aneurisma de la pared ventricular. En los casos en los que se detecta un aneurisma ventricular, el pronóstico empeora si además contiene un trombo calcificado o no, en su interior.

La mejoría que se ha producido en la obtención de imágenes por sustracción digital en las últimas décadas, ha permitido una evaluación mucho más exacta de los pacientes con cardiopatía isquémica. Una adecuada definición de los bordes del endocardio define la percepción de sutilizas en la contractilidad segmentaria secundaria a oclusión coronaria. En casi todos los servicios de urgencias se realizan ecocardiogramas a pacientes con dolor precordial para definir conductas adecuadas. Para ello utilizamos la segmentación que hizo Harvey Feinhgeimbaun, el cual dividió simbólicamente el miocardio en 16 unidades.

TRATAMIENTO GENERAL

La prevención secundaria de la cardiopatía isquémica tiene dos grandes componentes, los cuales debes llevar al mismo tiempo:

A. Tratamiento con medicamentos
B. Rehabilitación cardiaca integral

TRATAMIENTO CON MEDICAMENTOS

A continuación muestro las estrategias generales en la utilización de los medicamentos, organizados según el grupo farmacológico al que pertenecen, sin dar las dosis ni otros detalles, porque estos pueden encontrarse en las secciones pertenecientes al estudio de la angina de pecho y al infarto agudo del miocardio que aparecen más adelante en este mismo libro. El consejo que siempre les doy a mis pacientes es que el éxito en la sobrevida depende en un alto grado de la disciplina que se tenga en el cumplimiento estricto de los horarios en los cuales se deben tomar los medicamentos. En Cardiocenter sugerimos que mantengan en una carpeta los últimos exámenes realizados, así como la última fórmula médica por la cual se está guiando en esos momentos.

1.- Agentes antianginosos

*Nitroglicerina o nitratos
* Beta bloqueador
*Calcioantagonistas

2.- Antitrombóticos
*ASA
*Clopidogrel

3.- Protectores vasculares
*Estatinas
*IECAS

4.- Estabilidad endotelial
*Estatinas

5.- Moduladores metabólicos
*Trimetazidina
*Ranolazidina
*Nicorandil
*Fasudil
*Zatebradina
*Ivabradina

REHABILITACION CARDIACA INTEGRAL

El complemento más importante en el tratamiento de la enfermedad coronaria es la rehabilitación cardiaca integral. Para comenzar un programa de rehabilitación de forma científica, se necesitan tres elementos fundamentales

1. Evaluación clínica exhaustiva
2. Prueba de esfuerzo submáxima
3. Ecocardiograma transtorácico

Es importante durante el primer contacto con el paciente conocer con exactitud el desarrollo de su enfermedad, así como las complicaciones que se presentaron durante la misma. Si estuvo en cuidados intensivos, como casi siempre sucede, el paciente debe traer todos los documentos que reflejen los eventos ocurridos allí. A muchos de los pacientes que fueron revascularizados les tuvieron que realizar ventanas pericárdicas para evacuar grandes derrames pericárdicos, a otros los han tenido que reanimar por haber presentado un paro cardiorrespiratorio. Esos datos son muy importantes porque de hecho, califican la rehabilitación como de alto riesgo, por lo que hay que extremar las medidas de vigilancia durante ese proceso.

En esa primera consulta, muchas veces debemos actualizar algunos exámenes como hemogramas completos, TSH, hemoglobina glicosilada y todos los que se consideren necesarios, con el objetivo de estar seguras de las condiciones hemodinámicas en las que se encuentra el paciente. De la misma manera se ordenará un ecocardiograma transtorácico con el objetivo de conocer la fracción de eyección tanto del ventrículo izquierdo como del derecho. Una fracción de eyección del ventrículo izquierdo por debajo del 30% conlleva a que no se inicie el programa de rehabilitación, porque resulta de alto riesgo para el paciente. En Cardiocenter recibimos pacientes operados de sustituciones valvulares, revascularizaciones, en diferentes clínicas y hospitales del departamento, al realizarles el ecocardiograma hemos encontrado derrames pericárdicos importantes, los cuales de no haberse diagnosticado a tiempo, hubieran puesto en peligro las vidas de esos enfermos durante la rehabilitación.

El ecocardiograma brinda otros parámetros que también son de gran importancia para realizar una rehabilitación cardiovascular exitosa. La determinación de la presión sistólica en la arteria pulmonar es un elemento a tener en cuenta para iniciar ese proceso, pues si está por encima de 50 mm de hg es mejor no realizarlo

CONTRAINDICACIONES DE LA REHABILITACION CARDIACA.

- Indisposición del paciente
- Angina inestable
- Infarto agudo del miocardio complicado
- Anemia severa
- Hipotiroidismo severo
- Estados febriles
- Agotamiento a bajas cargas en la prueba de esfuerzo
- Arritmias severas a bajas cargas en la prueba de esfuerzo

- Alteraciones de la conducción AV
- Pericarditis
- Endocarditis
- Hipertensión pulmonar severa
- Hipertensión arterial severa
- Derrames pericárdicos importantes
- Fracción de eyección por debajo de 30%

MOTIVOS PARA DETENER LA REHABILITACION

- Arritmias ventriculares peligrosas durante el ejercicio
- Aparición de dolor en el pecho
- Aparición de falta de aire excesiva con el esfuerzo
- Agotamiento a bajas cargas de ejercicio
- Por petición del paciente

FACTORES PSICOSOCIALES.

Bill Gate fue el fundador de Microsoft y durante muchos años, la revista Forbes lo declaró como el hombre más rico del mundo. Desde muy joven dio muestras de poseer un espíritu emprendedor. Se empecinaba en sus ideas hasta convertirlas en realidad. Sus profesores siempre dijeron que tenía personalidad tipo A, la cual se caracteriza por rasgos obsesivos en todas las actividades, desde las más simples hasta las más complejas. En otras palabras, son individuos que tratan de alcanzar grandes metas en corto tiempo y son muy competitivos, compulsivos en sus actos y muy rápidos en la puesta en práctica de sus ideas. En esas personas son frecuentes los síndromes coronarios agudos, así como las úlceras gastroduodenales y los síndromes de colon irritables como el espástico o la colitis.

Mucha gente moldea los rasgos de su personalidad por exigencias del medio en que se desarrollan. Para muchos, la vida laboral es el escenario cotidiano donde se compite desaforadamente por alcanzar escaños superiores, lo que conlleva a manejar niveles altos de estrés, con sus consecuencias deletéreas sobre el corazón. Los rasgos de hostilidad y enojo pertenecientes a la personalidad tipo A, aumentan en 60% las probabilidades de eventos coronarios agudos, cuando esas características se asocian a otros factores de riesgo. En varios estudios se ha comprobado que las personas de la tercera edad, con apoyo familiar y social reducido, tienen un aumento notable de mortalidad después de un infarto miocárdico agudo. Algunos investigadores han encontrado tasas de recurrencias de cardiopatía isquémica dos veces más altas en pacientes que vivían solos, en comparación con los que vivían con otras personas. También se ha encontrado mortalidad de 50% a los cinco años de un infarto en personas muy aisladas (solteras, sin confidentes), en comparación con sólo el 17% entre pacientes con cónyuge, confidente o ambos.

Otro factor psicosocial que tiene impacto adverso sobre el pronóstico en personas con enfermedad coronaria, es el nivel socioeconómico. Muchas personas que se reconocen "ricas" por su dinero, sufren con mayor frecuencia de enfermedades isquémicas del corazón que muchos pobres. La obsesión por conseguir dinero y una vez que lo consiguen, la obsesión por "protegerlo" ha llevado a la tumba a muchas de esas personas. Se ha demostrado que la recurrencia de infartos es más elevada entre individuos con niveles educativos y económicos más altos. Los pacientes con síndromes depresivos crónicos bajan su fracción de eyección, es decir, la cantidad de sangre que expulsa el corazón en cada latido, en un 2% y disminuyen la fuerza de contractilidad miocárdica en un 3%, elementos que favorecen la aparición de falla cardiaca, una complicación potencialmente mortal en pacientes portadores de enfermedad coronaria. De las personas ancianas, con infartos antiguos que viven solas o las dejan abandonadas, mueren, durante los dos primeros años, el 43%. Mientras que en ancianos con la misma condición patológica, pero que viven en familia o en residencias colectivas, sobreviven, en ese mismo tiempo, un 18%.

ESTRÉS

Boris Yeltsin fue el primer presidente electo democráticamente después de la estrepitosa caída del campo socialista y de la desaparición de la Unión Soviética. El presidente de la naciente Rusia no se concentraba bien en las tareas de estado que realizaba, hablaba incoherencias y se le caía el cabello. Se le olvidaban sucesos importantes y le sudaban las manos. Muchos se sorprendían cuando en medio de una armónica conversación, se quedaba dormido e invadía el ambiente con estruendosas flatulencias. Su psiquiatra le diagnosticó un síndrome de agotamiento crónico postestrés, además del alcoholismo crónico que padecía. Realmente para esa época se conocía muy poco sobre ese síndrome, porque no se habían descubierto las bases moleculares ni bioquímicas que lo explican.

Es verdad que las grandes responsabilidades generan estrés, pero pequeñas situaciones también lo suelen provocar. Da lo mismo que seas un eminente científico o un humilde campesino, el estrés puede estar presente en ambas condiciones. Los cambios secundarios a emociones fuertes que se producen en la anatomía cardiaca han sido reconocidos como disquinesia transitoria de la punta del ventrículo izquierdo, un movimiento hacia afuera, totalmente anormal que puede terminar con la función contráctil de esa zona. Esos pacientes se nos presentan con dolor en el pecho, generalmente con mucha ansiedad o severamente deprimidos, con cambios típicos de infarto en el electrocardiograma. Lo que más llamaba la atención era que si les ordenábamos una coronariografía a esas personas, los resultados nos mostraban arterias coronarias normales y si le repetíamos el ecocardiograma un mes después, podíamos comprobar que aquella disquinesia había desaparecido. Los japoneses terminaron describiendo esa situación como síndrome de Takotsubo, en el que incluyeron a un gran número de personas con estrés severo, aún antes de haber ocurrido el dramático terremoto del 2011.

Se describe con relativa frecuencia que existe una relación emocional intensa, que termina siendo patológica entre personas que conviven juntas durante mucho tiempo, pues cuando una de ellas fallece, la otra lo hace poco tiempo después. Las causas cardíacas que producen la muerte en esas circunstancias han sido interpretadas de varias maneras. La mayoría de los investigadores concuerda en que en condiciones de estrés severo, además de la disquinesia de la punta del ventrículo izquierdo ya mencionado, se producen arritmias ventriculares letales.

La forma más simple para demostrar la relación que existe entre las emociones y el corazón es tomando como referencia la taquicardia o aumento de la frecuencia cardiaca que se produce ante un susto, o durante el orgasmo o durante la observación de partidos deportivos que nos resulten emocionantes. Sin embargo, el mayor problema lo enfrentamos al tratar de definir qué es el estrés. No hay una línea que demarque con extrema exactitud lo que significa estrés para unos o para otros. Ese es el gran dilema y la excusa científica para no establecer un tratamiento adecuado. En los últimos años se ha definido al estrés como una situación estrictamente personal en la que factores físicos o emocionales, extrínsecos o intrínsecos tienen repercusión negativa en el estado de ánimo o en el comportamiento psicológico de las personas. Aunque parece un concepto abarcador, deja por fuera las consecuencias que el estrés produce en el estado de salud de algunas personas, mientras que en otras muchas veces no produce nada.

Clasificar el estrés en ligero, moderado o severo es otra aventura científica que nos suele llevar a cometer errores. Lo que para unos puede significar estrés ligero, para otros, la misma situación, puede resultar muy intensa y devastadora. Muchos de los tripulantes de las misiones "Apolo" que estuvieron o circunvalaron la luna no se inmutaron desde el punto de vista cardiovascular. Cuando se entrevistaron a los astronautas las respuestas fueron sorprendentes, pero lo que sí se sabía en el centro de control en la tierra era que la frecuencia cardiaca mostraba muy ligero aumento, lo cual hacía pensar que esas personas aprendieron a manejar el estrés o que esa actividad les resultaba tan placentera que no significaba un factor de estrés para ellos. En todas las personas que se han mantenido durante largo tiempo en la estación orbital internacional no se han producido complicaciones clínicas secundarias a estrés.

Christian Barnard fue el primero en realizar un trasplante de corazón en humanos. Alguna vez se le preguntó si realizar aquel procedimiento le resultaba estresante. Su respuesta fue tajante: Le resultaba placentero. Vuelvo a recalcar que lo que puede resultar estresante para una persona, puede ser placentero para otras y viceversa. Lo que sí está claro tanto para médicos como para pacientes, es que del estrés no escapa prácticamente nadie.

CONSECUENCIAS DEL ESTRÉS

Estudios recientes han demostrado que durante la fase de estrés crítico se produce una gran cantidad de sustancias, casi todas actúan sobre el corazón. Desde hace algunas décadas se sabe que la adrenalina producida por las glándulas suprarrenales estimula al corazón, produciendo taquicardia. Ahora bien, vivir bajo condiciones de estrés permanente no solo es agobiante, también representa un peligro para la vida de esas personas porque de alguna manera involucran a diferentes órganos. Cuando afecta directamente al cerebro, se producen cambios significativos en el comportamiento de las personas, con insomnio, temblor y sudoración de las manos, olvido de sucesos recientes, falta de concentración, cambios de carácter y agotamiento físico.

La caída del cabello y el aumento o la disminución del apetito con la consecuente obesidad o pérdida de peso, son fenómenos frecuentes entre las personas con estrés crónico descontrolado. El estrés postraumático ha aumentado en las últimas décadas. El terrorismo mundial cuya máxima expresión fueron los criminales sucesos del 11 de septiembre en la ciudad de New York, marcó para siempre a grandes grupos humanos. Han aparecido formas colectivas de estrés con importantes alteraciones neuroquímicas. En esas colectividades, se ha producido un "miedo común" a la violencia. Ese temor provoca conductas inseguras y preocupaciones permanentes que influyen negativamente en el desarrollo de sus vidas normales. En zonas de guerra se producen cambios importantes en las conductas de muchos de los que habitan allí. Un rasgo común de esas comunidades es la desesperanza que sigue al estrés traumático.

ESTRÉS DICTATORIAL.

En regímenes dictatoriales, en los que la falta de las libertades elementales forman parte de la represión a la que son sometidos los ciudadanos, se producen fenómenos de paranoia colectiva e individual que influyen de forma determinante en el comportamiento diario de esas personas. Se desarrollan ideas de persecución permanentes que se ponen a prueba en las más disímiles situaciones. En ocasiones el temor a las terribles leyes dictatoriales produce una profunda sensación de inseguridad y desolación que afecta la convivencia adecuada con todos los que le rodean. Nadie escapa a la vigilancia férrea de quienes sostienen el poder a base de la represión del pueblo. Sobreviene el estrés permanente y con él, se desarrollan vicios y obsesiones que terminan enfermando a toda una sociedad.

Pocos pueblos en el mundo han sido víctimas de un estado larvado de estrés colectivo como el que ha sufrido el pueblo de Cuba. En más de 55 años, sus dos dictadores se han gastado kilómetros de discursos con el objetivo solapado de someter a la gente a través del miedo y dando falsas expectativas sobre algo que nunca ha llegado a suceder, como fue la tan anunciada invasión de Estados Unidos a la isla. Esas técnicas de disociación y persuasión escondidas provocan estrés. Recuerdo que cuando apenas yo era un adolescente, nos ponían a cavar trincheras, a pico y pala, en medio de un sol abrazador, para resguardarnos de la guerra nuclear que según ellos, era inminente. En las noches, nos daban charlas para persuadirnos de los peligros que representaban aquellas bombas para los niños cubanos. Muchos no podían dormir y tenían que ser sometidos a largos tratamientos psicológicos por las desgarradoras pesadillas que sufrían.

Cinco generaciones después, es decir, la de nuestros nietos, todavía están cavando las mismas trincheras, bajo el mismo sol que raja piedras y reciben el mismo discurso trasnochado del posible ataque nuclear por parte de Estados Unidos. Se ha creado una masa de personas impregnadas con los mismos miedos, entrenados para que sufran de estrés crónico durante todas sus vidas. Es esa sensación de miedo que emerge desde el subconsciente y aflora a nuestra realidad sólo cuando alcanzamos la libertad, la que ha sumido en la desgracia a ese pueblo. En ese estado de hipnosis colectiva es difícil que alguien logre desarrollar sus propios pensamientos, pues todas las ideas deben desarrollarse basadas en el libreto que ha impuesto el régimen dominante. Importantes escritores han tenido que bajar sus cabezas para terminar en profundas depresiones, las que muchas veces han hecho que se produzcan desgarradores suicidios.

De manera que el estrés dictatorial distorsiona la esencia social del comportamiento humano. Basta con analizar los encendidos discursos de Hitler persuadiendo al pueblo alemán sobre su superioridad genética. Nadie dudaba de sus ideas y por lo mismo, todos sucumbieron a un estrés colectivo de proporciones inhumanas que conllevó a que todos los alemanes tuvieran la convicción de que las grandes masacres que cometían contra los judíos estaban plenamente justificadas, de ahí aquella frase célebre de Hitler: "la historia me absolverá". Esa frase fue tomada por el dictador cubano Fidel Castro para denominar así a su alegato después de la fracasada locura del asalto al cuartel Moncada, de Santiago de Cuba:" Condenadme, no importa, la historia me absolverá". Quien analice la historia con detenimiento se podrá dar cuenta de que el dictador del caribe imitaba a su homólogo alemán en su discurso persuasivo y elocuente, como queriendo ser un nazi tropical enmascarado con fibras socialistas.

Los pueblos que han vivido el estrés dictatorial señalan que el mismo pasa por varias etapas, siendo la más poderosa la primera, la que han denominado de "fervor en los ideales". En esa etapa el dictador es el líder absoluto del país por lo que se tiene que contar con él para definir todas las acciones, incluidas las más intrascendentes. En ese contexto los pueblos dominados por dictadores sufren miedos inesperados y creados por ellos mismos y por las ataduras férreas de la dirigencia. Pero todo se planifica y ejecuta con sutileza, para aparentar tranquilidad y respeto a los derechos humanos y de esa forma llegar a la etapa de decadencia y destrucción de todos los valores espirituales y materiales de una nación. Son sociedades enfermas desde sus cimientos, incapaces de romper sus cadenas. Ese es el caso de Cuba, sometida a un flujo migratorio largo y persistente que mantiene en el exilio forzado a más de tres millones de sus ciudadanos.

SEDENTARISMO.

El sedentarismo ha sido señalado como "la enfermedad de la civilización" lo que lejos de regocijarnos, es motivo de pesar, porque en realidad el sedentarismo es la negación del desarrollo que han alcanzado muchos países del mundo, al ser un factor predictor de triglicéridos altos, obesidad central y sobrepeso. Algunos, para mitigar la repercusión del sedentarismo como factor de riesgo coronario lo ubican como un elemento relacionado con el estilo de vida, al que también pertenecen el alcoholismo, el hábito de fumar, entre otros. Es difícil establecer valores numéricos para definir que un individuo es sedentario. En sentido general se considera a una persona sedentaria cuando no realiza una actividad física de por lo menos 30 minutos de duración, 3 días a la semana y de una intensidad de 4 a 6 mets.

El sedentarismo figura como la cuarta causa de muerte a nivel mundial. La Organización Mundial de la Salud ha señalado que la inactividad física es la causante del 25% del cáncer de colon y de mama, del 27% de los casos de diabetes y del 30% de las enfermedades coronarias. Solamente el 12% de la población mundial realiza ejercicios físicos con una frecuencia preestablecida y siguiendo protocolos correctos. La mayoría de las personas prefieren ver un evento popular de maratón por televisión, consumiendo alimentos y gaseosas frente al mismo, antes de tener la disposición de participar activamente en él. Casi todo el mundo prefiere tomar buses colectivos, taxis, metros o transporte privado para llegar al trabajo, aun cuando este muchas veces queda tan cerca de los hogares como para llegar caminando. En los grandes aeropuertos del mundo existen las "alfombras eléctricas" donde los usuarios se suben y evitan las caminatas dentro del mismo aeropuerto. En casi todos los grandes centros comerciales existen escaleras eléctricas que evitan que los usuarios tengan que subir y bajar algunos pisos utilizando su esfuerzo físico. En muchos centros de trabajos los obreros prefieren subir o bajar dos o tres pisos por el ascensor antes que hacerlo con sus pies por las escaleras.

EL FENÓMENO DE LA PANTALLA.

Recientemente la oficina de trabajo Social en la Salud Pública de los Estados Unidos ha publicado un alarmante reporte en el que analiza cómo el incremento del tiempo de uso de internet, fenómeno que cambió para siempre al mundo contemporáneo, se relaciona directamente con el aumento de la obesidad secundaria a sedentarismo. En ese estudio se habla del fenómeno de la "pantalla" para hacer referencia al uso indiscriminado de cuatro elementos primordiales en la escala de valores de las sociedades modernas:

- Computadores
- Teléfonos celulares
- Televisión
- Videojuegos.

Esos cuatro elementos propenden a pasar largas jornadas, completamente inmóviles, muchas veces acostados en las mismas camas donde quedamos dormidos. En Corea del Sur, el país que más teléfonos inteligentes tiene en el mundo y que consume el mayor número de videojuegos, se ha producido un fenómeno de adicción a esas tecnologías de tal magnitud que han fallecidos varios niños al permanecer durante muchas horas sin alimentarse ni consumir líquidos, frente a sus computadores. También es alarmante que en ese mismo país casi el 20% de los adolescentes tengan que ser hospitalizados en centros especiales de rehabilitación para tratar las "adiciones cibernéticas" propias de nuestro siglo.

Muchas visitas físicas entre amigos y familiares han sido sustituidas por la comunicación directa y visual, sin moverse de sus respectivos hogares, vía skype o cualquier otra vía de las redes sociales, en las que existe un encuentro cara a cara- face to face- en los que además se pueden mostrar elementos del entorno desde el cual se está generando esa comunicación. El desarrollo virtual elimina el movimiento físico de los seres humanos, fenómeno que ya está preocupando hasta a los mismos ingenieros cibernéticos. El teletrabajo es un elemento que se está incorporando en la mayoría de los países, tanto desarrollados como en aquellos con economías emergentes. En efecto, ya muchos "ejecutivos" y obreros simples desarrollan sus labores desde sus propios hogares, sin tenerse que desplazar más que algunos pasos de sus dormitorios. La telemedicina nos evita tener que viajar grandes distancias para evaluar a los pacientes. Ya muchos países han creado legislaciones que legalizan el trabajo en las casas como alternativa laboral que contribuye a descongestionar las avenidas de las grandes ciudades. En Estados Unidos el 20% de su población trabajadora lo hace desde sus hogares. Llama la atención que va la vanguardia en este aspecto, al igual que en las tasas de obesidad, una desafortunada coincidencia que pone en peligro la vida de esas personas.

Los laboratorios clínicos envían sus resultados vía correo electrónico, lo cual mantiene en sus hogares a esas personas, pues no tienen que salir y recorrer grandes distancias para saber la realidad de sus exámenes de sangre. Existen clínicas virtuales que evitan que los pacientes se muevan de sus casas. De cierta forma todo eso también es bueno, pues descongestiona las avenidas de las grandes ciudades y contribuye a disminuir la emisión de gases tóxicos producto de la combustión de los motores de gasolina o petróleo, lo cual redunda en que disminuya el calentamiento global. Ya no tenemos que salir a comprar nuestros libros, eso lo podemos hacer sentados cómodamente desde nuestros hogares, adquiriendo el ebook que nos guste. Muchos estudiantes universitarios no tienen que ir al campus, pues existen plataformas virtuales que les permiten estudiar sus carreras universitarias desde sus propias casas. Casi todos los idiomas se estudian on line, sin tener que ir a las antiguas academias de idiomas. Esas conquistas definen nuestra época, la cual también hace consciencia sobre la importancia de que en medio de tanto sedentarismo inducido por el desarrollo, debemos sacar el tiempo necesario para la práctica de ejercicios al aire libre.

IMPORTANCIA DEL EJERCICIO FÍSICO.

Con el ejercicio se movilizan las lipoproteínas de elevada densidad (LDH), que son, esencialmente, cardioprotectoras. Se ha demostrado que los individuos que realizan sistemáticamente ejercicios tienen mayor rendimiento intelectual, en las labores físicas y en el desempeño sexual. El ejercicio físico sistemático rompe con el estrés, evita o retarda la aterosclerosis cerebral al mejorar el flujo sanguíneo al cerebro. Los cardiópatas que se rehabilitan con el ejercicio se incorporan más rápidamente a su trabajo, disminuyen notablemente el consumo de medicamentos y de hospitalizaciones.

La realización de ejercicios físicos no es patrimonio exclusivo de las personas sanas, pues la rehabilitación de las enfermedades cardiovasculares también debe comenzarse precozmente. El paciente que sufre un infarto comienza sus programas de ejercicios desde que está en la unidad de cuidados intensivos. De la misma manera, los pacientes sometidos a grandes cirugías cardiovasculares comienzan su rehabilitación 24 horas después de la intervención. Los ejercicios que se les enseña desde los primeros momentos, los deben realizar de por vida. Casi siempre los pacientes introducen variantes que les permiten asociarse a otras personas con el objetivo de no caer en la monotonía diaria. Cualquier sistema de ejercicios es adecuado siempre que se realicen al aire libre o por lo menos en ambientes bien aireados, que no sean demasiado competitivos y que sean capaces de elevar la frecuencia cardíaca a límites preestablecidos.

Calcular la frecuencia cardíaca adecuada para una prueba submáxima, es relativamente sencillo. A la constante 220 se le resta la edad del paciente, el número resultante se multiplica por 85%. De esa manera se realizaran ejercicios a cargas submáximas. La carga máxima la determina la diferencia entre 220- edad, pero esas cargas son preferentemente para personas sanas. Los mejores planes de rehabilitación se realizan sobre la base de los resultados de pruebas de esfuerzos submáximas. Los pacientes que logran sin dificultad la carga correspondiente para su edad, que no presentan dolor precordial isquémico durante el ejercicio o arritmias ventriculares peligrosas a bajas cargas y logran más de 8 mets en su consumo energético, pueden realizar ejercicios prácticamente sin ningún riesgo.

Beneficios del ejercicio físico habitual

CARDIOVASCULARES

- Disminuye la frecuencia cardiaca
- Disminuye la presión arterial
- Mejora la eficiencia cardiaca
- Disminuye el riesgo de arritmias cardiacas
- Mejora la función endotelial
- Mejora la resistencia coronaria epicárdica y la respuesta a la acetilcolina y a la adenosina
- Disminuye los niveles de proteínas C reactivas
- Disminuye el estrés oxidativo

RESPIRATORIAS

- Aumenta la capacidad respiratoria
- Mejora el funcionamiento de los alvéolos

- Mejora el intercambio de gases
- Mejora la musculatura respiratoria

METABÓLICAS

- Disminuye la producción de ácido láctico
- Disminuye las concentraciones de colesterol total, triglicéridos y LDL
- Permite mantener un peso corporal saludable
- Aumenta las HDL
- Mejora la sensibilidad a la insulina
- Mejora la tolerancia a la glucosa

HEMATOLÓGICAS

- Disminuye la coaguabilidad de la sangre

NEURO-ENDOCRINAS

- Disminuye la producción de catecolaminas
- Aumenta la producción de sudor
- Aumenta la producción de endorfinas

NEUROLÓGICAS

- Mejora el tono muscular
- Mejora los reflejos y la coordinación

GASTROINTESTINALES

- Previene el cáncer de colon
- Mejora el funcionamiento intestinal

OSTEOMUSCULAR

- Mejora la irrigación sanguínea a músculos y tendones
- Previene la osteoporosis
- Mejora la postura

PSICOLÓGICAS

- Disminuye la ansiedad, el estrés, la agresividad y la depresión
- Aumenta la creatividad y la capacidad afectiva
- Mejora la memoria y la autoestima

GUERREROS DE FIN DE SEMANA

Los "guerreros de fin de semana" son personas sedentarias que obviamente han perdido su buena forma física y entonces recurren a practicar ejercicios de forma descontrolada e intensa los fines de semanas. Eso tiene consecuencias trágicas para el corazón, pues queda expuesto abruptamente a una muy alta intensidad de trabajo. Muchas de esas personas sufren infartos del miocardio, otras reciben lesiones musculares importantes que no les permitirán seguir realizando ese tipo de actividad.

En Miami y en otros lugares del sur de la Florida, los gobiernos locales han dotado parques al aire libre con implementos deportivos para realizar ejercicios, mismos que habitualmente se encuentran en los gimnasios. Ello facilita que un mayor número de personas se incorpore a la realización de ejercicios físicos, pues de esa manera la actividad es completamente gratuita. El resultado inmediato ha sido una respuesta masiva de la comunidad a la realización de ejercicios físicos, lo que también hace parte del programa nacional de Estados Unidos en su lucha en contra de la obesidad, una epidemia de proporciones descomunales que está diezmando a la sociedad norteamericana sin compasión.

ALCOHOLISMO CRÓNICO

Ernest Heminway, el famoso escritor, premio Nobel de literatura en 1948 vivió en Finca Vigía, en las afueras de La Habana, durante mucho tiempo. Consumía casi una botella de whisky diariamente, lo que le agudizó sus depresiones, las cuales se hacían cada vez más profundas y frecuentes. Terminó suicidándose con un tiro en la sien, en su tierra natal, Estados Unidos.

Teófilo Stevenson fue tres veces campeón mundial y olímpico de boxeo amateur, pero perdió su principal combate ante las tentaciones del alcohol. Murió en 2012, a los 59 años víctima de un infarto agudo del miocardio. En realidad, la sociedad cubana siempre ha sido gran consumidora de licor. La misma idiosincrasia del cubano, abierta, alegre y descomplicada, es elemento determinante para que siempre predomine la alegría. Y esa alegría se multiplica con licor. De hecho, tragos auténticos de Cuba como el daiquirí o el mojito criollo se sirven en casi todos los países del mundo, en ellos, Cuba ha tenido a uno de sus mejores embajadores. Es obvio que no todos los cubanos consumen bebidas alcohólicas, de hecho Celia Cruz nunca consumió licor, pero no es menos cierto que los grandes elementos de esa cultura como la música y el folklor, han estado estrechamente ligados al ron, el cual forma parte de nuestra identidad nacional. En 2012 la fábrica de Ron Bacardí cumplió 150 años de haber sido inaugurada en su sede original en la ciudad de Santiago de Cuba. En honor a la verdad, esa bebida también ha sido uno de nuestros mejores embajadores a nivel mundial. Es un nexo imprescindible para catalizar la cultura del Caribe. En sentido general, el consumo de alcohol ha aumentado considerablemente en casi todos los países del mundo. Cuando analizamos las estadísticas sobre los resultados económicos de marcas de licor como el vodka, el whiskey y el ron producido en diferentes países, nos encontramos que de forma cíclica, cada tres años triplican sus ventas. El negocio es de proporciones multimillonarias y los adictos crecen en proporciones desconcertantes. A esa pandemia de magnitudes desconocidas contribuyen los medios masivos de difusión con sus mensajes comerciales invitando al consumo. En ese sentido, lo máximo que se ha logrado es que incorporen en sus campañas publicitarias: "El exceso en el consumo de alcohol es perjudicial para la salud".

Esa enorme multiplicación en el consumo de bebidas alcohólicas ha tenido nefastas consecuencias en el orden social. Muchos estudios han puesto en evidencia cómo en las personas diagnosticadas como alcohólicas crónicas y severas son más frecuentes los eventos de violencia intrafamiliar, con el consecuente aumento de los divorcios. De la misma manera en ese grupo de población se produce un mayor número de homicidios, así como de hurtos agravados y asesinatos. Los accidentes automovilísticos constituyen una importante causa de mortalidad en casi todos los países del mundo, contribuyen a esas negativas estadísticas el estado de embriaguez de muchos conductores como causantes directos de esos accidentes. Muchos alcohólicos abandonan sus hogares o son rechazados por sus familiares, al perder sus valores éticos o al mostrar irresponsabilidades ante el trabajo, el que suelen perder con relativa frecuencia. En estos momentos se han publicado varios estudios que muestran cómo un alcohólico crónico y severo pierde progresivamente su capacidad intelectual. Primero, enlentece su pensamiento, luego va perdiendo la memoria reciente y puede terminar en una demencia alcohólica severa con todas las implicaciones sociales y laborales que ello conlleva.

CONSECUENCIAS DEL ALCOHOLISMO PARA LA SALUD.

* Aumento de la miocardiopatía alcohólica
* Aumento de la incidencia de infartos miocárdicos
* Aumento de la incidencia de angina de pecho
* Aumento de la incidencia de hipertensión arterial
* Descompensa enfermedades como la diabetes mellitus
* Acelera el proceso de envejecimiento
* Acelera la aparición de demencia senil.
* Favorece el desarrollo de la enfermedad de Alzheimer
* Disminuye la capacidad intelectual
* Afecta la memoria
* Disminuye las capacidades físicas e intelectuales
* Acelera la aterosclerosis
* Predispone a la insuficiencia renal

No se han podido demostrar las bases moleculares en la manera en que el alcoholismo crónico puede predisponer a que enfermedades como el Alzheimer o la demencia senil aparezcan precozmente en esas personas. Lo que sí es un hecho indiscutible es que la torpeza conductual con la que terminan, por el deterioro progresivo de la personalidad, acompañada de temblores, edemas o retención de líquidos en diferentes partes del cuerpo, traducen decaimiento significativo en el funcionamiento de varios órganos. La cirrosis hepática es el estado final en el que mueren muchos de ellos.

CONSECUENCIAS SOCIALES DEL CONSUMO DE ALCOHOL.

* Aumento de la violencia intrafamiliar.
* Aumento de los divorcios y de la infidelidad
* Aumento de la criminalidad.
* Aumento de los suicidios y los homicidios
* Disminución de las responsabilidades familiares y laborales.

- Disminución de la ética personal.
- Disminución de las capacidades físicas e intelectuales.
- Entorpece las relaciones interpersonales

La relación entre el consumo de alcohol y diversas enfermedades se ha explorado durante siglos. El etanol puede aumentar el riesgo de enfermedad. Mientras más altas son las dosis de etanol, hay un incremento claro y constante de la mortalidad por hepatopatías, ciertos cánceres, en particular de la cabeza y el cuello y algunos tipos de enfermedades cardiovasculares, como cardiomiopatía dilatada y accidentes cerebrovasculares. El alcohol es una sustancia que deprime o disminuye la fuerza de contracción del corazón. El efecto se multiplica cuando los que ingieren bebidas alcohólicas son personas portadora de una enfermedad isquémica.

Definir a una persona como alcohólica muchas veces es un verdadero dilema. Si nos atenemos al concepto social, debemos reconocer como tal, a todos aquellos que independientemente del volumen de bebida ingerida, sus efectos crean problemas interpersonales con gentes cercanas, con la pareja, amigos o con grupos sociales afines en condiciones de sobriedad. Desde el punto de vista médico el concepto es todavía más controvertido. No todas las personas necesitan el mismo nivel de alcoholemia para llegar al umbral de embriaguez. En este sentido, es más práctico evaluar las manifestaciones clínicas, como leguaje tropelozo, deambulación imprecisa, lagunas mentales, etc.

Entre las complicaciones cardiovasculares derivadas del alcoholismo hay que mencionar la hipertensión arterial. Generalmente las cifras tensionales alcanzan sus niveles más elevados varias horas después de haber terminado el estado de embriaguez. Sin embargo, la dilatación del ventrículo izquierdo secundaria a alcoholismo crónico, necesita de un substrato anatómico que haga vulnerable al miocardio. Así se explica el hecho de que no todos los alcohólicos desarrollan cardiomiopatías dilatadas. La susceptibilidad depende de enfermedades previas como angina de pecho, infarto miocárdico, cardiopatía hipertensiva o de algunas valvulopatías. Ha sido demostrado que algunas insuficiencias cardíacas en pacientes de la tercera edad, alcohólicos crónicos, sin antecedentes cardiovasculares importantes, han sido secundarias al uso desmedido del alcohol.

La cardiomiopatía dilatada de etiología alcohólica la diagnosticamos con mayor frecuencia en nuestras consultas. En Cardiocenter hemos comprobado la presencia de esta cardiopatía en una familia, por lo que recurrimos a varios estudios genéticos.

TRATAMIENTO

EL tratamiento del alcoholismo crónico sigue siendo un desafío para las ciencias médicas. Hay que reconocer, que en ese sentido se ha logrado muy poco o que en el mejor de los casos, los resultados no son del todo satisfactorios porque en la mayoría de los casos las mejorías son transitorias, con frecuentes las recaídas. En Alcohólicos Anónimos (AA) se han obtenido mejores resultados. El programa de esa prestigiosa institución, nacida en Estados Unidos, pero esparcida por casi todo el mundo, comienza haciéndole conciencia al alcohólico de que en realidad presenta una enfermedad adictiva que tiene repercusiones negativas sobre su organismo, con laceraciones importantes en el comportamiento emocional, las que a su vez, tienen repercusiones sobre la familia y sobre la sociedad en sentido general. Quizá el éxito del programa estriba en la constancia y en el llamamiento a la disciplina. Esos dos pilares conforman la estructura sobre la que descansan los encuentros semanales a los que esos enfermos deben acudir al principio. En ellos, el enfermo de alcoholismo expresa sus experiencias como alcohólico, con toda honradez y con lujos de detalles, para que no les quede nada por dentro, lo que en psiquiatría se ha denominado catarsis.

Las malas experiencias de unos, complementan las de otros y ese intercambio nutre la cultura nefasta del alcoholismo hasta la saciedad. De todos modos muchos psiquíatras se preguntan por qué ese método da mejores resultados que los utilizados por esa especialidad. Volvemos a las mismas conclusiones: por la perseverancia y el autocontrol que infunda AA.

EDAD.

La edad es un factor de riesgo coronario que no se pueden variar, pero sí podemos influir sobre el con el objetivo de disminuir la incidencia de enfermedades relacionadas con su presencia. Mucho se ha avanzado en las últimas décadas en la interpretación de los cambios anatómicos y fisiológicos que se producen en el largo e invariable proceso de envejecimiento, el cual trae, ineludiblemente enfermedades propias de ese proceso. Es verdad que la vejez no viene sola, siempre viene acompañada de enfermedades y alteraciones degenerativas que van limitando la calidad de vida de las personas. Es por ello que la mayoría de los seres humanos les temen a ese proceso.

TEORIAS SOBRE EL ENVEJECIMIENTO DEL CORAZON.

Existen múltiples teorías que tratan de explicar el envejecimiento humano, muchas de ellas se complementan, por lo que no debemos verlas por separado. Cuando se logra imbricarlas, el entendimiento de todo este proceso, es mucho más fácil. El aporte fundamental de las últimas décadas al estudio del envejecimiento se centra en los cambios ocurridos a nivel celular. Los estudios moleculares han abierto nuevas líneas de investigación en este campo. La explicación más certera del proceso de envejecimiento se entiende mejor cuando se parte de los primeros cambios, de los más pequeños, pero que sumados, conforman los cambios visibles, los perceptibles y en definitiva, los más temidos por casi todas las personas.

Siendo objetivos, podemos plantear que el proceso de envejecimiento comienzas segundos después de la unión o penetración del espermatozoide al óvulo. La maduración de ese conjunto, constituye la matriz primitiva del envejecimiento. El fruto final, el feto, es el producto de los cambios estructurales y funcionales que se van produciendo en los diferentes órganos y sistemas a medida que pasa el tiempo. Se puede plantear que en el ser humano el envejecimiento se divide en dos etapas: interna o intraútero y externa o después del nacimiento. Centramos la atención en los factores que provocan el envejecimiento externo, así como los factores que lo aceleran.

1.- Teoría del genoma:

Plantea que el ser humano tiene un patrón de envejecimiento y muerte a nivel celular cuyo programa es invariable a nivel de los cromosomas, que rige ese complejo proceso. Recordemos que en el año 2000 el mundo conoció los resultados finales del proyecto "Genoma Humano", un hecho trascendental para la misma supervivencia humana. La biología molecular nos muestra los cambios que se van produciendo en los tejidos pero que obedecen a programas genéticos preestablecidos. En las dos últimas décadas se ha reportado un aumento de la enfermedad genética conocida como progeria, caracterizada por gerontodermia, es decir, por la piel envejecida, en un proceso de envejecimiento acelerado, en el que cada año de vida a esos niños les representa seis años de envejecimiento. De manera que un niño de 10 años tendría una edad degenerativa de 60 años.

El estudio de la progerie ha permitido profundizar los conocimientos sobre los factores genéticos que intervienen en el proceso de envejecimiento humano. En el síndrome de la progeria el gen defectuoso no codifica adecuadamente la velocidad a la cual ocurren los procesos normales de envejecimiento, provocando la desorganización en los programas de réplicas de grandes grupos celulares importantes. Al gen defectuoso que produce la progeria se le ha denominado Lamin- A. Lo descubrió en 2010 el Dr. Francis Collins, director del Instituto del Genoma Humano, en los Estados Unidos. Desde el punto de vista clínico los niños portadores de ese síndrome genético sufren de las mismas enfermedades que sufre un adulto de la tercera edad, esto es, artritis reumatoidea, osteoporosis, angina de pecho, infarto agudo del miocardio, enfermedades respiratorias crónicas, en fin, una gama extensa de situaciones que también incluyen enfermedades degenerativas a nivel del cerebro, riñones, hígado y páncreas.

Lograr descubrir las leyes que rigen el proceso de envejecimiento siempre ha estado entre los grandes proyectos de los seres humanos, porque sería como descubrir el elixir de la eterna juventud. Sin embargo, en los momentos actuales nos tenemos que conformar con la mejoría que se ha producido en el mantenimiento de la calidad de la piel en mujeres seniles. Ha ello ha contribuido el gran negocio de la industria de los cosméticos. Esa multimillonaria industria mueve los más grandes volúmenes de sustancias, cremas y ungüentos, sustentadas en la vanidad de las mujeres. Sin embargo, debemos señalar que en los últimos tiempos se ha producido un aumento en el cáncer de piel en mujeres de la tercera edad. A decir verdad, no se ha demostrado científicamente que exista una relación entre el uso de esas sustancias y aquella fatal enfermedad, pero las coincidencias generan suspicacias. Es por ello que esa misma industria ha tomado como medida la utilización, cada vez mayor, de sustancias naturistas, para mitigar la acción de los químicos sobre la piel.

2.- Teoría Fisiológica:

Son indiscutibles los avances que se han alcanzado en el campo de la fisiología cardiovascular en las últimas décadas. William Harvey, dio el primer gran paso de avance al descubrir que la sangre circulaba dentro de un gran circuito que tenía al corazón como motor impulsor. El concepto de la exclusiva función de bomba del corazón predominó durante varios siglos. No se le veía otras funciones y ni las mentes más adelantadas se imaginaban que el corazón pudiera producir alguna sustancia.

El solo hecho de plantear que el corazón era un importante generador de corrientes eléctricas, situación descrita por primera vez por Lewis en 1910, definió para siempre el carácter complejo de la Cardiología. Posteriormente Einthoven definió que el corazón era un dipolo y logró la inscripción de esos potenciales eléctricos en lo que se denominó electrocardiograma. Esos eventos conllevaron a la búsqueda de soluciones para los trastornos en la generación y transmisión de esos impulsos. Al mismo tiempo quedaba demostrado que una contracción mecánica, tenía que estar precedida por un estímulo eléctrico. De ese mecanismo sincronizado depende la armonía del corazón en su función propulsora.

No quedaron rezagados los grandes estudios anatómicos. Ni fueron improvisados curiosos los que plantearon el carácter "sincitial" de las fibras miocárdicas, al señalar que cada una de las cavidades tenía muy bien organizadas sus propias fibras. No fue sino hasta el año 1970 en que se dio a conocer la teoría de la fibra continua, que pasa de una cavidad ventricular a la otra, sin perder la relación de continuidad, principio- fin de una misma cuerda. Efectivamente, desde los primeros trabajos, el español Francisco Torrent Guasp planteó aquella condición de las fibras miocárdicas y tras más de 50 años de incansable investigación, la definió como banda miocárdica ventricular. Las aurículas no forman parte de esa banda porque filogenéticamente provienen de otra estructura diferente a la de los ventrículos, pero forman entre ellas fibras continuas que participan activamente en los mecanismos de contracción y relajación auriculares

El nuevo concepto anatómico cambió la visión estructural y fisiológica que se tenía del corazón, lo que condujo a un mejor entendimiento de los mecanismos involucrados en la insuficiencia cardiaca, el infarto miocárdico y en otra serie extensa de enfermedades propias del músculo cardiaco. Hoy conocemos con exactitud la repercusión que tienen las miocardiopatías sobre el comportamiento clínico de los pacientes, por su capacidad de invalidación y por los cambios dramáticos que producen en la calidad de vida de esas personas. Pero lo que no se sabía hasta hace pocos años es que las enfermedades intrínsecas del músculo cardiaco no sólo afectan por las alteraciones que producen en la fuerza de contracción del corazón o en su relajación isovolumétrica, sino que también esas enfermedades van en detrimento de la producción de ciertas sustancias involucradas en diversos mecanismos fisiopatológicos, tanto eléctricos como mecánicos.

Casi al mismo tiempo, en la década de los 90, se descubría la importancia que tiene el endotelio vascular en la producción de óxido nítrico, un gas simple, muy abundante en la naturaleza, con potentes acciones vasodilatadoras. Existe una relación de complicidad fisiológica entre las funciones de esa delgada estructura y la fuerza de contracción del corazón. De hecho, muchos científicos plantean una relación de continuidad entre ambos órganos.

La disfunción endotelial producida, entre otros, por los factores de riesgo coronarios, merma ostensiblemente la producción de óxido nítrico y con ello se crea un terreno fértil para que se multipliquen las enfermedades isquémicas del corazón, consideradas como la gran epidemia del siglo XXI. Para muchos investigadores el factor de riesgo coronario que mayor disfunción endotelial produce es la obesidad. Se ha demostrado la gran cantidad de elementos tóxicos que producen las células adiposas, las que a su vez hacen posible la vía de producción de sustancias endocanabinoides, íntimamente relacionada con la sensación de hambre y saciedad de alimentos. Debemos recordar que la obesidad forma parte fundamental del síndrome metabólico y la obesidad abdominal que se describe allí, actúa como un delantal tóxico que se comporta como una "bomba" de tiempo en espera de la mejor oportunidad para estallar y crear las fuerzas devastadoras

Al endotelio también se le han conferido otras acciones secretoras, las cuales definen el equilibrio realógico de la sangre para que se mantenga en un estado de densidad óptima. Sin embargo, en el endotelio se producen cambios bioquímicos importantes, como la activación de la vía de las L- argininas que representan alternativas defensivas, al producir sustancias vasodilatadoras que disminuyen la resistencia periférica y por tanto hacen posible que el corazón trabaje en mejores condiciones hemodinámicas.

LAS SUSTANCIAS CARDIOGÉNICAS.

A pesar de todo, aún no está claro el papel secretor que juegan diferentes órganos como para incluirlos en el grupo de las glándulas endocrinas. Siempre se mencionan como tales a la hipófisis, la tiroides y la paratiroides, las suprarrenales y otras, pero al corazón generalmente se le excluye, a pesar de que en 1970 fue descubierto el péptido atrial natriurético y el rol que desempeña en los mecanismos de prevención de la hipertensión arterial. Sin embargo, nunca se precisó si su concentración aumentaba o disminuía en la misma medida en que la aurícula izquierda se dilataba como signo inequívoco y precoz de remodelación cardiaca hipertensiva, cambio que encontramos en la mayoría de los ecocardiogramas que se les realizan a los hipertensos en etapas tardías de su enfermedad.

La forma en que el péptido atrial natriurético se comporta desde el punto de vista bioquímico, ha sido estudiada por diferentes autores y todos coinciden en que su composición química es altamente afín con varios tejidos inmiscuidos en los mecanismos secretores de hormonas que participan directa o indirectamente en los mecanismos de protección en la hipertensión arterial y en la insuficiencia cardiaca congestiva. En sentido general, los péptidos natriuréticos tienen una estructura química similar, pero su origen genético es completamente diferente. Hasta el momento se han descrito tres tipos de estos péptidos:

- Péptido natriurético auricular: Es de origen cardíaco
- Péptido natriurético cerebral o tipo C
- Péptido de origen endotelial.

En situaciones de falla cardiaca crónica se incrementa la producción de péptidos natriuréticos auricular y cerebral secundarias al aumento de los volúmenes y a la sobre carga de presión cardiaca. Pero un hecho significativo se produce en la falla cardiaca aguda y es que el ventrículo izquierdo asume la producción del péptido natriurético, lo que garantiza una mayor diuresis y eliminación de sodio, disminuyendo volumen, objetivo primordial en la insuficiencia cardiaca. Es por ello que constituye un importante mecanismo de compensación natural que se mantiene funcionando hasta tanto intervenga la terapéutica ordena por el médico. Esa transferencia de la aurícula al ventrículo para la producción de hormona natriurética es una de las tantas variables que utiliza el corazón para defenderse del estrés hemodinámico que producen las enfermedades que se asientan en él.

3.- Teoría anatómica:

Descansan sobre dos bases fundamentales: la inmunológica y la neuroendocrina. Con la decadencia de esas dos funciones, decae el estímulo óptimo para mantener el funcionamiento miocárdico en buenas condiciones. El tejido conectivo aumenta con el envejecimiento y tanto el sistema de producción como el de transmisión de los estímulos eléctricos originados en el corazón sufren cambios degenerativos que muchas veces terminan por dañar esas estructuras. Esa es la causa por la que muchas personas de la tercera edad, se les debe implantar un marcapasos.

La calcificación de la válvula aortica es un fenómeno muy frecuente entre personas seniles. De hecho es una situación muy observada en nuestras consultas. La esclerosis aórtica, precursora directa de la estenosis aórtica, está presente en el 30% de las personas mayores de 65 años. La incidencia de estenosis aórtica oscila entre un 6 y un 9% en la población adulta. En Cardiocenter hemos encontrado un 26% de pacientes mayores de 60 años con esclerosis aórtica sin repercusión hemodinámica, es decir, que no presentan evidentes signos de estenosis aórtica, aun cuando se les escucha un soplo sistólico aórtico.

A los cambios anatómicos, estructurales y funcionales que ocurren en el corazón como consecuencia de la acción de diferentes enfermedades, se les denomina remodelación miocárdica. El término comenzó a utilizarse después de 1988 y a partir de la fecha se le ha prestado mucha atención. El corazón responde a las sobrecargas de presión a través de mecanismos intrínsecos que reproducen las fibras miocárdicas en paralelo, lo que produce engrosamiento o hipertrofia de las paredes del ventrículo izquierdo y en algunas ocasiones del ventrículo derecho. Sin embargo, las sobrecargas de volumen producen reproducción en serie de las fibras miocárdicas, lo cual significa que se alargan, produciendo el crecimiento del corazón, lo que se conoce como cardiomegalia. Esos cambios son tremendamente importantes detectar precozmente, pues de ello depende el pronóstico a mediano y largo plazo de esas personas. En Cardiocenter es obligación señalar los cambios remodelativos detectados en zonas específicas del corazón en cada ecocardiograma que se realiza, lo cual tiene doble finalidad. En primer lugar, podemos definir la severidad de la enfermedad que ha producido esos cambios y en segundo lugar nos permite emitir con bastante certeza un pronóstico.

La estenosis aórtica severa, se acompaña muchas veces de hipertrofia ventricular izquierda, la cual es causa de muerte súbita. Solamente cuando la estrechez del aparato valvular aórtico es menor de 1,0 cm2, es decir, cuando se hace crítica, aparecen síntomas que ensombrecen el pronóstico. En la práctica ecocardiográfica diaria encontramos casos con estenosis aortica severa, sin hipertrofia ventricular izquierda. Esa paradoja se explica porque el proceso de calcificación ha sido mucho más acelerado que el proceso de remodelado hipertrófico, sin embargo, este desfasaje hace mucho más susceptible al ventrículo izquierdo a la insuficiencia, porque definitivamente la hipertrofia se instala como un mecanismo de defensa de esa estructura, pero termina siendo su "verdugo" por las consecuencias hemodinámicas que produce, como disfunción diastólica severa con compromiso severo de la relajación isovolumétrica del ventrículo izquierdo.

La hipertensión arterial, tan frecuente en las personas seniles, también produce engrosamiento de las paredes del ventrículo izquierdo, constituyendo una cardiopatía hipertensiva. Se diagnostica mayor frecuencia desde el punto de vista ecocardiográfico que en el orden clínico. Esa hipertrofia ventricular izquierda tiene consecuencias catastróficas para esos ancianos, porque les merma la calidad de vida. Comienzan a presentar falta de aire, primero a los grandes esfuerzos, luego a los mínimos esfuerzos. Otra situación común en personas de la tercera edad, que muchas veces lleva a intervenciones quirúrgicas de sustitución valvular, es la estenosis o estrechamiento de la válvula aortica. Cuando está en un estadio avanzado, es decir, cuando se hace crítica, produce dolor intenso en el pecho, falta de aire y diversas manifestaciones de insuficiencia cardiaca. A esas alturas de la evolución de la enfermedad, se hace imprescindible ampliar el orificio valvular, generalmente tomado por el calcio. Actualmente existen varias técnicas, pero la preferida en pacientes mayores de 70 años es la que utiliza una malla que amplia y protege ese orificio.

Los cambios anatómicos que sufre el músculo cardíaco son muy frecuentes en la enfermedad coronaria. Se le denomina remodelación miocárdica isquémica. Esos cambios los advirtió por primera vez el Dr. Harvey Feigenbaum, en la década de 1970. De forma muy inteligente dividió el miocardio en 16 segmentos, acorde con la arteria coronaria que los irrigaba. Cuando encontramos que la pared anterior o posterior se mueve menos de lo normal, inferimos que la coronaria que la irriga está ocluida. En esas circunstancias se hace necesario definir di el déficit de contractilidad es agudo o crónico. Cuando esos cambios de remodelación miocárdica son agudos, generalmente el paciente presenta dolor precordial con todas las características de ser un dolor isquémico y conlleva a conductas agresivas como la realización de una coronariografía.

Por otra parte, durante el proceso de envejecimiento cardiovascular, se producen cambios en la matriz proteica extracelular, particularmente de la colágena, una proteína de alto valor biológico que actúa como "cemento" intercelular. Esta es la base del aumento de la rigidez, con la edad, de los tejidos pericárdicos, valvulares y tal vez miocárdicos y vasculares. En los últimos años ha ganado protagonismo la evaluación de la función diastólica del ventrículo izquierdo, algo que hace 20 años no teníamos en cuenta. La realidad nos muestra que después de los 60 años se produce un patrón repetitivo, al aplicar el efecto doppler sobre la válvula mitral. En condiciones normales y bajo la misma exploración doppler, el patrón normal que se recoge en esa estructura está formado por dos ondas, E y A, donde siempre la onda E debe ser mayor que la onda A. Ese patrón se invierte en la medida que se envejece, lo que se ha denominado disfunción diastólica tipo I. Las teorías más recientes tratan de demostrar que esa disfunción diastólica es secundaria a endurecimiento del músculo cardíaco, entre otras cosas, por el aumento del colágeno, quien dicho sea de paso, es la proteína más abundante en nuestro organismo. Todo ello ha resaltado la importancia que tiene realizar un ecocardiograma, de forma preventiva, a todas las personas pertenecientes a la tercera edad, aun cuando los suponemos sanos.

Pero también ese simple descubrimiento tuvo implicaciones clínicas importantes porque ha permitido describir algunos estados de insuficiencia cardíaca con función sistólica del ventrículo izquierdo normal, algo que en algún momento se interpretó como una paradoja, pues era inconcebible que una persona que tuviera un ventrículo izquierdo de tamaño normal y que por demás mantuviera una adecuada contractilidad, manifestara falta de aire. Pero lo que ha sido más importante, ese descubrimiento nos ha permitido una mejor evaluación y con ello un mejor tratamiento a personas mayores de 65 años que presentan falta de aire a los esfuerzos físicos.

CÓMO CAMBIA EL CUERPO CON LA EDAD.

Desde el punto de vista anatómico y funcional, con la edad, el organismo se va "desgastando" porque en honor a la verdad no existen mecanismos regenerativos que restituyan las funciones que se van perdiendo. Todo comienza a fallar a partir de un umbral de edad que es muy específico para cada persona. Casi todos los ancianos que entrevistamos a raíz de una investigación que exploraba los conceptos humanos sobre el envejecimiento, estuvieron de acuerdo en que sabían especificar a partir de qué momentos en sus vidas comenzaron los cambios que avizoraban un aceleramiento en el proceso de envejecimiento. La investigación la realicé en la Facultad de Gerontología de la Universidad Católica de Oriente, en Rionegro, Antioquia, Colombia, donde tratábamos de investigar la naturaleza de muchos de esos cambios. Para el asombro de todos, las mujeres más vanidosas aceptaban los cambios en la calidad de la piel con beneplácito, pero sólo cuando las persuadimos de que era un proceso inevitable e irreversible. No hay cremas ni elixir que lo detenga. En el mejor de los casos, las arrugas, las pueden mitigar con ciertos cosméticos, pero estos terminan, con el sobreuso, dañando la calidad de la piel.

De todos modos pudimos comprobar que se produce un detrimento progresivo de casi todas las funciones glandulares y que los diferentes órganos van perdiendo parte de la agilidad funcional para las que fueron creados.

DETRIMENTOS SECUNDARIOS A LA VEJEZ

- Disminuye la cantidad de sangre que fluye hacia los riñones, el hígado y el cerebro.
- La toxicidad de los riñones para depurar toxinas y fármacos decrece.
- Se constata una menor capacidad del hígado para eliminar las toxinas y metabolizar la mayoría de los fármacos
- La frecuencia cardiaca máxima disminuye con la edad, pero la frecuencia cardiaca en reposo un sufre cambios.
- Disminuye el volumen máximo de sangre que pasa a través del corazón.
- Disminuye la tolerancia a la glucosa.
- Disminuye la capacidad pulmonar.
- La resistencia a las infecciones es menor.

CAMBIOS CARDIOVASCULARES CON EL ENVEJECIMIENTO.

El envejecimiento cardíaco, a diferencia de otros órganos, tiene sus peculiaridades. La arquitectura del corazón, la más perfecta de cuantas se hayan diseñado, es compleja y susceptible a la influencia de agentes externos, pero sus cambios evolutivos obedecen a condiciones genéticas y ambientales específicas e invariables. Los cambios degenerativos que se producen con el envejecimiento son irreversibles, aunque en la última década han aparecido medicamentos que mitigan muchos síntomas cardiovasculares que aparecen como consecuencia directa de ese proceso. Uno de esos síntomas es la falta de aire.

Todos los órganos envejecen al mismo tiempo, pero no de la misma manera. Independientemente del código genético que guíe ese proceso, la presencia de calcio a diferentes niveles, se convierte en el principal inconveniente cardiovascular, con consecuencias desastrosas para la zona anatómica donde se asiente. Es imposible definir a qué edad comienza ese proceso, porque cuando somos capaces de observar una placa de ateroma con un ecocardiograma, significa que estamos observando el resultado final de un largo proceso degenerativo que deja secuelas permanentes.

La presencia de calcio a nivel de las arterias carótidas y en la unión ilio- femoral, hace inferir que también existe calcio a nivel coronario y en diferentes zonas del corazón. En los ecocardiogramas realizados en Cardiocenter siempre señalamos los sitios donde encontramos calcio. El lugar más frecuente es a nivel de las sigmoideas aorticas. Cuando encontramos esa situación, inmediatamente lo buscamos a nivel de las arterias carótidas y casi siempre también está presente. Eso nos ha hecho pensar que el proceso de esclerosis compromete a muchas estructuras al mismo tiempo, siendo un proceso universal e irreversible que se intensifica con el paso de los años. Muchos investigadores concentran su atención en controlar los mecanismos involucrados en ese proceso. Si ese objetivo se cumple, de inmediato se les garantizaría, como mínimo, cincuenta años más de vida. De manera que el calcio se ha convertido en uno de los elementos que en abundancia descontrolada, provoca situaciones clínicas cardiovasculares que van desde el infarto del miocardio, la enfermedad arterial obstructiva crónica progresiva, hasta diferentes estrechamientos valvulares.

En definitiva, con el envejecimiento, se produce una deficiente repartición del calcio, pues siendo muy necesario en los huesos, para evitar la osteoporosis, se deposita indebidamente en arterias cardiacas, cerebrales y en los miembros inferiores, sitios en los que provoca situaciones complicadas y difíciles de controlar. Ahora bien, la pregunta que siempre nos hacen los pacientes es si es realmente conveniente utilizar suplementos concentrados con calcio. No existen estudios investigativos que hayan medido hasta qué punto esos suplementos restituyen las concentraciones de calcio en los lugares donde realmente el organismo lo necesita. Antes, se ha comprobado que muchas de las personas que los utilizan a altas dosis, terminan sufriendo de cálculos a nivel renal o en la vesícula biliar. La mejor forma de incorporar calcio al organismo es a través de los lácteos, siempre que no se abuse de ellos.

Ya he mencionado que en la medida en que envejecemos, el corazón aumenta su consistencia, se endurece, lo que se traduce en disnea, es decir, asfixia a los mínimos esfuerzos. Si de alguna manera podemos detener o retardar ese proceso es a través de la práctica sistemática de ejercicios. El principio físico de que nada es absolutamente sólido cobra mucho valor durante el desarrollo del proceso de envejecimiento. La aparente masa compacta de miocardio presenta diferentes y tortuosas fisuras que se rellenan de tejido conectivo, clínicamente inútil y anatómicamente desechable, pues ese "material" de relleno interfiere en la mecánica normal de relajación del corazón.

Hemos visto cómo el mismo proceso de envejecimiento se convierte en un elemento que predispone a que aparezcan enfermedades cardiovasculares, las más frecuentes de ellas son el infarto agudo del miocardio y los accidentes cerebrovasculares con todas sus secuelas limitantes. En resumen, los principales cambios anatómicos que se producen con el envejecimiento y que tienen importantes repercusiones clínicas, porque producen diferentes síntomas, los muestro a continuación:

- El pericardio, capa más externa del corazón, aumenta su consistencia.
- El miocardio o capa media del corazón, también aumenta su consistencia.
- Las válvulas se fibrosan y calcifican.
- La aorta pierde la elasticidad de la capa media y se produce hiperplasia de la íntima.
- La aorta muchas veces se observa dilatada, alargada.
- El sistema de generación y transmisión del impulso eléctrico se deteriora.
- Las coronarias se endurecen y disminuyen el diámetro de la luz por la presencia de placas de ateroma.
- Después del desarrollo neonatal, no hay aumento del número de células cardíacas.

FACTORES QUE ACELERAN EL ENVEJECIMIENTO.

Los seres humanos siempre hemos estado preocupados por el proceso inflexible del envejecimiento, pues a la postre, es lo que termina con nuestras vidas. Pero debo significar que es un verdadero privilegio llegar a edades avanzadas sin sufrir de ninguna enfermedad que represente disminución de la calidad de vida. En esa encrucijada en que nos encontramos, se han planteado las más diversas formas para retardar el envejecimiento al tratar de encontrar la fuente de la eterna juventud. Para ello se han inventado los más variados cosméticos, siendo esa una de las industrias que más dinero recauda anualmente.

- Grandes preocupaciones, frecuentes y sostenidas.
- Depresiones profundas.

- Intemperismo.
- Exposición prolongada al sol.
- Insomnio.
- Alcoholismo crónico.
- Psicopatías.
- Exposición a irritantes: Humo al cocinar con leña.
- Estrés.
- Alimentación insuficiente.
- Enfermedades crónicas como: Insuficiencia renal y Cirrosis hepática.
- Drogadicción.

CRITERIOS ANATOMOCLINICOS Y PATOLOGICOS DE ENVEJECIMIENTO.

- Correlación entre longevidad y tamaño del cerebro.
- No todos los órganos envejecen a igual velocidad.
- La vida es más corta en el sexo masculino que en el femenino.
- El volumen de sangre y las concentraciones electrolíticas permanecen inalterados en estado de reposo.
- Las respuestas a los cambios en el ejercicio son más lentas.
- Los tiempos de reacción aumentan. Los cambios en la inteligencia son difíciles de detectar porque se ven compensados por la experiencia.
- Las fibras colágenas se tornan rígidas.
- Se produce depósito de materiales inútiles, como el colesterol, en las arterias.
- La progeria o envejecimiento precoz, se debe a una mutación dominante.

INFECCIONES

Desde hace varias décadas se venía sospechando la existencia de una relación directa entre las grandes infecciones y la aparición de enfermedades isquémicas del corazón. En 1978 apareció el primer informe sobre la relación que existía entre un proceso infeccioso viral y el complejo proceso aterogénico. Múltiples estudios, desde esa fecha, han demostrado que las grandes infecciones producen oclusión de las arterias coronarias, en un número no despreciable de pacientes. Esos mismos estudios han evidenciado que una enfermedad febril o un episodio bacteriémico, se asocian con un significativo incremento del riesgo de desarrollar un evento cardiovascular agudo, siempre que las infecciones preceden a esos eventos cardiovasculares en algunas semanas. Así, estudios de casos y controles, han demostrado que alrededor del 4% de pacientes con bacteriemias fuertes, desarrollan infarto agudo del miocardio, luego de un mes de haber aparecido la infección. Por otra parte, más del 10% de todos los accidentes cerebro-vasculares, se asocian con una infección bacteriana precedente. Mientras que el riesgo constante para sufrir un infarto agudo del miocardio es de un 2,7% en personas con infecciones bacterianas importantes.

Algunos gérmenes, ya sean bacterias o virus, predisponen más que otros a que se produzcan fenómenos oclusivos coronarias de consecuencias nefastas para el paciente. Se señala que tres bacterias juegan un papel fundamental en los mecanismos fisiopatológicos de esas oclusiones, por las estrictas relaciones que se han establecido con la aparición de enfermedades isquémicas miocárdicas. Los gérmenes que mayor morbilidad cardiovascular producen son:

1.- Citomegalovirus
2.- Clamydia Pneumoniae
3.- Helicobacter Pylori

Los mecanismos a través de los cuales actúan esos agentes infecciosos son convergentes, invocándose que en todo ese proceso se han identificado dos moléculas de adhesión celular que juegan un papel fundamental, ellas son:

A.- Molécula de adhesión celular vascular-1
B.- Proteína quimio atrayente de monocitos-1

La primera promueve la unión de los leucocitos al endotelio, mientras que la segunda establece un gradiente que promueve la migración de leucocitos a la pared endotelial. Por otra parte, interviene de forma muy activa el factor de transcripción nuclear Kappa B, responsable de la transcripción y expresión de diferentes agentes pro inflamatorios, como las citoquinas, antioxidantes, LDLox, Angiotensina II y endoproductos, etc. Este factor se encuentra activado en el núcleo de las células de la placa aterosclerótica. Hay que destacar que en la hipertensión arterial y en la obesidad, además de estar presente el factor de necrosis tumoral Alfa-1, las moléculas anteriormente señaladas, juegan un papel importante activando los mecanismos inflamatorios, de ahí que la proteína C reactiva elevada, sea el común denominador en las infecciones.

Los efectos directos de la infección sobre la pared arterial incluyen proliferación del músculo liso e inflamación local, que junto con la sistémica, producen severa disfunción endotelial. Cualquiera que sea el germen, durante los procesos infecciosos- inflamatorios aumenta la liberación de citoquinas como el factor de necrosis tumoral alfa, la interleucina 1 beta y de interleucina 6, las cuales provocan una prolongada, pero reversible, disfunción endotelial. De hecho, el efecto de las citoquinas puede ser disminuido tras la administración de aspirina, lo que sugiere que la actividad de la cicloxigenasa contribuye a la disfunción endotelial.

LOS GÉRMENES.

La Chlamydia Pneumoniae fue aislada en 1986 por Grayston en un número significativo de pacientes con enfermedades respiratorias. Es un patógeno intracelular obligado. Entra al cuerpo humano a través de las vías respiratorias. Una vez dentro de la célula huésped, utiliza los propios metabolitos de la célula para desarrollarse y constituir una estructura metabólicamente activa, pero no infecciosa, llamada cuerpo reticular. Este microorganismo ha sido encontrado en el tejido vascular de pacientes con enfermedad coronaria y su ADN puede detectarse en lesiones ateromatosas.

El herpes virus pertenece a la familia de los Citomegalovirus. Algunos estudios han demostrado que títulos altos de Citomegalovirus se encontraban en pacientes con enfermedad coronaria documentada. También se han encontrado títulos elevados de este virus en pacientes con reestenosis de las coronarias, lo cual presupone mecanismos de inhibición o degradación de proteínas como la p53. Sin embargo, la asociación entre Citomegalovirus y aterosclerosis no está aún establecida de forma categórica, por lo que para establecer líneas sólidas de tratamientos, hay que esperar hasta que los estudios que se desarrollan en la actualidad sean más concluyentes.

La Chlamydia Pneumoniae ha sido documentada, por diferentes métodos, en las placas de ateromas humanos. Es un hecho significativo que luego de cierto tiempo de haber sufrido una gran infección bacteriana, aparecen eventos coronarios agudos en un número nada despreciable de pacientes. La relación causa-efecto es indiscutible a la luz de los conocimientos actuales. Quizás este sea el mecanismo capaz de justificar las elevadas tazas de morbimortalidad cardiovascular y de enfermedad cerebro-vascular oclusiva en países pobres, en los que las enfermedades infecciosas agobian a las comunas más pobres.

El Helicobacter Pylori aparece en el 92% de las endoscopias digestivas superiores, según reporte de grandes series. Esa bacteria está inmiscuida seriamente en los mecanismos de producción de la enfermedad ácido-péptica, lo que hizo pensar que el aumento de la secreción gástrica era un caldo de cultivo óptimo para que se desarrollara ese germen.

Es significativo que luego de las grandes infecciones intraabdominal, en las que muchas veces se tiene que utilizar la técnica de abdomen abierto, aparecen enfermedades isquémicas del corazón en el 38% de los casos. En todos los casos de infecciones se produce reacción inflamatoria, con la consiguiente producción de elementos pro inflamatorio, los que producen disfunción endotelial, con disminución significativa de óxido nítrico y aumento subsecuente de las resistencias vasculares periféricas, lo que aumenta la poscarga y con ello aumenta el consumo de oxígeno por el miocardio. El componente inflamatorio y de disfunción endotelial se manifiesta, en las infecciones, a través de las proteínas C reactivas elevadas. De hecho, constituye un marcador acertado de mejoría, su disminución.

TRATAMIENTO

Se debe instituir el tratamiento antibiótico acorde con la sensibilidad al germen que produce la infección. En muchas ocasiones se tiene que comenzar la terapéutica antibiótica de forma empírica, hasta que se tengan mejores informes sobre la sensibilidad o resistencia de los gérmenes presentes. En la actualidad ha mejorado considerablemente la terapéutica antibiótica, al mejorar el espectro de los mismos. Aún así, en la mayoría de los casos de grandes infecciones polimicrobianas, se tienen que utilizar combinaciones de antibióticos. En las clínicas y hospitales existe el "mapa epidemiológico" que señala los gérmenes que predominan en ciertas áreas. Eso contribuye a ser mucho más selectivos en los antibióticos utilizados.

Por otra parte, uno de los métodos más empleados para preservar la función endotelial en las grandes infecciones, es la utilización de antioxidantes como la Vitamina E. Siempre ha sido controvertida la utilización de esteroides a bajas dosis en las grandes infecciones. A pesar de las contradicciones según los diferentes grupos de trabajo, el consenso mayoritario es a no utilizarlos, salvo indicaciones muy precisas. Aunque existen evidencias de la influencia de las infecciones en la aparición de eventos cardiovasculares agudos y de enfermedad cerebro-vascular, algunos grupos de investigadores no dan por establecida dicha relación, lo que induce a esperar a que aparezca un mayor número de estudios que evidencien categóricamente dicha relación. No obstante, tener presente a las grandes infecciones como un factor de riesgo coronario, conlleva a mejorar las perspectivas que se tienen sobre ellas, pero sobre todo, abre las puertas para nuevas investigaciones en este controvertido tema, aunque es cierto que desarrollan eventos coronarios agudos, el 4% de los pacientes.

Hemos sido testigos de la presencia de eventos coronarios agudos en personas hospitalizadas por grandes sepsis localizadas a diferentes niveles. Es cierto que los mecanismos involucrados en esas situaciones todavía no han sido esclarecidos, pero lo que sí ha quedado claro es que a las infecciones hay que tratarlas precoz y contundentemente.

ENFERMEDAD CARDIOVASCULAR EN LA MUJER

Las enfermedades isquémicas del corazón son más frecuentes en hombres que en mujeres, pero debemos estar alertas en lo que está pasando en el sexo femenino. En Estados Unidos de América se producen 250 000 nuevos casos de eventos isquémicos entre las mujeres, de esos, sólo llegan al hospital con vida el 50% de esas personas. Varias encuestas han demostrado que entre el 20 y el 60% de las mujeres no sospechan una enfermedad cardiaca por su condición de mujer y porque no tienen adecuada información al respecto.

En Estados Unidos se ha llamado "muerte silenciosa" a un estado de latencia isquémica, más frecuente en mujeres que en hombres, en el cual un dolor precordial en el que no se diagnostica la causa que lo produce incide de forma recurrente en una persona. Es una situación que es más frecuente de lo que muchos médicos creen y es la que produce el mayor número de demandas médicas en muchas partes del mundo. Durante ese estado de muerte silenciosa las personas que sufren dolor en el pecho van muchas veces a los servicios de urgencias buscando ayuda y son devueltas nuevamente a sus hogares. En este mismo país se ha comprobado que las enfermedades isquémicas del corazón en las mujeres son más frecuentes en la raza negra y entre las latinas. Ese fenómeno se justifica por el hecho de que en los negros la enfermedad aterosclerótica coronaria aparece diez años antes que en las mujeres blancas y el las latinas por tener mucho menos posibilidades de acceder al sistema de salud de los Estados Unidos.

La incidencia de enfermedades cardiovasculares en las mujeres constituye un problema de salud de proporciones mundiales. Según datos de la Organización Mundial de la Salud, estas enfermedades provocan el 32% de las muertes en mujeres, mientras que en hombres la provoca en el 27% de los casos. Lo más decepcionante es que las enfermedades cardiovasculares seguirán en aumento progresivo en ese sexo hasta el año 2030. Es el infarto del miocardio la patología cardiovascular que más afecta a las mujeres. Sus complicaciones, siempre peligrosas, terminan con casi el 50% de quienes lo padecen.

Las enfermedades isquémicas del corazón aumentan significativamente en las mujeres después de la menopausia. Los estudios epidemiológicos indican que el reemplazo estrogénico en mujeres posmenopáusicas reduce el riesgo de cardiopatía coronaria en un 50% en la prevención primaria y en un 80% en la prevención secundaria. Los estrógenos conjugados reducen el colesterol LDL en un 10 al 15% y aumentan el colesterol HDL en esa misma proporción. Al añadir progestágenos de como terapia de sustitución hormonal, se reduce significativamente el riesgo de hiperplasia endometrial y cáncer de útero.

Es un hecho demostrado el papel de los estrógenos en la disfunción endotelial. La ausencia de estrógenos en la menopausia aumenta los niveles de colesterol LDL y disminuye los de HDL, lo que hace que aumente el índice arterial y se acelere el proceso de arterioesclerosis. En el estudio Framingham se encontró un incremento de más de dos veces el riesgo de cardiopatía isquémica entre mujeres posmenopáusicas en comparación con las premenopáusicas, tanto para menopausias naturales como inducidas quirúrgicamente.

Las mujeres tienen un retraso para el inicio de coronariopatías de 10 años en comparación con los hombres. El infarto del miocardio y la muerte súbita están retrasados aproximadamente 20 años. En las mujeres suelen ocurrir los infartos del miocardio después de los 55 años de edad. Entre las mujeres existen mayores probabilidades de que las primeras manifestaciones de enfermedad coronaria no un sea un infarto miocárdico ni muerte súbita, la que es tres veces más frecuente entre los hombres. Pero con la menopausia, el panorama epidemiológico cambia y la aparición de angina de pecho e infarto agudo del miocardio, aumentan, independientemente de la edad. En mujeres sanas, la aparición de menopausia cambia completamente el perfil lipídico de las mismas, produciéndose un aumento en el colesterol LDL, molécula primordial para que se dispare el proceso aterosclerótico. Disminuye el colesterol de alta densidad, del que tradicionalmente se ha dicho que es cardioprotector. También aumenta el colesterol total y los triglicéridos.

EFECTOS PROTECTORES DE LOS ESTRÓGENOS.

- Aumentan la relación colesterol HDL/LDL.
- Disminuyen la proliferación celular.
- Aumentan la actividad del óxido nítrico sintetasas calcio dependiente.
- Disminuyen el potencial redox de la pared vascular.
- Preservan la integridad estructural del endotelio.
- Retrasan el proceso de arterioesclerosis.
- Garantizan mejor calidad y textura de la piel.

Los estrógenos ejercen su acción a través de dos factores de transcripción nuclear, conocidos como receptores de estrógenos alfa y Beta, los que al unirse con la hormona, producen una serie de eventos moleculares que llevan a inducción o represión de genes blancos específicos. El receptor estrogénico alfa se encuentra presente en el endotelio y en las células miocárdicas, pero existe en menor cuantía en arterias coronarias que en otros vasos sanguíneos. Por medio de mecanismos geonómicos, los estrógenos activan genes que participan en la síntesis de óxido nítrico y prostaglandinas, que como se sabe, son potentes vasodilatadores, de ahí se infiere la menor prevalencia de hipertensión arterial en mujeres fértiles, en comparación con hombres de la misma edad.

El efecto protector manifiesto del tratamiento con estrógenos, contrasta con el conocimiento de que las primeras preparaciones de anticonceptivos orales en altas dosis, se relacionaron con aumento de la incidencia de infarto del miocardio en fumadoras de cigarrillos que tenían más de 35 años de edad. El efecto de la hormonoterapia en mujeres posmenopáusicas, todavía es motivo de controversias, según se ha podido comprobar en múltiples estudios comparativos, pero es indiscutible que controlan los "accesos de calor" que resultan insoportables para muchas de ellas.

La utilización de estrógenos conjugados y estatinas en el tratamiento de dislipidemias en mujeres menopáusicas resultan beneficiosos. Los niveles de LDL y colesterol total suelen volver a la normalidad en corto tiempo y las complicaciones cardiovasculares disminuyen en un 70%. Existen en el mercado diferentes estatinas, todas ellas actúan sobre el endotelio vascular restituyendo funciones perdidas, pero en el caso especifico de mujeres menopáusicas, la combinación con estrógenos para lograr ese objetivo es imprescindible.

Hoy se pone en dudas quién es realmente el sexo débil desde el punto de vista fisiológico, porque en sentido general, la mortalidad es más alta en hombres que en mujeres y el promedio de vida es más alto en ellas, de manera que

FACTORES DE RIESGO CORONARIOS HEMATOLÓGICOS

Bajo este nombre se han agrupado varios factores de riesgo coronarios, actualmente también reconocidos como factores emergentes. Hasta hace algunos años se les consideraba como raros, pero estudios recientes en los que se han incluido grandes series de pacientes, han demostrado el indiscutible papel que juegan en los mecanismos de producción de la arterioesclerosis y al provocar disfunción endotelial severa. Entre estos factores podemos citar:

FACTORES DE RIESGO CORONARIOS HEMATOLÓGICOS

1.- Proteínas C reactivas elevadas.
2.- Fibrinógeno elevado.
3.- Ácido úrico elevado.
4.- Homocisteinemia.
5.- Factor activador del plasminógeno elevado.
6.- Aumento del factor de Von Willebrand.
7.- Viscosidad de la sangre elevada
8.- Anticuerpos anti fosfolípidos

El creciente interés en su estudio ha provocado un cambio ostensible en la visión que se tenía sobre los factores de riesgo coronarios en sentido general. En muchos centros hospitalarios se han incluido estos elementos al staff de exámenes que se ordenan de forma rutinaria. La única forma que tenemos para ordenarlos es pensar en ellos, es decir, tenerlos presentes en su verdadera dimensión, sin que por ello hagamos un uso indiscriminado de solicitudes.

PROTEINAS C REACTIVAS.

La proteína C reactiva fue descubierta por Tillet en 1939. Su nombre se deriva de su accionar con el polisacárido C somático del Estreptococos Pneumoniae. En las últimas décadas se ha establecido una clara relación entre las proteínas C reactivas elevadas y la incidencia de cardiopatía isquémica. Múltiples estudios han demostrado que las personas que mantienen esas proteínas elevadas, durante largos períodos de tiempo, sin otros factores de riesgo coronarios, tienen una mayor incidencia de infartos del miocardio, en comparación con los que mantienen esas proteínas dentro de límites normales, en las mismas condiciones.

Aunque la proteína C reactiva se ordena con relativa frecuencia en otras enfermedades no cardiovasculares, no es frecuente que se ordene como parte de las investigaciones hematológicas sobre factores de riesgo coronarios. La proteína C reactiva se encuentra en el factor C5b9 del complemento, pertenece a la familia de las pentraxinas, llamadas así porque poseen cinco subunidades idénticas, codificadas por un simple gen en el cromosoma 1, el cual se asocia a una estructura estable pentamérica, cíclica y de simetría radial. Está conformada por cinco protómeros de 24 KD y 206 aminoácidos, los cuales se unen mediante enlaces no covalentes. Posee la capacidad de unirse a diferentes sustancias, tales como la fosfocolina, la cromatina, algunas histonas, con fibronectina y las ribonucleoproteínas. Sugiere que está mediando una reacción inflamatoria. Es por tanto, una proteína reactante de fase aguda, es decir, se libera como respuesta a lesión aguda, infección u otros estímulos inflamatorios. La PCR se sintetiza exclusivamente en el hígado y es secretada en grandes cantidades en las siguientes seis horas de producirse un estímulo inflamatorio. En esas condiciones, los niveles plasmáticos pueden duplicarse cada 8 horas, obteniéndose el pico máximo después de 50 horas.

Al dejar de existir el estímulo inflamatorio, los niveles plasmáticos disminuyen en 5 a 7 horas. Solamente la PCR no se eleva si existe un considerable daño hepático.

CLASIFICACIÓN DEL RIESGO SEGÚN NIVELES DE PCR

A.- BAJO RIESGO: PCR MENOR DE 1 MG/L.
B.- RIESGO INTERMEDIO: PCR con niveles entre 1 y 3 mg/l.
C.- ALTO RIESGO: Niveles mayores de 3 mg/L

Se ha demostrado que los pacientes clasificados como de alto riesgo, tienen el doble de riesgo relativo que los de bajo riesgo.

CAUSAS DE PCR ELEVADAS.
Por hipersensibilidad

- Fiebre reumática
- Artritis Reumatoidea
- Artritis juvenil crónica

Por enfermedad inflamatoria

- Espondilitis anquilosante
- Artritis psoriática
- Vasculitis sistémica
- Polimialgia reumática
- Enfermedad de Reiter
- Enfermedad de Crohn

Rechazo a injertos

- Trasplante renal

Neoplasias

- Linfoma
- Sarcoma

Necrosis

- Infarto del miocardio
- Embolización tumoral
- Pancreatitis aguda

Trauma

- Fracturas
- Quemaduras

Las grandes infecciones provocan elevación exagerada de las proteínas C reactivas. Algunos gérmenes son capaces de provocar reacciones inflamatorias e inmunológicas que de alguna manera actúan sobre el endotelio vascular, provocando su disfunción. Muchas enfermedades crónicas del tejido conectivo que suelen cursar con niveles muy altos de PCR, terminan complicadas con eventos coronarios agudos. Aunque durante la fase aguda de un infarto o en las anginas inestables, no se suele buscar este elemento, algunos estudios muestran que en esas situaciones la PCR está elevada y han tomado su normalización como índice de estabilidad endotelial.

Cuando la elevación de la PCR coincide con la elevación de otros elementos sanguíneos que participan en la cascada de la coagulación de la sangre, como es el aumento del fibrinógeno, del factor de Von Willebrand o del factor activador del plasminógeno, entonces sus potencialidades devastadoras como factor de riesgo coronario aumentan significativamente. Algunas veces la elevación de uno de estos elementos, se acompaña de aumento de alguno de los otros, lo que hace suponer que existe alguna conexión enzimática entre ellos.

Grandes estudios en los que se estudiaron mujeres, demostraron que la PCR es mejor predictor de enfermedades coronarias, que otros marcadores de inflamación como la lipoproteína LDL. Cuando se han estudiado pacientes sometidos a intervención coronaria percutánea y se estima el riesgo cardiovascular, se comprueba que la incidencia de infarto del miocardio y la mortalidad fueron mucho mayores en los pacientes con PCR alta, en comparación con los pacientes con PCR normal o baja. De hecho este examen se debe ordenar previo a una coronariografía.

Existen algunas variables que influyen sobre los niveles de PCR. Con la edad las concentraciones plasmáticas suelen aumentar. Los picos más elevados se han reportado en personas mayores de 70 años. Ello podría explicarse por la presencia de otras enfermedades con compones proinflamatorias. El ejercicio físico moderado disminuye la concentración de PCR, pero las cargas físicas desmesuradas, la aumenta. Los niveles de PCR son directamente proporcionales a las cifras de presión arterial. En las personas obesas existe un importante aumento de las proteínas C reactivas. De la misma manera estas proteínas aumentan en las mujeres que utilizan terapias de sustitución hormonal o en aquellas que utilizan anticonceptivos.

TRATAMIENTO

El tratamiento de la PCR elevada está dirigido a controlar el factor inflamatorio. Por tanto, el tratamiento es multifactorial, en el que están inmiscuidos los medicamentos propios de la enfermedad de base. Existe un tratamiento coadyuvante que está representado por los siguientes medicamentos:

ÁCIDO ACELTIL SALICÍLICO (ASA):

Es conocido el papel que juega el ácido acetil salicílico sobre el tromboxano A2. Ese mecanismo de acción tiene connotación antiinflamatoria. De ahí que sea aprovechado como tratamiento coadyuvante en pacientes con PCR elevada. Varios estudios han demostrado que el efecto cardioprotector de la Aspirina no es sólo como antiagregante plaquetario, sino también como antiinflamatorio. De todos modos ambas acciones son tremendamente beneficiosas para estabilizar el endotelio vascular disfuncionante, mecanismo que se activa en todos los pacientes que sufren un evento coronario agudo y en aquellos que sin llegar a esa situación, son portadores de factores de riesgo coronarios mayores o tienen combinaciones de ellos.

Sigue postulándose que para lograr el efecto antes mencionado, son preferibles las dosis bajas de ASA. 100 mg/día es la dosis más recomendada.

ESTATINAS.

Con el advenimiento de las estatinas se ha logrado disminuir la incidencia y mortalidad por enfermedades cardiovasculares. Se ha demostrado el papel tan importante que juega en la estabilización de la placa de ateroma complicada y más recientemente se ha comprobado su efectividad para reducir los niveles séricos de las proteínas C reactivas. Con ellas se logra la disminución de los marcadores inflamatorios en relación directa con la dosis utilizada e independiente de los niveles de LDL y colesterol.

INHIBIDORES DE LA GLICOPROTEINA IIb/IIIa.

En casos muy seleccionados, se usa este inhibidor, porque se ha demostrado que los niveles muy altos de proteínas C reactivas, alcanzan niveles normales en muy corto tiempo. Suele utilizarse combinado con heparina. Hay que señalar que esta última no influye en la disminución de la PCR. De esto da fe un estudio en pacientes con angina inestable, sin elevación del ST, en el que se separaron en dos grupos. En el primero se utilizó la combinación de Tirofiban/heparina, mientras que en el segundo se utilizó heparina sola. Los resultados fueron marcadamente diferenciales. Los del primer grupo tuvieron una mortalidad menor, porque bajaron las cifras de PCR a niveles muy bajos. En el segundo grupo, las complicaciones fueron mayores, pues no se logró revertir los niveles de PCR.

FIBRINÓGENO ELEVADO.

Desde 1964, cuando aparecieron por primera vez los trabajos de Haust, se comenzó a relacionar el fibrinógeno elevado, con la aparición precoz de aterosclerosis. De hecho, Haust estableció que el fibrinógeno participa en este proceso de dos formas diferentes. La primera es en la fase aguda, tras la ruptura de la placa de ateroma, lo que se conoce como placa complicada. Su segunda participación es en la fase crónica, a través de la formación y mantenimiento de la placa de ateroma, lo que hace que este proceso sea indetenible, si no se toman medidas drásticas.

Sabemos que el fibrinógeno es el factor I de la coagulación de la sangre y que es una glicoproteina plasmática soluble y de alto peso molecular que es producida por el hígado. Tiene una vida media que oscila entre los 3 y los 6 días. Lo encontramos preferentemente en el plasma (75%), aunque también lo encontramos en la linfa, en el líquido intersticial y en las plaquetas, donde actúa de manera diferente que el fibrinógeno plasmático.

CONVERSIÓN DEL FIBRINÓGENO EN FIBRINA

Hay que dejar establecido cómo el fibrinógeno se convierte en fibrina. Se han considerado tres mecanismos o etapas fundamentales.

- La trombina, al actuar como una enzima proteolítica, hidroliza los péptidos A y B del fibrinógeno, convirtiéndolos en monómero de fibrina.
- Polimerización espontánea de los monómeros de fibrina, para formar protofibrillas, las que a su vez se unen para formar fibras densas de fibrina.
- Producción de una forma insoluble de fibrina, proceso que requiere del facto XIII de la coagulación, que activado por la trombina, actúa como una enzima trasglutaminasa, calcio dependiente.

Durante el desarrollo del proceso de arterioesclerosis, el fibrinógeno se deposita en la pared arterial, junto a los sitios de formación de la placa, donde es convertido en fibrina, la cual actúa como un estímulo para la migración y proliferación de las células de músculo liso. Por otra parte, el fibrinógeno aumenta la viscosidad de la sangre, lo que disminuye el flujo sanguíneo, especialmente en los sitios de estenosis vascular. La viscosidad plasmática también se ve afectada por la agregación eritrocitaria dependiente del fibrinógeno, esto provoca que se formen trombos de mayor tamaño y resistencia a los fibrinolíticos. Esos son los motivos por lo que se implora que durante la fase aguda del infarto del miocardio, se realice la trombolisis lo más temprano posible, preferentemente en las primeras seis horas de iniciado el cuadro agudo.

En resumen, podemos plantear que los mecanismos fisiopatológicos por los que el fibrinógeno podría promover los eventos cardiovasculares, son los siguientes:

1.- Infiltración de la pared arterial y aterogénesis.
2.- Incremento de la agregación plaquetaria
3.- Incremento de la formación y persistencia de trombos de fibrina.
4.- Aumento de la viscosidad de la sangre, lo que puede tener efecto aterogénico y protrombótico.
5.- Reduce el flujo sanguíneo distalmente a lesiones aterogénicas.

CAUSAS DE FIBRINÓGENO AUMENTADO

- Anticonceptivos orales
- Aumento de la lipoproteína (a)
- Aumento de la masa corporal
- Amento del colesterol LDL
- Diabetes Mellitus
- Edad
- Enfermedad periodontal
- Enfermedades inmunológicas
- Enfermedades malignas

- Estrés
- Género femenino
- Gestación
- Hábito de fumar
- Hiperinsulinemia
- Hipertensión arterial
- Hipertrigliceridemia
- Hiperviscosidad sanguínea
- Inflamación e infección
- Menopausia
- Microalbuminuria
- Raza negra

CAUSAS DE FIBRINÓGENO BAJO

- Actividades recreativas
- Aumento del colesterol HDL
- Dieta rica en ácidos grasos N-3 y N-6
- Ejercicios bien planificados
- Ingesta moderada de alcohol
- Reducción de peso
- Reducción del colesterol LDL
- Terapia de reemplazo hormonal

TRATAMIENTO.

El tratamiento debe estar dirigido a controlar dos aspectos fundamentales porque de ellos depende la evolución controlada de esas personas:

A.- PREVENCIÓN.

En prevención secundaria, debe corregirse el peso en las personas obesas. Dejar de fumar. Controlar las cifras de glicemias en pacientes diabéticos. Mantener controladas las cifras de presión arterial, con tratamientos adecuados, al igual que el control del colesterol, los triglicéridos y las Lipoproteínas LDL. En prevención primaria, es recomendable mantener adecuados hábitos higiene-dietéticos. Realizar ejercicios bien planificados, de forma sistemática. Evitar aquellos factores de riesgo coronarios que son modificables.

ÁCIDO ÚRICO ELEVADO.

A las cifras de ácido úrico elevadas en la sangre (hiperuricemia) también se les conoce como GOTA. Su principal mecanismo de producción es un anormal metabolismo de las proteínas. En las sociedades modernas, donde se ha incrementado notablemente el consumo de embutidos, comidas rápidas y preservadas, derivadas de carnes rojas, ha aumentado significativamente la hiperuricemia.

Se define como Hiperuricemia cuando a pesar de estar el ácido úrico elevado, no existen manifestaciones clínicas de la enfermedad. En tanto, la GOTA define todo el espectro clínico de la enfermedad, con su gran variedad de signos y síntomas. Es frecuente encontrarla asociada a otros factores de riesgo coronarios, como la diabetes mellitus, hipertensión arterial o dislipidemias. En esas condiciones se potencializa su acción sobre la disfunción del endotelio, produciendo serias consecuencias degenerativas cardiovasculares.

La prevalencia de hiperuricemia asintomática en los Estados Unidos oscila entre el 5 y el 8% de la población adulta. Es, al mismo tiempo, la causa de artritis más importante en hombres con edades comprendidas entre los 40 y 60 años. En el estudio Framinghan se comprobó que para la edad de 58 años, el 1,5% de los pacientes con Hiperuricemia, ha desarrollado por lo menos un ataque de gota. Mientras mayores sean los niveles de ácido úrico, mayor es la predisposición a presentar artritis aguda. Algunos investigadores niegan la hiperuricemia, cuando actúa sola, como factor de riesgo coronario, pero señalan la alta mortalidad cardiovascular que produce cuando se asocia a hipertensión arterial, diabetes mellitus, obesidad o hipertrigliceridemia. Sin embargo, esa asociación es relativamente frecuente en los pacientes hiperuricémicos, por lo que la enfermedad generalmente es muy agresiva para el corazón.

MEDIDAS GENERALES.

DIETA.

Los paciente hiperuricémicos deben ingerir volúmenes importantes de líquido diariamente y deben evitar el ayuno prolongado, pues se facilitaría la precipitación de los cristales de ácido úrico. No consumir alimentos ricos en purinas como sesos, arenques, salmón, truchas, pavos o vísceras de cualquier animal. También se deben evitar los alimentos con preservantes, enlatados y las comidas ricas en grasas. Prohibir el uso de bebidas alcohólicas.

Algunos medicamentos como la furosemida y otros diuréticos del tipo tiacidas, aumentan los niveles de ácido úrico, por lo que se debe evitar su utilización, así como la de pirazidamida, etambutol, ácido nicotínico y ciclosporina A.

TRATAMIENTO CON MEDICAMENTOS.

PACIENTES SINTOMÁTICOS.

Reposo absoluto. El manejo farmacológico se basa en la prescripción de antiinflamatorios no esteroides-AINES- y de Colchicina. Tradicionalmente el AINE más utilizado ha sido el ibuprofeno a dosis de ataque de 800 mg cada 8/ horas, VO, pasarlo a dosis de mantenimiento de 400 mg c/8 horas 24 a 36 horas después del debut del cuadro agudo.

La Colchicina debe instaurarse desde el mismo momento en que se diagnostica la gota. Debe iniciarse a razón de 0,5 a 1 mg, cada ½ hora o cada 4 horas, según la severidad del cuadro. En casos de falla renal leve a moderadas o en pacientes ancianos, suministrar la mitad de la dosis. En la fase aguda no sobrepasar 4 mg en 24 horas. La dosis de mantenimiento es de una o dos tabletas diarias durante 2 a 4 meses.

Los esteroides son muy útiles en el ataque articular agudo. En pacientes con monoartritis, una dosis intraarticular con corticoides logra rápidamente controlar el proceso inflamatorio y los síntomas. En pacientes con ataques poliarticulares, o con resistencia al tratamiento con AINES y Colchicina se puede utilizar Prednisolona a razón de 1 mg/kg/día, en una sola dosis, la cual debe ser rápidamente disminuida en un período de 7-14 días.

PACIENTES ASINTOMÁTICOS.

El medicamento que con mayor frecuencia se utiliza es el Alopurinol, bloqueador de la síntesis de ácido úrico. Su dosis inicial es de 300 mg/día, dados en una sola dosis y continuar con 100 mg/día. En el ataque agudo de gota se recomienda la Colchicina.

Las principales indicaciones del Alopurinol son:

1.- hiperuricemia con producción de ácido úrico y/o excreción de ácido úrico normal o aumentada.
2.- Nefrolitiasis.
3.- Nefropatía por ácido úrico.
4.- Depósitos tofáseos.
5.- Insuficiencia renal.
6.- Alergia o intolerancia a los úricos súricos.
7.- No control de la hiperuricemia solamente con úrico súricos.
8.- Ataques recurrentes de gota no controlados eficientemente con el uso profiláctico de la Colchicina.
9.- Uso profiláctico previo a quimioterapia.

HOMOCISTEINEMIA.

En 1969 se estableció con claridad la relación que existe entre la homocisteinemia y el aumento de las enfermedades isquémicas del corazón. En los últimos años se ha demostrado el rol tan importante que desempeña en el pronóstico de pacientes que ya tienen enfermedad coronaria. La homocisteina es un aminoácido intermedio, producto del metabolismo de la metionina. Tiene un aminoácido con grupo sulfidrilo, producido por la demetilización de la metionina, la cual es un aminoácido esencial, derivado de las proteínas de la dieta y también del metabolismo de las proteínas endógenas. Las proteínas de origen animal tienen mayor contenido de homocisteina, en comparación con las proteínas de origen vegetal.

Existen evidencias que sugieren los efectos tóxicos de la homocisteina sobre la pared arterial, como promotora directa de ateroesclerosis y trombosis. A menor producción de óxido nítrico, aumenta el efecto aterogénico por mayor proliferación de células musculares lisas con aumento del estrés oxidativo y oxidación de LDL, activación de plaquetas e inhibición del factor activador del plasminógeno. El fibrinógeno elevado se ha comprobado entre el 20 y el 30% de pacientes con patología vascular. Observaciones realizadas en casi un centenar de estudios clínicos y epidemiológicos, han sugerido que los niveles elevados de homocisteina se relacionan con un riesgo 2,2 veces mayor entre esos pacientes en comparación con los que mantienen niveles normales de homocisteina.

La concentración de homocisteina en sangre refleja el estado del metabolismo intracelular de la metionina, la cual es convertida a S-adenisilmetionina, un donador de grupos metilos, utilizado principalmente en reacciones generales intracelulares. Luego de la transferencia de un grupo metilo, finalmente se transforma en S-adenilhomocisteína, inmediato precursor de la homocisteina. Hay que señalar que la homocisteina, por sí sola, se transforma en metionina o se degrada a cisteína. La resíntesis de metionina requiere la reacción de metilación, catalizada por metionina sintetasa, utilizando vitamina B12 como cofactor y

5- metiltetrahidrofolato como donador de grupos metilos. A su vez el 5 metiltetrahidrofolato es sintetizado por una enzima vitamina B2 dependiente denominada 5, 10 metilenetetrahidrofolato reductasa. Existe otra vía, menos común, para transformar homocisteina a metionina, a través de una enzima hepática, denominada betaine-homocisteína metiltransferasa, la cual utiliza betaína como donador de grupos metilos.

El 1% de la homocisteina circula como fracción libre en la sangre, entre el 70 y el 80% está unida a la albúmina, el resto, 20 a 30% entra a formar parte de compuestos intermedios de su propio metabolismo. Las pruebas de laboratorios actuales cuantifican todos estos elementos, pero todos ellos varían considerablemente con la ingesta de alimentos, por lo que las muestras se deben tomar en ayunas. El riesgo global de cardiopatía isquémica se ve influenciado directamente hasta en un 10% por los niveles altos de homocisteina en sangre. Esto conlleva a que se debe estandarizar las técnicas de medición de homocisteina en pacientes con enfermedad coronaria o en pacientes de alto riesgo cardiovascular.

Para tomar la muestra de sangre, se requiere que el paciente esté en ayunas por lo menos de 12 horas, por lo que se sugiere que se tome en las primeras horas de la mañana. Esa muestra se debe almacenar en tubo congelado de tapa verde o morada. Debe ser centrifugada entre treinta minutos y una hora, después de haberse efectuado la toma y luego se refrigera y congela hasta el momento de realizar el análisis.

PRINCIPALES INDICACIONES DEL EXÁMEN.

Aunque no es una regla rígida, el consenso generalizado, en cuanto a la indicación para determinar los niveles sanguíneos de homocisteina son:

- Pacientes con antecedentes de enfermedad coronaria que se encuentren en fase aguda de enfermedad isquémica miocárdica.

- Realizarlo cada seis meses a personas con factores de riesgo coronarios mayores.
- A personas que se encuentran en estado de riesgo global para enfermedad coronaria.
- Familiares en primer grado de pacientes con enfermedad cardiovascular aterosclerótica prematura o de personas con alto riesgo.
- Estudio de pacientes con trombofilia.
- Pacientes con enfermedad cardiovascular aterosclerótica establecida, con manifestaciones de enfermedad coronaria, cerebral o de otros territorios vasculares.
- A mujeres embarazadas con antecedentes de preeclampsia e historia de abortos a repetición.
- Madres que han tenido hijos con defectos del tubo neural, labio leporino y paladar hendido.
- Pacientes con accidente cerebrovascular agudo.
- Personas sin sintomatología cardiovascular que tengan alto riesgo de padecer dichas enfermedades, por combinación de varios factores de riesgo coronarios.
- Pacientes con manifestaciones de enfermedad coronaria o aterosclerótica sistémica, sin evidencias de los tradicionales factores de riesgo coronarios.
- Pacientes con enfermedad cardiovascular arterioesclerótica establecida, con manifestaciones de enfermedad coronaria, cerebral o de otros territorios vasculares.

Aunque todavía no se miden los niveles de homocisteina de forma rutinaria, es imprescindible que este factor de riesgo emergente se tenga en cuenta en aquellos pacientes en los que no se encuentran los factores de riesgo tradicionales. Su tratamiento es tan sencillo y eficaz que resulta doloroso el hecho de que las consecuencias de sus altas concentraciones provoquen alteraciones irreversibles en el endotelio vascular. Sin embargo, hasta el momento no existen datos suficientes como para recomendar la medición de homocisteina en la población general. Tampoco es recomendable la utilización profiláctica de ácido fólico ni de vitaminas del complejo B para disminuir el riesgo de accidentes coronarios y cerebrales.

CLASIFICACIÓN.

La clasificación actual está basada en las concentraciones sanguíneas de homocisteina. Así tenemos:

NORMAL: Valores entre 5 y 15 mmol7litros.

LIGERA: Valores entre 16 y 30 mmol7litros.

MODERADA: Valores entre 31 y 100 mmol7litros.

SEVERA: MÁS DE 100 mmol7litros.

Las altas concentraciones de homocisteina se asocian a un mayor riesgo de enfermedad coronaria y cerebrovasculares. Varios meta análisis han demostrado que los niveles altos de homocisteina presentan una fuerte asociación de cardiopatía coronaria, siendo la razón de probabilidades para una diferencia de 5 mmol/litro de 1,6%. La hiperhomocisteinemia es un factor de riesgo fuerte e independiente para la enfermedad cardiovascular para grupos que en general son de alto riesgo. Sus elevadas concentraciones producen disfunción endotelial severa a nivel de las arterias coronarias y cerebrales.

El riesgo relativo de enfermedad coronaria fatal es 2,9% superior en hombres con niveles de homocisteina en el cuartil más alto, comparados con los que están en el cuartil más bajo.

PRINCIPALES CAUSAS DE HIPERHOMOCISTEÍNEMIA.

EDAD.

Los mecanismos fisiopatológicos relacionados con la edad no están completamente esclarecidos, pero los conceptos más aceptados es que sea secundario a la baja ingesta de alimentos ricos en vitamina B, al deterioro de la función renal o al decrecimiento de las enzimas que se encuentran comprometidas en el metabolismo de la homocisteina.

FACTORES GENÉTICOS.

Son relativamente raros y casi siempre son producidos por déficit enzimáticos. En algunos individuos se produce una enzima que trae como resultado la elevación de la homocisteina.

FACTORES NUTRICIONALES.

Las deficiencias en folatos, de vitaminas B6 o B12, están asociadas a valores plasmáticos elevados de homocisteina. Estas vitaminas son esenciales para el metabolismo de la misma. El elevado consumo de carnes rojas acelera el proceso de aterosclerosis, secundario a las altas concentraciones de metionina en las proteínas de origen animal con relación a las de origen vegetal. El uso desmedido del café también eleva los niveles de homocisteina, al igual que agentes contaminantes del medio ambiente como es el humo expedido por los fumadores. Esto en parte explica muchas de las enfermedades cardiovasculares que aparecen en los fumadores pasivos.

SEXO.

Los hombres mantienen mayores concentraciones sanguíneas de homocisteina con relación a las mujeres. Es uno de los elementos a tener en cuenta cuando se analiza las profundas diferencias en cuanto a la prevalencia de las enfermedades cardiovasculares con relación al sexo.

Pero esas diferencias prácticamente desaparecen cuando la mujer entra en la menopausia. Este elemento también influye en el marcado aumento de las enfermedades cardiovasculares en las mujeres postmenopáusicas.

SECUNDARIO A ENFERMEDADES SISTÉMICAS.

Enfermedades sistémicas como la insuficiencia renal crónica, el lupus eritematoso sistémico, las neoplasias y el hipotiroidismo, están asociadas a elevadas concentraciones de homocisteina, por lo que esas personas tienen un riesgo cardiovascular elevado para enfermedades isquémicas asociadas.

CAUSAS DE HIPERHOCISTEINEMIA.

Enfermedades sistémicas.

- Insuficiencia renal crónica.
- Neoplasias malignas.
- Lupus eritematoso sistémico.
- Psoriasis.
- Hipotiroidismo.
- Diabetes Mellitus tipo 1 y 2.
- Artritis reumatoidea.

Enfermedades digestivas.

- Enfermedad de Crohn.
- Colitis ulcerativa
- Enfermedad celíaca
- Infección por Helicobacter Pylori

Deficiencias de vitaminas.

- Folato
- Vitamina B6
- Vitamina B12

Medicamentos

- Antifólicos
- Metrotexate
- Sulfalacina
- Trimetropin
- Anestésicos
- Óxido nítrico
- Anticonvulsivantes

  . Dilantin
  . Carbamazepina
  . Fenobarbital
  . Primidona
  . Ácido valproico

Hipolipemiantes.

- Ácido nicotínico
- Niacina
- Colestiramida
- Fibratos
- Colcatipol

Diuréticos tiacídico y otros medicamentos.

- Hidroclorotiazida
- Metformina
- Teofilina
- Isoniacida
- Cicloserina
- Hidralazina
- Procarbacina
- Ciclosporina
- L-dopa
- 6 mercaptopurina

Deficiencia enzimática

- Cistationina B sintetasa
- Metionine sintetasa
- 5 metiltetrahidrofolato reductasa
- 6 azurudine triacetato

Otras causas

- Envejecimiento
- Sexo masculino
- Receptores de trasplantes

DISFUNCIÓN ENDOTELIAL EN LA HIPERHOMOCISTEINEMIA.

Las consecuencias de mantener niveles elevados de homocisteina son nefastas para el endotelio, provocando disfunción aguda y crónica del mismo. Las principales alteraciones que se producen a nivel de esta delicada estructura son las siguientes:

- Disminución de la producción de óxido nítrico.
- Producción exagerada de radicales del anión superóxido.
- Formación de peróxido de hidrógeno en presencia de iones de cobre.
- Se produce acumulación metabólica de S-adenoyl-L- homocisteina, el cual es un fuerte inhibidor no competitivo de la catecol-O-metiltransferasa que es la enzima que media la metilización de varios sustratos de catecol como son las catecolaminas y catecolestrógeno.
- Efecto de inhibición endógena del óxido nítrico sintetasa, por aumento de los niveles plasmáticos de dimetil-arginina asimétrica.
- Incremento de la interacción endotelio-leucocitos, secundario a la sobrerregulación de las células y moléculas de adhesión.

- Producción elevada de moléculas de alta reactividad, denominadas complejo homocisteina-tiolactona, lo que provoca mayor agregación de moléculas de lipoproteínas de baja densidad (LDL), las que son atrapadas por los macrófagos para formar células espumosas, las que, como veremos más adelante, dan lugar a las placas ateromatosas.
- La hiperhocisteinemia puede dar lugar a alteraciones en el código genético como déficit congénito en vitamina B12 y folatos.
- Los niveles elevados de homocisteina pueden desencadenar una importante actividad pro coagulante, activando factores como la trombomodulina, trombina y antitrombina III.

TRATAMIENTO.

Como hemos visto, la génesis de los altos niveles de homocisteina se produce por déficit de vitaminas del complejo B o de ácido fólico. De manera que la terapéutica debe estar dirigida hacia esos defectos, corrigiéndolos de varias maneras:

A.- Mejorando la dieta.
B.- Suplementos orales.
C.- Prevención.

A.- DIETA

No se debe abusar en el consumo de carnes rojas, pues esas proteínas elevan los niveles de homocisteina con mayor magnitud que las proteínas de origen vegetal. La vitamina B6 la encontramos en carnes de aves, pescado, leguminosas, arroz y granos enteros, avena, maní y almendras. La vitamina B12 sólo se encuentra en productos alimentarios de origen animal y en suplementos artificiales. El ácido fólico lo podemos encontrar en mayores concentraciones en cítricos, tomates, vegetales de hojas verdes, espárragos, brócoli, lentejas, fríjoles, huevos, vísceras, granos enteros y cereales enriquecidos.

B.- SUPLEMENTOS ORALES.

El ácido fólico en dosis de 0,5 a 5,7 mg/día, por cuatro semanas, reduce los niveles de homocisteina en un 25%. No hay evidencias convincentes de que con dosis mayores y por más tiempo, se obtengan mejores resultados. Adicionalmente se debe utilizar vitamina B12 o cianocobalamina a dosis de 0,02 a 1 mg/día. Obviamente, también se utiliza la vitamina B6 a razón de 50 a 250 mg/día.

En países como Estados Unidos se han establecido reglas para que todos los granos y cereales se fortifiquen con ácido fólico. Con esa simple medida se puede lograr una disminución de la cardiopatía isquémica en un 13% en hombres y en un 8% en las mujeres.

C.- PREVENCIÓN

La prevención sigue siendo la mejor manera para tratar cualquier enfermedad. Las personas de la tercera edad deben extremar las medidas dietéticas, de manera que los alimentos ingeridos, garanticen niveles adecuados de vitaminas y minerales. No es recomendable consumir vitaminas sin prescripción médica. El uso profiláctico de vitaminas es controvertido, pero el consenso general sigue siendo a no utilizarlas de manera empírica.

DROGADICCIÓN COMO FACTOR DE RIESGO

Diego Armando Maradona, el mejor jugador de futbol de Argentina de todos los tiempos, terminó su carrera deportiva padeciendo una cardiopatía dilatada de etiología tóxica, es decir, el crecimiento que se había producido en su corazón era secundario al uso de cocaína. Fue rehabilitado en varias ocasiones en Cuba y pudo terminar su carrera deportiva como entrenador, condición que le permitió dirigir la selección argentina que participó en el mundial de Sudáfrica, en 2010. Joe Arrollo, el mejor exponente de la música salsa colombiana, terminó su carrera profesional precozmente cuando una cardiopatía dilatada, también tóxica, acabó con su vida cuando apenas pasaba de los 50 años, en el esplendor de su vida musical. Kid Pambelé, el legendario campeón mundial de boxeo profesional, deambulaba semiloco por las calles de Cartagena de Indias, mendigando algo de comer y suplicando por drogas alucinógenas. Había terminado su carrera en la más absoluta pobreza, después de haber derrochado su fortuna, ganada limpiamente con la fuerza de sus puños.

Múltiples estudios han demostrado la alta frecuencia de consumo de drogas alucinógenas entre las mal llamadas "celebridades". Los escándalos protagonizados por famosos actores de Hollywood, constituyen muestras penosas de la denigración de la conciencia humana. El fenómeno se convierte en recurrente cuando involucra a millonarios procedentes de diferentes profesiones, deportistas talentosos que ven acabada sus vidas por el consumo de drogas. Personajes de la talla de Elvis Presley, Marilyn Monroe, Michel Jackson, hasta la víctima más reciente: Whiton Houston. Todos ellos sepultaron sus vidas en el maldito polvo de cocaína.

En Cardiocenter atendemos con relativa frecuencia a personas drogadictas con complicaciones cardiovasculares potencialmente mortales. Nos hemos detenido en la forma en que los cambios cardiovasculares van progresando en esas personas hasta que los invalida de forma parcial o total porque el consumo de drogas se ha extendido a muchos países y sus consecuencias degradantes, tanto desde el punto de vista físico como social y espiritual, mantiene en constante preocupación a todas las sociedades del mundo. Múltiples estudios han demostrado las acciones negativas que ejercen las drogas sobre el corazón y otros sistemas y aparatos. Las consecuencias de esas alteraciones las sufren miles de personas que han padecido secuelas o en el peor de los casos, la muerte.

Deportistas y artistas famosos, han sido víctimas directas de las drogas. La enfermedad que ha desarrollado con mayor frecuencia es la miocardiopatía dilatada, es decir, el crecimiento desmesurado del corazón con una disminución subsecuente de su capacidad de trabajo.

SÍNTOMAS CARDIOVASCULARES

El síntoma que aparece con mayor frecuencia es el dolor precordial, relacionado directamente con el momento del consumo. Al inicio, los drogadictos prácticamente no le prestan atención, pero en la medida en que las alteraciones coronarias empeoran, el dolor se hace más frecuente y prolongado, apareciendo, incluso, en momentos en que no se está consumiendo drogas. El segundo síntoma en importancia es la disnea. Casi todos los drogadictos que asisten a nuestras consultas manifiestan falta de aire en algún momento. En la misma medida en que el corazón crece y con ello disminuye su eficacia por disminuir su fuerza de contracción y la fracción de eyección, la disnea aparece hasta en reposo. Otros síntomas de la esfera cardiovascular que manifiestan con frecuencia son las palpitaciones. Más adelante las describimos en las arritmias que produce la drogadicción. Los mareos y vértigos, así como estados prolongados de nauseas con o sin vómitos, también son muy frecuentes.

Aunque las personas inmersas en el mundo de las drogas pretenden clasificarlas en dependencia de las cantidades de sustancias químicas que se utilizan en su elaboración, la verdad es que todas, incluyendo la marihuana, la más "ecológica" de todas, según ellos, son tan perjudiciales como la más sofisticada. El carácter manipulador de esas personas, nos alerta de los peligros que representan dentro de los hogares y aunque sea duro decirlo, es muy difícil aceptar que una vez dentro de las drogas, es prácticamente imposible salirse de ellas.

COMPLICACIONES DEL USO DE DROGAS.

I. COMPLICACIONES CARDIOVASCULARES.

INFARTO AGUDO DEL MIOCARDIO.

Debemos recordar que los criterios clínicos en el diagnóstico del infarto agudo del miocardio fueron planteados por James Harrick hace 100 años. Sin embargo, para esa época nadie sospechaba que el corazón sería "atacado" violentamente por la droga, ni que estas tendrían efectos tan devastadores sobre ese órgano. Desde 1982 se comienza a reportar esta complicación entre los consumidores de cocaína. El infarto del miocardio ocurre en personas con antecedentes de angina de pecho en el 30% de los casos. En los pacientes sin antecedentes de cardiopatía isquémica, el infarto suele ocurrir en personas mayores de 40 años. Antes de producirse el daño miocárdico ocurren episodios frecuentes de espasmos o estrechamiento de las coronarias que se acentúan en la misma medida en que aumentan las concentraciones de la droga.

No se conoce con exactitud la epidemiología sobre el consumo de drogas, lo que sí se sabe es que constituye una pandemia de proporciones incalculables, que genera ganancias multimillonarias y atrapa despiadadamente a muchas personas. En Cuba ha aumentado el consumo de drogas en las dos últimas décadas, después que el sistema imperante tuvo que abrirse al turismo internacional como alternativa económica para sobrevivir. Colombia es uno de los mayores productores de cocaína del mundo, sin embargo, en cuanto a consumo se comporta a niveles estándares internacionales. Desde el punto de vista clínico las manifestaciones son las mismas que en los pacientes con isquemia miocárdica secundaria a obstrucción por placas de ateromas. La angina de pecho suele ser tan frecuente que casi todos los grandes consumidores la perciben en cada una de las sesiones adictivas. Sin embargo, el dolor precordial lo interpretan como parte del mismo proceso en el que están inmersos. En muchas ocasiones la angina de pecho es producida por espasmos coronarios, dando lugar a formas de angina variantes o de Prinzmetal que significan grandes riesgos para muerte súbita. En sentido general se ha demostrado, a través de la realización de ecocardiograma de estrés con dobutamina que el umbral de isquemia de esas personas es extremadamente bajo, lo que los predispone, aún más, a los eventos coronarios agudos de consecuencias incalculables.

ARRITMIAS CARDIACAS.

La cocaína es arritmogénica por su propia constitución química. Las arritmias más frecuentes son las extrasístoles ventriculares frecuentes, pero también se producen fibrilación auricular y ventricular, esta última casi siempre fatal. También se describen alteraciones en la conducción auriculoventricular. El tipo de bloqueo más frecuente es el de segundo grado tipo movitz I, pero también suelen aparecer bloqueos AV completos, transitorios o permanentes, con necesidad de implantación de marcapasos. Las arritmias producidas por narcóticos responden muy poco a la terapéutica habitual.

En Cardiocenter hemos realizado estudios de holter de ritmo en drogadictos, a los que hemos clasificados en ligeros, medianos y severos, por el tiempo de adicción y por el volumen de drogas consumidas. Se demostró que en los drogadictos ligeros, los que constituyeron el menor grupo, 20%, presentaban extrasístoles ventriculares frecuentes durante el consumo de drogas y aisladas varias horas y días después. En los drogadictos severos, 60% de los casos, se producen de forma repetitiva, periodos cortos de taquicardia ventricular que coinciden con mareos y pérdida de las fuerza muscular que el mismo drogadicto atañe al efecto de las drogas y no a la arritmia potencialmente mortal que está sufriendo. La taquicardia ventricular casi siempre precede a la fibrilación ventricular, equivalente este último a un paro cardíaco. Es de esta manera que nos explicamos las muertes súbitas que suelen ocurrir entre drogadictos.

MIOCARDIOPATÍA.

Es una complicación tardía que cuando aparece, representa un muy mal pronóstico para esa persona. La que se produce con mayor frecuencia es la miocardiopatía dilatada. Casi siempre se observa entre aquellos drogadictos que ya han sufrido infarto del miocardio. El comportamiento clínico es el mismo de las miocardiopatías dilatadas de otras etiologías y la incapacidad física que produce aparece precozmente. Hay que señalar que si bien es cierto que a otros pacientes en muy malas condiciones hemodinámicas se les propone transplante cardiaco, a los drogadictos, por razones obvias, no se pueden incluir en esos planes. Debemos señalar que la supervivencia de esas personas, una vez que aparecen síntomas de insuficiencia cardiaca y mantienen una fracción de eyección inferior al 30%, es de menos de un año.

MUERTE SÚBITA.

La cocaína ha sido frecuentemente asociada a la muerte súbita, pero la dosis letal y el nivel y concentración en sangre varía de un toxicómano a otro. Los mecanismos de estas muertes son variables e incluyen arritmias, crisis epiléptica prolongada, paro respiratorio y hemorragia intracraneal. La muerte súbita puede estar precedida por una agitación delirante, fiebre alta o convulsiones generalizadas. Casi siempre quedan huellas que evidencian que la muerte sorprendió al drogadicto en plena faena de consumo.

RUPTURA DE LA AORTA.

El aneurisma disecante de la aorta es una complicación relativamente frecuente entre drogadictos de larga evolución. Las porciones que más se afectan son los diferentes segmentos de la aorta torácica. Clínicamente se presenta con un cuadro dramático de dolor precordial tan intenso que puede llevar al shock. Casi siempre que se presenta es mortal. Enfermedades de la aorta como estenosis e insuficiencias son relativamente frecuentes en esa población.

II. COMPLICACIONES PULMONARES.

1.- Neumotórax.
2.- Neumomediastino.
3.- Neumopericardio.
4.- Edema pulmonar.
5.- Exacerbación del asma.
6.- Hemorragia pulmonar.
7.- Bronquiolitis obliterante.
8.- Pulmón de Crack.

III. COMPLICACIONES ENDOCRINAS.

1.- Hiperprolactinemia.
2.- Hipertiroidismo
3.- Hipotiroidismo
4.- Insuficiencia suprarrenal

IV. COMPLICACIONES GASTROINTESTINALES.

1.- Isquemia intestinal.
2.- Perforaciones gastrointestinales.
3.- Colitis.
4.- Gastritis
5.- Úlceras duodenales

V.- COMPLICACIONES NEUROLÓGICAS.

1.- Hemorragia cerebral.
2.- Infartos cerebrales.
3.- Atrofia cerebral.
4.- Vasculitis cerebral.
5.- Cefalea.

VI. RENALES.

1.- Rabdomiolisis.
2.- Litiasis renales
3.- Insuficiencia renal aguda y crónica

VII. COMPLICACIONES PSIQUIÁTRICAS.

1.- Ansiedad.
2.- Depresión.
3.- Paranoia.
4.- Delírium.
5.- Psicosis.
6.- Suicidio.

VIII. COMPLICACIONES OBSTÉTRICAS.

1.- Desprendimiento placentario.
2.- Bajo peso al nacer.
3.- Prematuridad.
4.- Microcefalia.

IX. OTRAS COMPLICACIONES.

1.- Muerte súbita.
2.- Disfunción sexual.
3.- Hiperpirexia.

COMPLICACIONES INDIRECTAS.

1.- INFECCIONES.

Los toxicómanos son propensos a padecer infecciones a distintos niveles, casi siempre relacionados con la sexualidad aumentada o aberrada que muchos de estos sujetos padecen. Es frecuente la gonorrea y la sífilis, así como el síndrome de inmunodeficiencia adquirida.

2.- MUERTES VIOLENTAS.

El uso de drogas provoca un aumento significativo de muertes violentas. Se citan los homicidios, los suicidios y el aumento de los accidentes del tránsito entre esas personas. En países con altas tazas de homicidios como Estados Unidos, el 40% de ellos los cometen personas adictas a las drogas. En América Latina el panorama no deja de ser menos alarmante. Más del 98% de la población penal de esos países ha consumido drogas en algún momento de la vida y un por ciento similar de homicidios se relaciona con el uso activo de estupefacientes. Aunque en Europa se suelen utilizar con mayor frecuencia drogas alucinógenas sintéticas, las consecuencias degradantes desde el punto de vista social y de salud, son las mismas.

TRATAMIENTO.

No existe un tratamiento coherentemente establecido para tratar las diferentes formas de adicción. En el mejor de los casos, existen centros con planes de rehabilitación que no muestran resultados alentadores, pues el número de recaídas en los que salen de allí es elevado. En muchos enfermos se logra la separación de la adicción por un período de tiempo determinado, pero las recaídas son muy frecuentes. Sin embargo, narcóticos anónimos es de los pocos programas que han logrado las más bajas tasas de recaídas y el mayor número de personas sacadas del infierno de las drogas.

El apoyo psicológico es importante para esas personas. Existen consultas especializadas en esos tratamientos. Se ha recurrido a métodos tradicionales de la medicina China e hindú para buscar algún alivio a la desesperante situación de esas personas. La meditación trascendental es un medio que han tomado muchos para apoyar su comportamiento adverso hacia el consumo de drogas. Luego, todo lo que se utilice en aras de la erradicación del consumo de las drogas, es ganancia para la sociedad.

PREVENCIÓN GENÉTICA CARDIOVASCULAR.

Una de las grandes ventajas que tiene haber nacido en un pueblo pequeño, de campo, es que todos se conocen y por lo mismo, se llaman por sus nombres. Eso me permitió observar de cerca, de forma empírica y desde muy joven, el comportamiento de las enfermedades en miembros de una misma familia. Fue así como descubrí que en muchas de esas familias se repetían muertes que obedecían a una misma causa, las que más me llamaron la atención fueron las cadenas de muertes cardiovasculares. Recuerdo que siendo niño mi bisabuela Tonca me llevó al velorio de su mejor amigo, un hombre que al momento de su muerte pudo haber tenido 50 años. Murió de un infarto al que la sabiduría popular ponía como apellido fulminante. Meses después fuimos al velorio del hijo mayor de aquel hombre y al año velamos también al hijo menor.

Se me hizo claro que algo andaba mal en aquella familia, en la que todos morían del corazón, pero en realidad en aquella época medicina no estaba tan adelantada. De hecho, cuando terminé el bachillerato, las ciencias casi no conocían al átomo ni habían conquistado la biología molecular y era muy poco lo que se conocía sobre las partículas infinitamente pequeñas que constituyen la materia animal, vegetal o mineral. Sabíamos que desde la antigua Grecia, Demócrito, desde sus grandes conocimientos en filosofía, había enunciado que la partícula de menor tamaño que existía en la naturaleza era el átomo. El descubrimiento -fruto genuino de su imaginación- afirmaba además que el átomo era una "partícula indivisible", es decir, que no se podía desintegrar. Era un gran paso de avance para la época, pero el principio de su inquebrantabilidad estaba muy lejos de la realidad, porque con el acelerador lineal de partículas se ha logrado quebrar el átomo hasta niveles ínfimos.

Lo mismo que ha sucedido con el átomo ha pasado con las células, que miles de científicos de todo el mundo han dedicado sus vidas a descubrir lo que desde hace varios siglos permanecía en la oscuridad. Realmente el descubrimiento que puso en evidencias todas las posibilidades del átomo ocurrió apenas en el siglo XX tal y como también ha sucedido con el estudio de las células y las micro partículas contenidas dentro de ellas. Después de Demócrito lo más importante que ocurrió en las investigaciones atómicas, fue descubrir que el átomo estaba constituido por un núcleo formado por protones y neutrones y que fuera de ese núcleo existía otra partícula conocida como electrón. Entonces nació una ciencia que se llamó física cuántica porque trata sobre las leyes que rigen el comportamiento de los elementos más pequeños que existen en la naturaleza. Recientemente se ha descubierto que los neutrones y protones están enlazados, cada uno, a tres quarks, siendo estos últimos elementos las partículas más pequeñas que existen en la naturaleza.

Al igual que el átomo en la materia inerte, las células están constituidas por otras partículas muy pequeñas, las que al principio fueron llamadas organelos porque de alguna manera realizaban las funciones fisiológicas, pero a escala pequeña, que realizan los grandes órganos del cuerpo humano. Los lisosomas, dentro de las células, se ocupan de la digestión, mientras que las mitocondrias llevan a cabo la respiración y con ella la producción de energía. Otros elementos proteicos como el ARN se encargan de llevar de un lado al otro, una serie de información que resulta de imprescindible valor para la supervivencia de la misma célula. Esa información es almacenada en otra partícula denominada ADN, el cual es rico en material genético de distintas texturas y funciones.

El mismo sistema informativo- del ARM- también existe a nivel atómico. Los protones, los neutrones, los electrones y los mismos quark constituyen por si mismos fermiones, diminutas partículas encargadas de recibir mensajes y al mismo tiempo, de transportarlos a algún lugar reservado a la memoria inextinguible del átomo. Para los científicos no deja de ser asombroso el parecido funcional de esos elementos ubicados en lados opuestos del cuadro impredecible de la física cuántica y la biología molecular.

Los bosones, en cambio, son enteramente mensajeros. Son bosones, los fotones, es decir, las partículas que constituyen la luz. Los gravitones representan a las fuerzas gravitatorias y los gluones representan las fuerzas nucleares fuertes, mientras que Ws y Zs representan las fuerzas nucleares débiles. Existen importantes analogías entre fermiones y bosones y muchos de los fenómenos que ocurren a nivel de la genética molecular. Desde hace muchos años sabemos que el cuerpo humano y animal está constituido por "polvo de estrellas". Sí, tenemos los mismos componentes que constituyen a cualquier planeta, hierro, cobre, zinc, cobre, oro, planta, platino, etc, etc. Todos estos conocimientos son importantes para entender lo que realmente sucede en los pequeños núcleos genéticos que dan lugar a la continuidad genética, anatómica y fisiológica que rige el funcionamiento del cuerpo humano.

Charles Darwin fue el primero en anunciar algunos de los más importantes conceptos sobre genética, pero sus principales aportes sucedieron en la selección natural de las especies. Sus experimentos, pero sobre todo, sus observaciones, lo llevaron a la sabia conclusión de que entre las diferentes razas, sobreviven aquellos seres que muestren las mayores fortalezas porque han tenido que desarrollar los mejores mecanismos de adaptación, luego esas habilidades se las transmitían a la descendencia. Darwin le había dado la vuelta al mundo conociendo nuevas especies y observando sus mecanismos de adaptación. Todas esas experiencias quedaron plasmadas en su libro "La evolución de las especies" publicado en 1853. Fue el primer gran paso de avance en el descubrimiento de los grandes elementos que constituyen la genética, pero también fue el motor impulsor para llegar a descubrir lo extraordinariamente pequeño, lo que, como ya he señalado, en física se conoce como física cuántica y en medicina se identifica como biología molecular.

El monje Gregorio Mendel se dio cuenta, por sus estudios observacionales sobre guisantes, sin intervención humana en su evolución, de que ciertas características fenotípicas se repetían de generación en generación, con el mismo parecido físico, es decir, que los guisantes cultivados tres años después, eran exactamente iguales que sus predecesores originales. Este sencillo descubrimiento dio lugar al concepto moderno de genética, porque Mendel llegó a la conclusión de que existía algún material, localizado en algún lugar de las células, pero que él nunca supo identificar, que sirve de molde para que se reproduzcan de forma parecida. Para esa época se conocía que la célula estaba constituida por el núcleo y el citoplasma, dos grandes estructuras a las que sólo se tenía acceso con el microscopio y en ese tiempo, no eran potentes.

Podemos señalar que la grandeza de los descubrimientos de Mendel radica en la simplicidad de sus experimentos. Mendel es para la biología humana y vegetal, lo que Isaac Newton para la física. Dio a conocer sus leyes en 1886, pero pasaron inadvertidas para la comunidad científica internacional. Fue en 1900 que esas leyes tomaron un carácter científico y se masificó su interpretación por el mundo entero.

En 1912 Calvin Bridges y Nettie Steven demostraron que esas características, es decir, las de mantener las mismas señales genéticas después de varias generaciones, se alojaban en una estructura extremadamente pequeña situada en el núcleo de las células, a las que Bridges denominó genes, ubicados en los cromosomas, palabra que literalmente significa "cuerpos coloreados" porque los pudo ver en su microscopio después de utilizar tintura para colorear las células. El avance definitivo en la investigación genética se produjo en 1953 cuando el Dr. Watson y el Dr. Crick descubrieron los misterios contenidos en la estructura del ácido desoxirribonucleico – ADN- como un modelo helicoidal que forma elementos acoplados de 23 pares de cromosomas.

GENOMA HUMANO

La comunidad científica mundial se estremeció cuando el 26 de junio del año 2000, Vanter y Clerck, aparecían en la televisión junto al presidente de Estados Unidos, Bill Clinton para informar al mundo que ya tenían el mapa genético humano, algo sin precedentes en nuestra especie y por lo mismo, en la historia de la humanidad. Vanter y Clerck competían desaforadamente por atribuirse la patente del descubrimiento y terminaron compartiendo el premio Nobel de Medicina y la gloria eterna, dieron a conocer el mapa genético humano o "libro de la vida", consistente en la decodificación de la información genética, sobre aspectos que durante siglos, mantuvieron al hombre en la incertidumbre. El proyecto "Genoma Humano" es considerado como el descubrimiento más extraordinario que ha realizado el hombre a través de su historia.

Con el conocimiento del genoma humano se perfila un mejor conocimiento de la terapia genética, la cual consiste en la administración de material genético en un individuo con el fin de corregir un defecto específico, para dotar a las células de una nueva función o para dotar al genoma celular con genes cuyo producto ejerce algún efecto terapéutico en órganos vecinos o sistémicos. En definitiva la terapia genética cardiovascular tiene como finalidades:

• Reemplazar un gen defectuoso o no activo, por un gen nuevo o adicional, con una copia funcional capaz de restaurar la producción de la proteína requerida.

- Adicionar un gen para producir una proteína en células que normalmente no lo hacen.
- Controlar la expresión de un gen, por mutagénesis dirigida o con moléculas antisentido.

La trascendencia del **"Proyecto Genoma Humano"** con sus consecuencias terapéuticas, se puede resumir de la siguiente manera:

- A través del mapa genético se pueden predecir todas las enfermedades que padecerá una persona.
- A través de ese conocimiento, se pueden aplicar tratamientos específicos (terapia genética) e inclusive mutar el gen que trae el desafortunado mensaje.
- Se puede valorar con exactitud el código de envejecimiento.
- Se puede determinar el grado de violencia con que llega cada persona.
- El nivel de inteligencia e intelectual se podrán definir con absoluta certeza desde el nacimiento.
- Las probabilidades delincuenciales de un individuo se conocerán apenas se construya su mapa genético.
- Se conocerán los verdaderos orígenes de la humanidad.
- Permitirá erradicar enfermedades genéticas incapacitantes.

Desde el punto de vista cardiovascular han sido notables los avances en el campo de la genética comprometida con las principales afecciones del corazón. Es conocido clínicamente el hecho de que miembros de una misma familia mueren súbitamente o tienen tradición de infartos mortales o no. El desenlace genético de todos esos eventos es indiscutible y detener esa transmisión es el objetivo fundamental en el manejo de esos pacientes. No siempre se logra ese objetivo. El carácter impredecible y muchas veces caprichoso de la cardiopatía isquémica, todavía sigue asombrando a renombrados investigadores en esos temas y cada día se descubren más causas de muerte súbita. Además del asombroso comportamiento genético de las enfermedades coronarias, se ha sembrado cierto grado de decepción, siendo esto lo que ha motivado las grandes investigaciones en este campo.

Si bien es cierto que se ha avanzado muchísimo en el conocimiento de la estructura y funciones del endotelio, también debemos reconocer que falta mucho para lograr el tratamiento óptimo de su disfunción y las complicaciones que eso entraña. El óxido nítrico producido por el endotelio vascular sufre serias modificaciones en enfermedades como la hipertensión arterial, enfermedades coronarias, insuficiencia cardiaca, diabetes mellitus, etc., sin embargo, es conocido que la información genética para producir este gas, se ubica en el brazo largo del cromosoma 7, en la banda 7q 36q 39. Ha sido secuenciado en su totalidad, por lo que cada día se conoce más sobre las implicaciones clínicas y terapéuticas de sus alteraciones. Para modificar sus alteraciones, es decir, para instituir cambios beneficiosos para los pacientes, se requiere identificar el gen que codifica el producto terapéutico, seleccionar el vector adecuado, transferir el material genético terapéutico al vector seleccionado, llevar el vector al tejido blanco, integrar el gen terapéutico al núcleo celular, donde debe expresarse para lograr el efecto terapéutico.

ENFERMEDAD CORONARIA.

Durante la segunda mitad del siglo XX y en todo lo que va del XXI las principales investigaciones en el área de la genética cardiovascular han sido enfocadas hacia la determinación de la ubicación del o de los genes encargados de transmitir el patrón genético encargado de alterar la cantidad y calidad del proceso de arterioesclerosis. Ese sería el mayor descubrimiento de todos los tiempos porque resolvería el misterio de la elevada mortalidad por infarto agudo del miocardio, la que se ha considerado-no sin razón- como la epidemia de nuestro siglo.

En una época tan precoz como 1917, el Dr. Filomeno Rodríguez, en Cuba, publicó un artículo titulado "La herencia como factor etiológico en las enfermedades vasculares". Tengo que admitir que ese artículo me impresionó porque en esa época se sabía muy poco -por no decir nada- sobre genética cardiovascular, si tenemos en cuenta que fue en 1912 cuando Calvin Bridges y Nettie Steven demostraron que la información sobre las características fenotípicas que pasan de una a otra generación, se alojan en una estructura extremadamente pequeña situada en el núcleo de las células, a las que Bridges denominó genes, palabra de la que posteriormente salió otra palabra: genética, para definir aquellas enfermedades que tienen un carácter hereditario.

Este estudio sale a la luz pública cinco años después de publicadas, por primera vez, también en 1912, las características clínicas del infarto agudo del miocardio, de manera que ya el Dr. Filomeno Rodríguez planteaba, desde Cuba, la transmisión en familias enteras de esta enfermedad, algo que en el siglo XXI todavía se sigue estudiando.

SÍNDROME DE DOWN

En el orden cardiovascular se conoce que enfermedades como el síndrome de Down, producido por una trisomía cromosómica en el par 21, suele cursar con malformaciones cardíacas del tipo comunicación interventricular e interauricular, canal aurículo-ventricular común o defectos de los cojinetes endocárdicos. En

Cardiocenter la malformación congénita cardíaca que hemos encontrado con mayor frecuencia es la comunicación interventricular, la cual ha cerrado espontáneamente en más del 60% de los casos.

SÍNDROME DE TURNER Y NOONAN

Mientras que el síndrome de Turner y de Noonan se caracteriza por presentar el tórax en escudo, definido por un ángulo mayor entre el manubrio y el cuerpo del esternón. Este síndrome se acompaña frecuentemente de estenosis pulmonar e hipertensión pulmonar.

SÍNDROME DE KLIPPEL FEIL

El síndrome de Klippel Feil se caracteriza por pliegues cervicales muy desarrollados y orejas de implantación baja y "espaldas rectas", suele acompañarse de comunicación interventricular. Existen malformaciones congénitas en el origen de las arterias coronarias que muchas veces producen enfermedades isquémicas del corazón a edades muy tempranas de la vida. En Cardiocenter hemos atendido a dos pacientes con este síndrome después de haber sobrevivido a un infarto agudo del miocardio en el cual se ha comprobado, por cateterismo, el origen anómalo de la arteria coronaria derecha.

En esas personas también existen alteraciones genéticas en el código del metabolismo de los lípidos, productores de dislipidemias severas, aun cuando mantienen dietas completamente sanas. Esta alteración genética tiene consecuencias devastadoras sobre las arterias coronarias, cerebrales y en las arterias de los miembros inferiores, de manera que esos pacientes pueden sufrir de enfermedad cerebral oclusiva a edades tempranas de la vida.

SÍNDROME DE MARFAN

El síndrome de Marfan, producido por alteraciones en el gen FBN-1, localizado en el cromosoma 15, origina malformaciones cardiovasculares como prolapso valvular mitral, aorta bicúspide, así como alteraciones óseas y de la piel. Se ha comprobado que corrigiendo este cromosoma se podría detener el crecimiento que se produce en este síndrome, así como las malformaciones cardiacas ya mencionadas.

SÍNDROME DE QT PROLONGADO.

El síndrome del QT prolongado se inscribe en el electrocardiograma, se describió originalmente como de etiología congénita pero hoy sabemos que existen algunas formas adquiridas, casi todas asociadas al uso de medicamentos como la quinidina, el sotolol, la hipocalcemia y el uso indiscriminado de amiodarona.

ECOCARDIOGRAFÍA FETAL.

El ecocardiograma realizado intraútero nos muestra las condiciones anatómicas y fisiológicas en las que se encuentra el corazón del feto. Estos controles se realizan en casi todos los centros obstétricos del mundo.

DOLOR EN EL PECHO

Hace casi 30 años que practico la cardiología, durante todo ese tiempo una de las preguntas que me han hecho con mayor frecuencia mis pacientes es que si el corazón duele. La respuesta es espontánea y rápida: Si. Que el corazón produce dolor es un hecho conocido por la cardiología desde hace muchos años. Los mecanismos son diversos pero los resultados son siempre los mismos. Durante todo este tiempo he interrogado a cientos de miles de personas que han sufrido infartos del miocardio o de alguna forma de angina espontanea. Todas han quedado marcadas por el dolor que han sufrido, el cual me lo han descrito como horrendo, desesperante. De hecho, muchas mujeres que han tenido la experiencia de los dolores del parto me han manifestado que si comparan la intensidad de este con el del infarto agudo del miocardio, este último es más intenso.

Es indiscutible que uno de los síntomas más difíciles de entender, tanto para estudiantes de medicina como para muchos médicos, es el dolor en el pecho porque tiene una doble connotación: sensorial y afectiva. Desde el punto de vista sensorial, existe un umbral al dolor muy peculiar para cada persona y desde el punto de vista afectivo es muy individualizado el comportamiento de cada persona ante el dolor, pues cada individuo da una versión diferente y adaptada a sus características de personalidad. Es imposible que una persona no haya sufrido, en algún momento de su vida, un dolor a cualquier nivel, pero dentro del conjunto de esos dolores, los que provienen del corazón tienen características especiales desde el punto de vista diagnóstico y terapéutico.

SÍNDROME DE MUERTE SILENCIOSA.

Desde hace varias décadas he venido advirtiendo sobre los peligros que representa para una persona asistir a un médico por dolor precordial y sea devuelta para su hogar sin un diagnóstico preciso. Muchos pacientes van varias veces a los servicios de urgencias buscando ayuda médica por un dolor en el pecho que no cumple con todas las expectativas de las características del dolor de tipo isquémico miocárdico. Es evidente que durante todo ese tiempo invertido se va produciendo muerte lenta de miocitos por desnutrición, lo cual produce zonas lagunares de isquemia miocárdica difusa, un fenómeno que ha sido demostrado a través de la cardioresonancia magnética nuclear y que ya muchos llaman "escarcha miocárdica", situación que no permite se establezca un dolor precordial de umbral fijo, bien determinado en cuanto a la intensidad de ejercicio que lo produce y lo que es peor aún es que ese umbral, en muchas ocasiones, es alto, lo que significa que para que se produzca dolor en el pecho, es necesario realizar ejercicios muy intensos. Cuando el umbral del dolor es variable, es decir, cuando es capaz de aparecer de forma caprichosa, en medio de bajas cargas de ejercicios o por el contrario, a altas cargas, entonces ese dolor precordial se convierte en un verdadero problema tanto para médicos como para pacientes. El error en el que incurren muchos médicos jóvenes es en terminar no creyendo el relato que les hace el paciente sobre su tragedia personal.

A este fenómeno se une la reticencia o falta de humildad científica por parte de muchos médicos. En efecto, nosotros hemos asistido como testigos a un número no despreciable de procesos judiciales donde el médico es acusado por negligencia luego de que una unidad móvil de servicios de rescate urgente ha llevado a una persona recogida en su hogar, calle o centro laboral, hasta un servicio de urgencias, lo han entregado con el diagnóstico de infarto agudo del miocardio, lo han dejado en observación y varias horas después ha llegado un médico, confiado en su "sabiduría" y le ha dado el alta a ese paciente. Ahí quedó rota toda la cadena de vigilancia y tratamiento y por consiguiente un gran número de personas muere durante el regreso a su hogar o poco tiempo después.

En ese contexto, a la cardiopatía isquémica le corresponde el triste honor de ser la principal causa de muerte en el mundo y su manifestación clínica más frecuente, el dolor en el pecho, es un síntoma muchas veces controvertido y difícil de ubicar desde el punto de vista etiológico. Es indiscutible que los médicos que realizan sus labores profesionales en los servicios de urgencias y en los consultorios, tienen que enfrentarse diariamente a situaciones difíciles, al tener que definir conductas que, en casos de error, pueden poner en peligro la vida de esos enfermos. De hecho, las malas interpretaciones y con ello los malos diagnósticos, al evaluar pacientes con dolor precordial, son la principal causa de demandas judiciales contra médicos, en muchos países del mundo.

Si queremos decir adiós al infarto con toda tranquilidad, debemos manejar con absoluta certeza a todas aquellas personas que nos llegan a nuestros consultorios y servicios de urgencias con dolor en el pecho. El dolor precordial es un síntoma muy frecuente, con absoluto predominio en las personas mayores de cuarenta años. En Estados Unidos asisten cada año a los servicios de urgencias, cinco millones de personas quejándose de dolor torácico de origen no traumático. En este mismo país, una de cada cinco muertes, es de causa cardiovascular. Varios estudios han demostrado que de todos los pacientes que acuden a los servicios de urgencias, el 12% lo hace por dolor precordial, constituyendo el segundo motivo de solicitud de atención médica. También se ha comprobado que el 16% de los infartados son devueltos a sus hogares con diagnósticos erróneos. El 25% de esas personas mueren en el trayecto de salida del hospital, otros en sus hogares y un número reducido, 7%, reingresa nuevamente. De los pacientes menores de 40 años que acuden a los servicios de urgencias, sólo en el 8% se demuestra una causa cardiovascular de dolor precordial, mientras que en los mayores de esa edad, se demuestra la etiología cardiovascular en el 50% de los casos, aun cuando todos los pacientes presentan la misma sintomatología y tienen los mismos factores de riesgo coronarios.

En una investigación que incluyó a más de 1000 pacientes atendidos en consultas externas de Cardiocenter, encontramos que el dolor precordial fue la causa que impulsó al 22% de los pacientes a solicitar esa consulta ambulatoria. La valoración exacta, con una adecuada relación costo – efectividad, en los departamentos de urgencias, es un problema conocido desde hace muchos años. Varios estudios publicados a finales de 2011, comunicaron que un número relativamente elevado de pacientes con infartos del miocardio eran egresados inadecuadamente. Este hecho promovió esfuerzos dirigidos a mejorar la exactitud diagnóstica con el desarrollo de nuevas pruebas, técnicas y protocolos de evaluación. El aumento en el reconocimiento de la prevalencia de infartos del miocardio no detectados y la concomitante capacidad de generar demandas judiciales, condujo también a un aumento en el número de pacientes de bajo riesgo, es decir, sin anginas ni infartos, ingresados en costosas camas de cuidados intensivos.

En la actualidad, la proporción de pacientes con dolor precordial ingresados en las unidades de cuidados críticos ha disminuido, al crearse locales de observación intensiva para pacientes con posibles eventos coronarios agudos, ubicadas en las mismas salas de urgencias. De los pacientes que llegan a esos servicios, el 20% es hospitalizado por infarto agudo del miocardio. El 15% de las personas con dolor precordial típico de isquemia presenta el electrocardiograma normal o con trastornos inespecíficos de la repolarización ventricular y es que el electrocardiograma representa un momento evolutivo del paciente, quien en realidad padece un proceso dinámico, susceptible de sufrir cambios transitorios del equilibrio entre el aporte y la demanda de oxígeno, mecanismo responsable de que aparezca el fenómeno de isquemia miocárdica. El 28% de los pacientes que acuden a los servicios de urgencias por dolor precordial, presentan alguna forma de angina inestable (AI) demostrada hagiográficamente y el 22% presenta formas atípicas de dolor precordial, de ellos, el 7% presenta dolor torácico que aumenta con la compresión digital en las uniones costocondrales, lo que hace pensar en una osteocondritis. El 20% de los pacientes con dolor precordial presenta un infarto agudo del miocardio. De todos los pacientes que acuden a los servicios de urgencias por diferentes enfermedades cardiovasculares, sólo el 44% presenta una verdadera urgencia cardiovascular, el resto, no tiene causas justificadas para utilizar en ese momento esos servicios.

De los pacientes hospitalizados por dolor precordial, sólo en el 60% de los casos se demuestra enfermedad coronaria. El grupo de pacientes que llega a los servicios de urgencias con dolor precordial y un tercer ruido ventricular izquierdo a la auscultación, tiene una probabilidad tres veces mayor de sufrir un episodio cardíaco de mal pronóstico, sin embargo, la ausencia de dolor precordial no excluye un síndrome coronario agudo con absoluta seguridad. En los ancianos existen amplias probabilidades de que falte el dolor precordial, lo que constituye una situación embarazosa, pues este grupo social es cada vez mayor, por lo que las probabilidades de que escapen a un diagnóstico correcto son mayores. Con el advenimiento de la coronariografía se han demostrado causas de dolor precordial que antes ni se pensaban. Ejemplo de ello es el flujo coronario lento sin lesión arteriosclerótica ocluyente. De la misma manera encontramos pacientes con crisis anginosas recurrentes, de difícil manejo, secundarias a espasmos coronarios. Con el cateterismo cardiaco se demostró que el origen anómalo de las arterias coronarias produce frecuentemente dolor precordial. En muchas ocasiones analizamos pacientes con dolor en el pecho de etiología multifactorial. Para esos sigue siendo una alternativa prioritaria en su tratamiento, corregir todos los factores de riesgo. En sentido general, cuando se ha demostrado y corregido la causa anatómica productora de dolor en el pecho, es imprescindible eliminar los factores de riesgo coronarios que dieron lugar a la aparición de la enfermedad coronaria. Si eso no se hace, existe un 76% de probabilidades de que se repita, antes del segundo año, otro cuadro agudo y potencialmente mortal, de dolor precordial secundario a isquemia miocárdica.

La hiperalgesia esofágica es un dolor proveniente del esófago que se presta a confusión en el diagnóstico diferencial con el dolor en el pecho producido por el infarto agudo del miocardio. De la misma manera, el espasmo esofágico y otras enfermedades asentadas en este órgano, se suelen confundir con dolores provenientes del corazón. Por otra parte, el 38% de los dolores precordiales son de etiología músculo-esquelética, de ellos, el 18% corresponde a osteocondritis. En este grupo especial de pacientes encontramos el mayor número de errores médicos. Muchas veces porque dolores precordiales que no son tan típicos de isquemia miocárdica, son mal interpretados como osteocondritis, otras porque muchas osteocondritis son interpretadas como síndromes coronarios agudos. El 9% de los dolores precordiales analizados en los servicios de urgencias o en los consultorios, obedece a causas respiratorias y un 1,5% es secundario a alguna forma de angina de pecho o a infarto agudo del miocardio que concomitan con alguna enfermedad respiratoria de origen infeccioso. Un grupo muy especial de pacientes lo constituyen los que manifiestan dolor precordial secundario a patologías psiquiátricas. Es muy conocido en el ámbito de la medicina que los pacientes psiquiátricos suelen fingir síntomas para obtener algunas ganancias. Pero es un hecho comprobado científicamente que las personas con trastornos depresivos mayores, tienen un 26% más de probabilidades de desarrollar un infarto agudo del miocardio. Mientras que por el contrario, un 20% de las personas que desarrollan un evento coronario agudo, manifiestan en algún momento de la evolución de la enfermedad, un síndrome depresivo mayor.

Las estadísticas reflejan con claridad el gran abanico de posibilidades diagnósticas en el cual está inmerso el médico que analiza un dolor torácico. Es por ello que en las últimas décadas se han multiplicados los esfuerzos para evitar errores fatales. Se han desarrollado con rapidez los servicios de ambulancias a domicilio con el objetivo de comenzar los tratamientos anti isquémicos de forma precoz. Hoy en casi todas las ciudades importantes del mundo existen esos servicios. Por demás, los servicios de urgencias han sido dotados con sofisticados equipos para ayudas diagnósticas que permiten agilizar con exactitud la definición clínica de esas personas.

EVALUACIÓN INICIAL.

A pesar de los grandes avances tecnológicos ocurridos en la última década, la historia clínica tomada directamente del relato del paciente, sigue siendo el pilar fundamental para analizar a las personas que nos llegan al servicio de urgencias con dolor precordial. Los datos clínicos tomados acertadamente, muchas veces constituyen la única diferencia entre la vida y la muerte, pues la interpretación correcta de los síntomas y signos, conlleva a diagnósticos y tratamientos excelentes. Al interrogar al paciente con dolor en el pecho, debemos incluir algunos parámetros determinantes para realizar el diagnóstico. Es necesario anotar, con la mayor precisión, la hora de comienzo del dolor precordial. Este elemento es muy útil para definir criterios de reperfusión miocárdica, bien sea con trombolíticos o a través de angioplastias con o sin Stent en personas con infartos agudos o anginas inestables.

Para clasificar el dolor precordial como isquémico miocárdico, este debe tener una duración superior a los

10 minutos, ser de carácter opresivo, con irradiación al cuello y en ocasiones a la mandíbula, muchos pacientes refieren sensación de muerte inminente. Otros dolores torácicos tienen una duración fugaz o suelen intensificarse o disminuir en dependencia de los movimientos de grupos musculares del tórax o los miembros superiores. En esos casos el dolor suele ser secundario a alteraciones musculares. También se debe establecer la posible relación del dolor precordial con el ejercicio o si aparece estando el paciente completamente en reposo, para establecer las diferentes características de la angina de pecho. De hecho, el dolor precordial que refiere el paciente estando en reposo, lo define como una angina espontánea y traduce oclusión severa de múltiples vasos coronarios, siendo el pronóstico extremadamente malo, si no se interviene oportunamente al paciente. Otras veces el dolor precordial se intensifica con los cambios de posición o los movimientos inspiratorios, lo que nos hace pensar en una pericarditis. Esos detalles marcan importantes diferencias diagnósticas y de conductas.

Si el dolor torácico es interescapular, fijo, muy intenso, desesperante para el paciente, debemos pensar en un aneurisma de la aorta ascendente. En cambio, si el dolor es en la pared anterior del tórax, algo cambiante, pero también muy intenso, debemos sospechar en un aneurisma de la aorta descendente. Ambas situaciones implican elevada mortalidad, por lo que el diagnóstico precoz muchas veces es la franja divisoria entre la vida y la muerte. Valvulopatías como el prolapso valvular mitral, muy frecuente entre personas jóvenes, preferentemente del sexo femenino, o la estenosis aórtica, manifiestan dolor precordial en algún momento de su evolución. Muchos de esos dolores se confunden con el dolor secundario a enfermedad coronaria. De las miocardiopatías, la hipertrófica es la que produce con mayor frecuencia dolor precordial, elemento que casi siempre estimula al médico a solicitar un electrocardiograma y un ecocardiograma, con los cuales se confirma el diagnóstico y se emprenden serias medidas terapéuticas encaminadas a evitar la muerte súbita, tan frecuente en esas personas.

Algunas enfermedades del esófago se manifiestan con dolor precordial y se prestan a confusión, como la enfermedad por reflujo gastroesofágico (ERGE), y la esofagitis o el espasmo esofágico, que por su localización retroesternal, suelen hacernos pensar en una angina de pecho. La correcta interpretación del dolor en el tórax conlleva a que se indiquen los exámenes complementarios con los cuales se descartarían las patologías que se tienen en mente, de manera que al interrogar al paciente, no sólo se está definiendo su futuro, también se recurrirá a todos los recursos tecnológicos disponibles, para demostrar que el pensamiento médico es el correcto. El American Collage of Cardiology y la American Heard Asociación recogen las siguientes descripciones como dolor no característico de isquemia miocárdica:

- Dolor pleurítico, es decir, dolor agudo o lancinante provocado por los movimientos respiratorios o la tos.
- Localización principal o única en la zona media o región abdominal inferior.
- Dolor localizado a punta de dedo, especialmente sobre la punta ventricular izquierda.
- Dolor que se reproduce mediante movimiento o palpación de la pared torácica o los brazos.
- Dolor precordial constante y persistente durante muchas horas.
- Episodios muy breves de dolor precordial, es decir, que duran pocos segundos
- Dolor precordial que se irradia a los miembros inferiores.

CLASIFICACIÓN

Quiero mostrarles todas las causas de dolor en el pecho que he ido encontrando a través de mi vida profesional, las que mostré por primera vez al mundo en la primera edición de mi libro "Dolor Precordial: Implicaciones clínicas y terapéuticas". Al igual que todos los seres humanos, ese libro tiene su propia historia. En realidad nació en 1984 cuando yo todavía cursaba el sexto año de la carrera de medicina. Joven, entusiasta y con profundas inquietudes científicas, esos ingredientes no fueron suficientes como para lograr una obra concisa, pero a estas alturas de mi vida, tengo que reconocer que aquella idea original, fue la semilla que me permitió indagar durante casi 30 años, sobre este apasionante tema.

En aquella época el "librillo" salió en forma de "folleto", con el abominable título de "Consideraciones clínicas sobre el dolor torácico agudo". Fue editado por el Centro Provincial de Ciencias Médicas de Bayamo, en la provincia cubana de Granma y todavía conservo, entre la decepción y la nostalgia, uno de aquellos ejemplares. Luego, en 1989 fue reeditado, esta vez ampliado y renovado en forma de libro con un título más cuerdo: "Dolor precordial y paro cardíaco" por la editorial del Instituto Superior de Ciencias Agropecuarias también de Bayamo. En 2005 fue publicado en Colombia y en realidad pensé que hasta ahí había llegado todo. Pero fue sorprendente la acogida que tuvo el libro, pues además de agotarse precozmente, muchos estudiantes y médicos jóvenes, me exhortaron a que presentara la segunda edición con la menor brevedad posible. He cumplido con ese reclamo y al mismo tiempo he sentido la alegría del reconocimiento proveniente de muchos lugares del mundo, desde donde los lectores me expresaron sus opiniones y estas contribuyeron a que no perdiera el entusiasmo de la primera edición.

Con la experiencia que otorga los años, me he percatado de que todas las horas de estudio e investigación que le he dedicado al dolor precordial han sido suficientes como para entender la complejidad de este tema, del que me dijo el Dr. Eduardo Paz Presilla, que para evitar errores, siempre tuviera presente aquella máxima latina que dice: "por donde un ignorante pasa corriendo, un sabio duda en poner sus pies".

Deseo agradecer las palabras de estímulo que tuvo para mí y para el libro Dolor Precordial, el Dr. Ignacio Chávez Rivera, ex director general del prestigioso Instituto Nacional de Cardiología de México, primero de su tipo en el mundo, fundado por su padre, el prestigioso cardiólogo Dr. Ignacio Chávez Sánchez, cuando lo consideró "completísimo" y de "consulta obligatoria en su temática" y considerándome a mí como "un experto de talla mundial en este complejo tema". Semejante elogio, proveniente de una persona con la transparencia intelectual del Dr. Chávez, no me envanece ni mucho menos me pone a vivir sobre la alcurnia de la falsa erudición científica de la que muchos presumen, antes me compromete a seguir con humildad al tanto de los últimos avances que se produzcan en el diagnóstico y tratamiento de las enfermedades cardiovasculares, principales causas de muertes en el mundo.

En la segunda edición de Dolor Precordial, publicada en 2014 por la editorial Diáspora, decidí incluir las causas raras de dolor en el pecho. Lo hice basado en el criterio de que el libro devino en un texto de consulta frecuente sobre este tema y porque muchas veces los estudiantes de medicina y público en general, se ven desconcertados cuando las personas no tienen la etiología de dolor precordial ubicada entre las más frecuentes.

La clasificación del dolor precordial que aparece a continuación, tiene aplicaciones prácticas y puede cambiar el orden de las etiologías, en dependencia de la incidencia de la enfermedad en un país o región dentro del mismo. También es aplicable en la práctica clínica diaria, en la que encontramos todos los matices etiológicos productores directos o indirectos de dolor en el pecho.

CLASIFICACIÓN DEL DOLOR PRECORDIAL.

I. DE ORIGEN CARDIOVASCULAR

A. FRECUENTES.
Angina de pecho inestable.
Infarto Agudo del miocardio con o sin elevación del ST.
Crisis hipertensiva.
Pericarditis aguda.
Taquicardia paroxística supraventricular.
Prolapso valvular mitral.
Taquicardia sinusal inapropiada
Síndrome de muerte silenciosa

B. MENOS FRECUENTES.
Estenosis valvular aórtica.
Hipertrofia ventricular izquierda.
Estenosis subaórtica hipertrófica idiopática.
Insuficiencia valvular aórtica.
Extrasístoles ventriculares frecuentes.
Coartación aórtica.
Cardiomiopatía hipertrófica.
Cardiomiopatía dilatada.
Disección aórtica.
Síndrome de Wellens

C. INFRECUENTES O RARAS.
Arteritis de Takayasu.
Enfermedad de Kawasaki.
Neoplasia de pericardio.
Ausencia parcial y/o total de pericardio.
Síndrome de Marfan.
Síndromes disautonómicos.
Síndrome de Brugada y Brugada.
Flujo coronario lento.
Origen anómalo de las arterias coronarias.
Síndrome del marcapasos.
Anemia y otros estados hipoxémicos.
Puentes intramiocárdicos

Síndrome del ventrículo izquierdo no compacto
Síndrome de Takotsubo

II. DE ORIGEN RESPIRATORIO.

A.- FRECUENTES.
Tromboembolismo pulmonar. Infarto pulmonar.
Neumotórax.
Hipertensión pulmonar primaria.
Neuropatías inflamatorias.
Pleuresías.

B. MENOS FRECUENTES.
Neoplasias del pulmón.
Traqueobronquitis.
Atelectasias.
Enfermedad pulmonar obstructiva crónica. (EPOC)

C. INFRECUENTES O RARAS.
Tumores del mediastino.
Abscesos subfrénicos.
Neumomediastino.
Inhalación de irritantes.
Neumoconiosis.
Mediastinitis.
Conmosión pulmonar

III. DE ORIGEN GASTROINTESTINAL.

A. FRECUENTES.
Enfermedad por reflujo gastroesofágico (ERGE).
Espasmos esofágicos.
Hernia hiatal.
Colecistitis y colelitiasis.
Úlcera gástrica y duodenal.
Pancreatitis aguda.
Hiperalgesia esofágica.

B. MENOS FRECUENTES.
Distensión gástrica.
Cólico biliar.
Distensión de la flexura esplénica del colon.

C. INFRECUENTES O RARAS.
Ruptura esofágica.
Síndrome de Mallory- Weiss.
Neoplasias gastroesofágicas.

IV. DE ORIGEN MÚSCULOESQUELÉTICO.

Osteocondritis.
Enfermedad muscular inflamatoria. Tensión muscular torácica.
Herpes Zoster intercostal.
Fractura del esternón.
Artritis.
Síndrome del opérculo torácico.
Enfermedad degenerativa de la columna cervical y dorsal.
Hipertrofia mamaria severa.

V. DE ORIGEN NEURÓTICO.

Síndrome depresivo.
Síndrome ansioso.
Simuladores.
Psicosis cardíaca.
Enfermedad pánica.
Síndrome laboral.
Síndrome de hiperventilación.
Desorden de somatización.

VI. DE ORIGEN NEUROLÓGICO.

A. INFRECUENTES O RARAS.
Neuralgia intercostal.
Radiculitis.

Síndrome de Pancoast.
Neuropatía traumática.
Enfermedad vertebral y raquídea.
Traumas de columna.

CASO CLÍNICO

En medio de este gran abanico de posibilidades diagnósticas, muchas veces definir la causa del dolor en el pecho es muy difícil, de hecho, las equivocaciones médicas en este sentido son frecuentes, siendo el "problema médico" que mayor número de demandas judiciales produce en el mundo, por la gran cantidad de muertes que se generan. Son dolorosas e inquietantes las experiencias que muchos de nuestros pacientes nos relatan. Recuerdo lo que me dijo la madre de un joven de 22 años que un domingo se levantó con dolor en el pecho. Como era su día de descanso, lejos de asistir a su partido de futbol, no tuvo ningún reparo en ir al servicio de urgencias de una prestigiosa clínica ubicada muy cerca de su casa.

Lo atendió un médico general quien no le ordenó ni siquiera un electrocardiograma. Interpretó el dolor en el pecho como un "espasmo muscular" algo muy frecuente entre personas jóvenes.

El lunes, seguía con el dolor en el pecho. Se dirigió nuevamente a los servicios de urgencias de la misma clínica. Lo atendió otro médico general, quien le diagnosticó un reflujo gastroesofágico, le puso tratamiento y le dio nuevamente el alta. Esa misma noche, el paciente falleció en su hogar. La necropsia reveló un infarto agudo del miocardio.

Los resultados hubieran sido diferentes si el primer médico le hubiera realizado por lo menos, para comenzar, un electrocardiograma y le hubiera explorado, mediante una simple muestra de sangre, alguna de las enzimas cardiacas que se elevan durante un infarto agudo del miocardio. Si lo hubiera dejado en observación durante varias horas, se hubiera dado cuenta de los posibles cambios en el electrocardiograma y/o en las manifestaciones clínicas o si lo hubiera hospitalizado para realizarle telemetría para seguimiento de los cambios del ST-T, tal y como se hace en muchos hospitales de los Estados Unidos. Casos como este se repite diariamente en el mundo entero, aun cuando en las principales revistas de medicina y libros clásicos sobre este tema, se reitera hasta el cansancio que se debe ser cauteloso con las personas que llegan a los servicios de urgencias con dolor en el pecho. Los médicos debemos estar conscientes de que la profesión que practicamos es noble por naturaleza y humilde desde el punto de vista científico. Los médicos que más se equivocan cuando analizan personas con dolor precordial son aquellos altaneros y prepotentes, gentes que presumen que se lo saben todo.

INFARTO DEL MIOCARDIO

El 22 de enero de 1999 no fue un día cualquiera para mí. Esa noche, mi padre se acostó aparentemente sano o por lo menos, compensado de su enfermedad cardiovascular y a las cinco de la madrugada estaba muerto. Se había despertado súbitamente, por sentir falta de aire y dolor en el pecho. No dio tiempo a nada. No murió entre médicos ni con los recursos tecnológicos disponibles en esa época. Murió en su casa, entre la algarabía que produce en los familiares una muerte no esperada en ese momento. Si para los que estaban con él fue un shock emocional, para mí, que por ser exiliado, el gobierno comunista no me permitió entrar a la tierra que me vio nacer para asistir a sus funerales, fue una catástrofe sentimental que todavía tiene réplicas incontrolables desde el punto de vista espiritual.

Nunca mis amigos que viven en procesos democráticos sólidos, han podido entender cómo un gobierno es capaz de atribuirse el derecho a seleccionar cuáles de sus ciudadanos puede o no entrar a su país de origen. Lo que hizo la dictadura de los Castro en Cuba no lo hizo ninguna otra dictadura en la historia de la humanidad. Además de perversa y corrupta, fue cruel en los momentos más dolorosos de los cubanos, en los que se desquitaba sin esconder su cinismo, cualquier gesto disidente que alguien hubiera cometido contra ella.

LOS SERVICIOS DE RESCATE CARDIOVASCULAR

En definitiva, mi padre murió como lo hace el 40% de los infartados, de forma súbita y fuera de los centros médicos. Ya el descubrimiento de que un gran número de personas con infartos moría lejos de la tecnología y sin ninguna asistencia médica, había estimulado a que se formaran las unidades de rescate ambulatorio en Seattle, en Estados Unidos y en Belfast, Irlanda del Norte, en la década de 1970.

Fue en Santiago de Cuba donde primero se implantó, en Cuba y posiblemente en toda Latinoamérica, una "central de urgencias" para el rescate de personas con emergencias cardiovasculares. Sucedió en el año de 1986, cuando yo cursaba mi residencia en Cardiología. Hago especial énfasis en la fecha porque la relaciono con importantes cambios en el comportamiento epidemiológico de las enfermedades cardiovasculares en esa ciudad. Antes de eso, yo notaba, durante mi rotación por la sección de cuidados coronarios intensivos, que en realidad morían muy pocos pacientes con infartos miocárdicos en esas salas. La observación no era nada ingenua, pues llegué a la conclusión de que los pacientes no se morían en el hospital, sino en sus casas, centros de trabajo o en las calles, porque no existía un sistema de recogida emergente para esas personas. En realidad, estábamos asistiendo a un proceso de "selección natural" en el que llegaban al hospital los que tenían mejor suerte y con ella, una mejor evolución del infarto.

Después de 1986 aumentó significativamente la mortalidad intrahospitalaria por infartos y aumentó el número de personas hospitalizadas por esa causa. Es increíble cómo una simple medida como esa cambia dramáticamente el pronóstico del infarto. Ahora bien, en honor a la verdad, el sistema no funcionó como todos queríamos que funcionara. Muchas personas llamaban a la central de urgencias, ubicada en un lugar equidistante, por cualquier cosa intrascendente que iba desde un simple dolor de cabeza, hasta borrachos violentos que no podían ser controlados por sus familiares. El programa fracasó desde el punto de vista conceptual, no así desde el punto de vista científico. Tuvieron que trabajar arduamente en políticas de educación a la población para restablecerlo posteriormente. Esa misma experiencia la viví en la ciudad de Medellín en el 2002, cuando una empresa particular introdujo en ese mercado las ambulancias para el rescate de pacientes con urgencias médicas. Era un sistema prepago, en el que los usuarios pagan una mensualidad que les garantiza el derecho de llamar a una central de urgencias ante cualquier emergencia. El sistema es auto sostenible y se ha esparcido por toda América Latina, lo cual significa una notable mejoría para muchos sistemas de salud.

MUERTE SÚBITA.

Muchos infartos agudos del miocardio terminan su evolución abruptamente, en forma de muerte súbita. Para considerar una muerte como tal, debe reunir tres características fundamentales:

1. Que sea de causa natural.
2. Que tenga un desenlace rápido.
3. Que no se esperara en el momento en que ocurrió.

Es importante que la muerte ocurra de forma natural porque con ello se están eliminando otras causas de muerte que ocurren dramáticamente como los suicidios, los accidentes y los homicidios. Que ese momento trágico tenga un desenlace rápido nos orienta hacia una cadena de sucesos clínicos graves que se imponen a una evolución lineal de la enfermedad. Muchos investigadores les han puesto límites a ese momento final. Muchos coinciden en que se deben aceptar como máximo 6 horas entre el comienzo de los síntomas y la gravedad de la persona, hasta que ocurre la muerte. Otros extienden ese tiempo hasta 12 horas. Es importante que la muerte ocurra en un momento en que no se esperaba. Si un paciente que ha sufrido un infarto del miocardio, con varios días de su evolución en su etapa aguda, muere, no es muerte súbita porque esa era una de las posibles complicaciones. Pero si se recupera, se rehabilita desde el punto de vista cardiovascular, comienza su vida laboral y un día cualquiera tiene un desenlace abrupto de su enfermedad cardiovascular y muere en menos de seis horas, entonces se considera muerte súbita.

Un paciente con un cáncer en estadio terminal prolonga su agonía hasta que un día muere. Es verdad que murió de muerte natural, pero ya esa muerte se esperaba. Si una persona se suicida, es verdad que tiene un desenlace rápido, pero no es de causa natural.

CAUSAS DE MUERTE SÚBITA

- Enfermedad coronaria
- Cardiomiopatía hipertrófica
- Síndrome de QT prolongado
- Cardiomiopatía dilatada
- Displasia arritmogénica del ventrículo derecho
- Proarritmia de medicaciones antiarrítmicas
- Anormalidades electrolíticas
- Enfermedad cardiaca congénita
- Enfermedad valvular cardiaca
- Miocarditis aguda
- Uso de cocaína
- Sarcoidosis y amiloidosis
- Tumores cardiacos
- Síndrome de WPW
- Síndrome de Brugada y Brugada
- Taquicardia de puntas torcidas
- Tirotoxicosis
- Trauma torácico

CIEN AÑOS DEL DIAGNÓSTICO DEL INFARTO.

A partir de los trabajos de James Harrick, en 1912 comenzó de forma uniforme a diagnosticarse con mayor certeza el infarto agudo del miocardio. Se publicaron las características clínicas del mismo, de las cuales celebramos los primeros cien años en el 2012. El cuadro clínico del infarto agudo del miocardio se describió como un dolor intenso en la región anterior del tórax, lacerante, irradiado muchas veces al brazo izquierdo y al cuello, más prolongado que el descrito por William Heberden, en la angina de pecho, casi dos siglos antes. Sin embargo, aún no se hablaba de que ese dolor era producido por una isquemia miocárdica aguda, aunque se reconocía que los que sufrían un infarto miocárdico tenían una o varias arterias coronarias ocluidas. Viendo el fenómeno desde la distancia, pienso que se había dado un gran paso de avance al relacionar las características clínicas de la enfermedad con un fenómeno anatomopatológico del cual se desconocían sus mecanismos de producción. Como no existían medios auxiliares para confirmar el diagnóstico clínico, es obvio que se producía un sobre diagnóstico del infarto agudo del miocardio.

El surgimiento del electrocardiógrafo, a principios del siglo XX añadió un nuevo elemento para verificar con mayor exactitud el diagnóstico del infarto agudo del miocardio. Entonces surgieron los primeros criterios para el diagnóstico del infarto agudo del miocardio, los que eran clínicos y electrocardiográficos. Cuando yo hacía turnos en urgencias, como interno y como médico recién graduado, muchas veces atendíamos personas que manifestaban dolor en el pecho típicamente isquémico y sin embargo, cuando les realizábamos el electrocardiograma este era normal. Esa situación era y es común en todos los servicios de urgencias del mundo. Desde mediados del siglo XX la comunidad cardiológica mundial se puso a buscar las causas de esa peligrosa situación y en sentido general se reportaron los siguientes elementos:

- Que el infarto del miocardio fuera muy pequeño, no transmural.
- Que el electrodo explorador no estuviera situado en la zona donde estaba localizado el infarto.
- Que el infarto fuera anteroseptal y el paciente fuera portador de un bloqueo completo de rama izquierda
- Que el paciente fuera portador crónico de un síndrome de preexitación ventricular.

- Que el paciente fuera portador crónico de un síndrome de repolarización precoz.
- Que el electrocardiograma se realice tan precoz que todavía no se han establecido los cambios eléctricos agudos, como es el supra desnivel, convexo, del ST- T.
- Que el electrocardiograma se realice tan tardío que ya pasó la etapa hiperaguda de supra desnivel del ST.
- Que existan trastorno electrolíticos severos que influyan sobre la actividad eléctrica del corazón.

En honor a la verdad, el conocimiento de esos simples elementos, me evitaron equivocaciones posiblemente fatales para los pacientes, en mi época de novato. Al evaluar los pacientes que nos llegaban con dolor en el pecho, el profesor siempre nos advertía que debíamos andar con extremo cuidado, pues era un campo en el que se cometían errores garrafales. Por donde un ignorante pasa corriendo, los sabios dudan en poner sus pies, nos decía de forma reiterada. Quedó registrado para siempre en la literatura médica mundial que pueden existir infartos miocárdicos agudos sin manifestaciones eléctricas, los cuales se hacen más difíciles de diagnosticar cuando el cuadro clínico tampoco es tan evidente. Es decir, también existían limitaciones clínicas, pues los cardiólogos comenzamos a darnos cuenta de que existían algunas situaciones en las cuales las características clínicas del infarto, en este caso, el dolor precordial, no aparecían o estaba muy mitigado. En una época nuestros profesores siempre nos preguntaban las causas de infartos eléctricamente muy bien establecidos, pero con escasas o ninguna manifestación clínica, a lo que siempre contestábamos:

1.- Pacientes de la raza negra
2.- Personas diabéticas.
3.- Alcohólicos crónicos
4.- Portadores de insuficiencia renal crónica
5.- Esquizofrénicos

En todos esos casos, las personas tienen un umbral para el dolor elevado. De ese concepto surgió otro muy importante para los cardiólogos clínicos que clasificaban a los pacientes portadores de angina de pecho como de umbral fijo, a los que siempre les aparecía el dolor en el pecho con el mismo tipo e intensidad del ejercicio y los que tenían angina de umbral variable, es decir, que el dolor precordial les aparecía con diferentes intensidades del ejercicio. De alguna manera uno todavía pregunta a los pacientes anginosos cuándo y cómo les aparece el dolor y ellos siempre tienen muy bien definidas las circunstancias en que aparece y desaparece. Esa observación es tan vieja, que en el siglo XVIII, en Inglaterra, a la angina de pecho también se le conocía como la "enfermedad de los miradores de vidrieras". Los definieron así porque una vez que les aparecía el dolor al caminar, para que desapareciera, tomaban descanso mirando las exposiciones comerciales. A mi modo de ver, la angina de pecho, al principio, fue mejor estudiada y clasificada que el infarto del miocardio. En la década de 1960, surgió una definición que sirvió para emitir conductas terapéuticas y que ha prevalecido hasta nuestros días. En esos años comenzaron a utilizarse los términos de angina estable e inestable. A la primera categoría correspondían aquellas personas que tenían controlados todos sus síntomas, mientras que la segunda comprende a todos aquellos pacientes que presentan dolor precordial a los mínimos esfuerzos o aún, en reposo, condición grave de esa enfermedad. Esas variables dentro de la misma angina inestable hicieron que se le clasificara en varios eventos que traducían el estadio clínico en el cual se encontraba el paciente. La clasificación era así:

ANGINA INESTABLE

- Angina de reciente comienzo
- Angina de empeoramiento progresivo

- Angina espontánea
- Angina variable o vaso espástica

Recuerdo que en 1984 el libro que mejor describía esas situaciones era el escrito por el Dr. Jadraque y el Dr. José Luis López Sendón. Los dos españoles habían dedicado gran parte de sus vidas a estudiar los síndromes coronarios y sin embargo, aquellos términos súbitamente dejaron de utilizarse en el año 2000. En 1998 conversé con el Dr. López Sendón en la Clínica La Paz, de Madrid y no pude dejar de preguntarle el por qué habían desaparecido las categorías de angina inestable de su propio libro. La respuesta fue sencilla: Porque a los médicos les daba pereza interrogar profundamente a los pacientes para ubicarlos en una de esas categorías, pues al final, independientemente de la que tuvieran, la conducta era la misma, una coronariografía para angioplastia y colocación de stent o en caso de detectarse una enfermedad coronaria multivasos, enviar al paciente a cirugía de revascularización miocárdica.

DIFERENCIAS ENTRE ANGINA DE PECHO E INFARTO MIOCÁRDICO

Los pacientes siempre me preguntan cuál es la diferencia entre la angina de pecho y el infarto agudo del miocardio. La angina de pecho es el antecesor del infarto miocárdico, pues traduce una etapa de sufrimiento miocárdico que se traduce por dolor en el pecho, pero en el que aún no hay muerte celular. Luego, la angina de pecho se traduce como una interrupción brusca y significativa en el aporte sanguíneo a determinadas zonas del músculo cardíaco. Generalmente ese aporte de oxígeno se ve afectado por obstrucción de más del 70% de una arteria coronaria, pero también puede producirse por un espasmo agudo y sostenido de una arteria coronaria. A esta situación también se le conoce como angina de Prinzmetal, en honor al primero en describirla, en el año de 1959. Ese compromiso produce isquemia, pero no muerte celular. Aunque estas sufren hipoxemia, la cual se traduce por dolor en el pecho, las células miocárdicas "moribundas" apelan a sus mecanismos de alarmas, antes de desfallecer. En cambio, en el infarto agudo del miocardio ya se ha atravesado todo ese proceso de falta de nutrientes a los miocitos, produciéndose la muerte o necrosis de grandes o pequeños grupos celulares que marcan determinados territorios de tejidos.

En el infarto queda una "cicatriz" que se convierte muchas veces en un verdadero problema al ser el punto donde se originan arritmias potencialmente mortales. En la angina de pecho, una vez corregida la oclusión coronaria y con ello el déficit en el aporte de oxígeno, el miocardio vuelve a la normalidad, sin que quede ninguna secuela. Muchos cardiólogos han señalado que la angina de pecho es el grito del miocardio pidiendo auxilio para evitar un infarto. La metáfora es cierta y es en ese punto donde debemos intervenir para evitar una situación tan devastadora como la muerte de grandes grupos celulares. Muchas personas, durante un infarto agudo del miocardio manifiestan sensación de muerte inminente, otros presenta shock cardiogénico, situación potencialmente mortal que casi nunca se produce en una angina inestable. De manera que desde el punto de vista clínico el infarto agudo del miocardio es mucho más dramático y aparatoso que la angina de pecho.

En la década de 1950 mejoró significativamente el diagnóstico del infarto agudo del miocardio al descubrirse que ciertas sustancias en la sangre, a las que luego se les llamaría enzimas, se elevaban durante ese evento. Entonces se comenzó a hablar del diagnóstico clínico, eléctrico y se añadió, por supuesto, el enzimático, constituyendo la segunda propuesta mundial para el diagnóstico del infarto. Los principales libros de cardiología de esa época, como el "Tratado de Cardiología General" de Charles Friegberg hablaban con tanto entusiasmo de esos "pilares", que aseguraba el autor, "era un esfuerzo implacable para exterminar de una vez y para siempre al infarto". Desde esa época se precisó que la CPK y específicamente su isoenzima MB eran propias del músculo cardíaco y que cualquier enfermedad que se asentara allí, sería capaz de elevarla. Pronto también llegó la decepción cuando se demostró que otras situaciones ajenas al infarto del miocardio podían elevar esas enzimas. Entre esas situaciones vale la pena mencionar a las mismas inyecciones que se emplean durante el proceso de tratamiento del infarto, los grandes traumas musculares periféricos o las enfermedades autóctonas de los músculos. Ese confuso panorama mejoró cuando aparecieron las troponinas ultrasensibles porque son mucho más específicas para las alteraciones isquémicas del corazón.

También con el advenimiento de esas enzimas surgió el término de infartos miocárdicos sin ondas Q (infartos no Q). Aún no sabemos si eso fue para bien o para mal de la cardiología. El diagnóstico se hacía al enfrentar a un paciente con dolor precordial típicamente isquémico, que señalaba más hacia un infarto que hacia una angina, que tenía un electrocardiograma prácticamente normal, o por lo menos sin ondas Q, pero con enzimas cardiacas elevadas, sin existir otras causas extra cardiacas que las elevaran. Era un diagnóstico retrospectivo, porque en la fase aguda del infarto nunca van a observarse ondas Q debido a que lo que predomina es el supra desnivel del ST con la característica morfológica de ser de convexidad superior, lo que muchos han llamado ST en "lomo de delfín". Obviamente para tener bien clara esa imagen debemos haber observado un delfín durante su desplazamiento en saltos, en el preciso instante en que saca su lomo del agua ligeramente curvado. En fin, a los infartos no Q también se les reconocían como infartos no transmurales, es decir, circunscritos al miocardio, sin tocar endocardio ni las zonas más externas del corazón. En honor a la verdad, eso parecía más una novela que una expresión científica creíble, pues casi nunca se pudo demostrar ese infarto en las piezas anatómicas. Si somos objetivos tenemos que asumir que desde 1768, fecha en que William Heberden había descrito la angina de pecho, hasta 1968, es decir, dos siglos después, se había avanzado muy poco en el diagnóstico del infarto agudo del miocardio y menos aún en su tratamiento. Un desastre de esas proporciones sólo se podía enfrentar a fuerza de esperanzas. Y esas mismas esperanzas retrasaron el proceso de avance hacia la cima.

DR. AGUSTÍN CASTELLANOS GONZÁLEZ

Hasta 1940 los tratamientos que se aplicaban eran totalmente empíricos y muchos carentes de lógica científica. De esa historia quedaron malos recuerdos, pero también nacieron ideas que se proyectaron mucho más allá de la decepción y la desesperanza. En 1944 nació el Instituto Nacional de Cardiología de México, primero de su tipo en el mundo. Lo fundó una figura emblemática de la cardiología mundial, el Dr. Ignacio Chávez quien ya había descrito las características de la hipertensión pulmonar. En Cuba, el Dr. Agustín Castellanos González creó, en 1951, una fundación cardiovascular con el objetivo de tratar de forma gratuita a todos los niños con malformaciones congénitas cardiacas. El Dr. Castellanos había publicado uno de los primeros libros en el mundo sobre cardiopatías congénitas y había utilizado por primera vez en Cuba y en el mundo el angiocardiograma, precursor del cateterismo cardiaco, procedimiento que tantas vidas ha salvado. El Dr. Castellanos fue nominado en dos ocasiones al Premio Nobel de Medicina y la cantidad de artículos científicos publicados en las principales revistas científicas del mundo, todavía no los ha superado ningún otro cardiólogo cubano ni de América Latina.

En 1959 el gobierno comunista recién llegado al poder cierra la fundación Agustín Castellanos y es despojado de sus grados científicos y docentes que con tanto honor había obtenido en la universidad de La Habana. Decepcionado por el desastroso rumbo que había tomado la política de su patria, en 1960 el Dr. Agustín Castellanos toma el camino del exilio, estableciéndose, como miles de cubanos, en Miami, Florida. Allí sigue desarrollando su prolífica obra científica. Es designado Profesor Emérito de la Universidad Internacional de la Florida y recibe el reconocimiento de más de 100 universidades del mundo. Fue miembro honorario de más de 50 asociaciones cardiológicas del orbe. Pocas veces Cuba ha tenido un embajador científico que nos representara con tanta dignidad. La capacidad investigativa del Dr. Agustín Castellanos lo estimula a introducir nuevas variables en el incipiente mundo del cateterismo cardiaco, logrando imágenes espectaculares. Se movía como eminente conferencista en toda América Latina y en el mundo. Sin embargo, su fama de alcance mundial nunca le restó humildad a su inflexible personalidad. En 1967 presidió el Congreso Mundial de Angiocardiografía que tuvo lugar en la ciudad de Panamá. En ese contexto la Federación internacional de Radiología lo reconoció como el descubridor de la angiocardiografía y lo premió con la medalla de oro de dicha institución, honor que sólo había recibido María Curie por su descubrimiento del Polonio y las leyes de la radioactividad. En 1968 recibió la medalla de Oro "Hipólito Unanue" concedida sólo a personalidades médicas de renombre mundial. En 1970 recibió el Premio Anual de Medicina de los Estados Unidos como justo reconocimiento a su larga vida científica. Hoy es considerado el "Padre de la Cardiología Cubana".

CORONARIOGRAFÍAS

Sé que muchos de los que lean este libro han conocido en carne propia este examen porque se los han practicado de forma selectiva o de urgencia. A través del cateterismo cardíaco podemos conocer el estado de las arterias coronarias. Podemos definir si están taponadas y en qué grado y esos elementos nos permiten definir la conducta que se va a seguir con el paciente. Si son uno o dos vasos los que están ocluidos, lo más probable es que se coloquen anillos de stent. Si la oclusión es severa y afecta a múltiples vasos, entonces lo más recomendable es una cirugía de revascularización coronaria, tal y como la había desarrollado el Dr. René Favaloro.

En 1982 el Dr. Wellens y colaboradores describen un fenómeno al que luego se le denominó "síndrome de Wellens" por lo minuciosas que fueron sus observaciones. En efecto, siempre se había dicho que las alteraciones de la repolarización ventricular que se observan en las derivaciones precordiales derechas de un electrocardiograma, es decir, de V1 a V4, no tenían ninguna repercusión clínica, se consideraban una curiosidad cardiológica que no presagiaba absolutamente nada. De hecho, ese concepto me lo decían mis profesores durante la residencia en Cardiología en el hospital universitario Saturnino Lora de Santiago de Cuba. Entonces llegó el aporte científico, pues Wellens le dio seguimiento a muchas de aquellas personas y se percató de que desarrollaban infartos agudos de la pared anterior del corazón porque presentaban oclusión crítica de la arteria coronaria descendente anterior izquierda. El mismo Dr. Wellens definió los criterios que tendrían que presentar los pacientes para hacerse acreedores de su síndrome:

- Que presentaran angina de pecho inestable
- Que las enzimas cardiacas fueran normales
- Que las alteraciones de la repolarización estuvieran ubicadas en las precordiales derechas del electrocardiograma.

INFARTOS CON CORONARIAS SANAS.

Cada vez se describe con mayor frecuencia la presencia de infartos agudos del miocardio en personas con coronarias normales y sin ningún factor de riesgo coronario. Varias son las causas que explican esa extraña situación. Los puentes coronarios han sido señalados con mucha insistencia. En efecto, en algunos pacientes alguna arteria coronaria queda atrapada entre músculos, los cuales les disminuyen la luz a esos vasos con el consiguiente déficit en la irrigación sanguínea. Aun estando sanas, las coronarias pueden disminuir el diámetro de su luz a través de un espasmo o contracción de la musculatura lisa que poseen. Esa situación fue descrita en 1959 por el Dr. Prinzmetal, el cual se dio cuenta de algunos de sus pacientes fallecidos por infartos agudos, al realizarles la necropsia, los patólogos no encontraban placas de ateromas significativas. Al principio todos quedaban estupefactos ante esa situación y en honor a la verdad se comenzaron a expresar las más absurdas teorías, hasta que Prinzmetal analizó la participación del calcio en los mecanismos de contracción de la musculatura lisa de las arterias. Se dio cuenta que este ión contraía esos músculos tan bruscamente hasta que provocaba el cierre casi total de la luz de esos vasos, deteniendo la circulación de la sangre.

El Dr. Prinzmetal fue todavía más allá del suceso anatómico y correlacionó el cuadro clínico en el que predominaba el dolor en el pecho, con los cambios que aparecían en el electrocardiograma. Se percató de que mientras el paciente permanecía con dolor, el segmento ST del electro, se elevaba y bajaba a la normalidad cuando desaparecía el dolor. En mi vida como cardiólogo he visto esa situación en muchas ocasiones.

TRATAMIENTO INTEGRAL

Tradicionalmente el tratamiento de la enfermedad isquémica del corazón se ha sustentado en tres pilares fundamentales:

- MEDIDAS GENERALES
- TRATAMIENTO CON MEDICAMENTOS.

- Rehabilitación CARDIACA INTEGRAL

Los tres son importantes para lograr el control de esta enfermedad. La disciplina en el cumplimiento de los planes de rehabilitación es tan importante como cumplir estrictamente con el plan de medicamentos.

MEDIDAS GENERALES.

Ha cambiado notablemente el enfoque médico para tratar la isquemia miocárdica aguda en los últimos años. En sentido general actualmente se es mucho más agresivo en el tratamiento de la placa de ateroma ocluyente.

LLEVAR SIEMPRE LAS TABLETAS DE NITROGLICERINA.

Siempre debes portar las tabletas de nitroglicerina para uso sublingual. Cuando comienza el dolor debes administrarte la primera dosis y la puedes repetir hasta cinco veces, separadas por un intervalo de cinco minutos. Si después de estas dosis el dolor en el pecho no ha desaparecido, debes dirigirte a un servicio de urgencias, donde aplicaran medidas más enérgicas para calmar el dolor.

REPOSO ABSOLUTO DURANTE LA CRISIS ANGINOSA.

Si tienes una crisis dolorosa, no camines buscando auxilio, por el contrario, debes permanecer sentado o acostado, hasta que te presten auxilio. El dolor se produce porque no le está llegando suficiente oxígeno al miocardio y los movimientos aumentan el consumo miocárdico de oxígeno. Debes ser trasladado a un servicio de urgencias y allí se determinará la conducta a seguir. En muchas oportunidades personas con dolores típicamente anginosos, han caminado distancias importantes y lo que pudo haber quedado como una angina, se convirtió en un infarto, categoría superior y de peor pronóstico. Pero si ya se produjo un infarto, al caminar aumentan las necesidades miocárdicas de oxígeno y con ello puede aumentar de tamaño el área infartada.

REALIZAR EJERCICIOS FÍSICOS.

Amigo paciente, siempre que estés estable, puedes realizar los ejercicios que no te produzcan dolor en el pecho. Aunque aparentemente existe una contradicción, la práctica sistemática de ejercicios en personas con enfermedad coronaria en las que se producen pocas crisis anginosas al año, abre vías de circulación colateral capaces de mantener adecuada irrigación miocárdica. De todos modos, los ejercicios no deben ser extremadamente competitivos y es preferible que se realicen acompañados.

CUMPLIR ESTRICTAMENTE CON LOS PLANES TERAPÉUTICOS.

No dejes de ingerir los medicamentos que se te han indicado, el incumplimiento del tratamiento puede conllevar a un infarto agudo del miocardio. Se ha demostrado que el mayor número de hospitalizaciones y de complicaciones en cuanto al progreso de la severidad de la angina de pecho, ocurre entre los pacientes que abandonan los medicamentos prescritos desde la etapa aguda y reevaluados en las diferentes consultas ambulatorias. Los episodios de muerte súbita también son más frecuentes entre ese grupo de personas.

DOMIR POR LO MENOS OCHO HORAS DIARIAS.

Para un paciente con enfermedad coronaria es importante descansar un número adecuado de horas. Aunque no está bien definido el tiempo adecuado para la recuperación física de una persona, porque casi siempre rige un patrón muy personal, estudios recientes han demostrado que los pacientes que duermen como mínimo seis horas en las noches, tienen menos recurrencias de angina que aquellos que duermen menos de cuatro horas. El tiempo de descanso durante el día es un tema controvertido, aunque se sugiere un descanso al medio día.

EVITAR LAS GRANDES EMOCIONES.

Las grandes emociones pueden causar muerte súbita. Un número importante de infartos del miocardio ocurre durante la celebración de eventos deportivos importantes. Por otra parte, en varios estudios realizados en los Estados Unidos, se comprobó que el infarto agudo del miocardio se produce con mayor frecuencia entre las siete y las nueve de la mañana. Desde hace varios años se ha venido insistiendo en los patrones epidemiológicos de la enfermedad coronaria acorde con los cambios del ritmo circadiano y aunque no se ha demostrado un patrón mundial de comportamiento, no es menos cierto que algunos países muestran tazas de mortalidad cardiovascular elevadas durante meses específicos del año. Para ese comportamiento un tanto caprichoso, se han postulado varias hipótesis, entre las que vale la pena señalar los factores de riesgo coronarios climatológicos, como humedad relativa, salinización de los suelos, dureza de las aguas, infecciones predominantes, predominio de factores raros, emergentes o que se diagnostican con poca o ninguna frecuencia, lo que no permite establecer adecuados regímenes terapéuticos.

NO REALIZAR GRANDES ESFUERZOS FÍSICOS.

Aunque siempre se recomienda a las personas portadoras de anginas estables o infartos miocárdicos crónicos asintomáticos que realicen ejercicios y de hecho, eso forma parte fundamental de sus tratamientos, es preferible que estos obedezcan a planes bien establecidos, sobre los resultados de pruebas de esfuerzo evaluativas. La rehabilitación cardíaca integral forma parte inseparable del tratamiento de estos pacientes. Los sistemas de ejercicios allí aprendidos los deben realizar esos pacientes de por vida. El ejercicio contribuye, entre otras cosas, a que se abran nuevas vías de circulación colateral, lo que influye positivamente en la mejoría clínica que experimentan los pacientes que realizan ejercicios físicos, en comparación con los que llevan una vida sedentaria. No se deben realizar grandes esfuerzos físicos como levantamiento de pesas o todos aquellos que involucren tensión muscular extrema de grandes grupos de ellos.

NO FUMAR.

El cigarro sigue siendo un factor de riesgo coronario con implicaciones fundamentales y determinantes en el aumento de la morbimortalidad cardiovascular entre las personas que practican ese mal hábito. Muchos de los más de mil componentes tóxicos de un cigarrillo, producen vasoconstricción central y periférica, mecanismos fundamentales para que se generen enfermedades cardiovasculares y neurológicas. Por otra parte, el 40% de las enfermedades cardiovasculares y respiratorias se desarrollan en fumadores pasivos. De ahí las grandes campañas que prohíben fumar en lugares públicos, para evitar el contagio de inocentes, por humo.

Es obvio que un paciente con enfermedad coronaria no debe permitir que se fume al lado de él, en su centro de trabajo o en su hogar. Hay recursos para inducir el abandono del mal hábito en aquellos fumadores inveterados, a los que a pesar de su peligrosa enfermedad, les resulta difícil abandonar el cigarrillo. Existen cursos de apoyo psicológico, en los que se enseñan diferentes técnicas de meditación, capaces de influir positivamente en el abandono del mal hábito.

OXÍGENO.

La utilización de oxígeno precozmente contribuye a proteger el miocardio isquémico. Se debe comenzar apenas llega el paciente al servicio de urgencias.

Las concentraciones deben ser bajas, a dos o tres litros por minutos, a menos que existan signos de hipoxemia, en la que se deben utilizar concentraciones mayores, llegando al 100%. Si las concentraciones son bajas, se deben utilizar cánulas nasales, pero si las concentraciones son altas, se deben utilizar máscaras. Un tema controvertido es el tiempo que debe permanecer el paciente con oxígeno. Algunos autores sugieren que se les deje hasta dos horas después de aliviado el dolor. No es recomendable la oxigenoterapia durante largos días en pacientes ya asintomáticos, por el aumento de la resistencia periférica que produce el oxígeno, con el consecuente aumento de la fuerza de contracción miocárdica y del trabajo cardiaco, lo que puede extender el área de isquemia.

TRATAMIENTO CON MEDICAMENTOS

Desde el punto de vista terapéutico hoy resultan inaceptables las propuestas que se hacían a principios del siglo XX. Hace 50 años se prescribía reposo absoluto, durante los primeros 21 días, después de aparecer el infarto. Esa medida trajo consecuencias nefastas para los pacientes, pues muchos morían por tromboembolismos pulmonares producidos por el encamamiento prolongado. Muchos de los que sobrevivían quedaban con el síndrome del "hombro congelado", un fenómeno desagradable por la pérdida funcional de un miembro por la falta de ejercicios. Del naciente Instituto Nacional de Cardiología de México, salió la "solución polarizante" creada por el profesor Dr. Demetrio Sodi Payarés, también conocida así en el mundo entero. La solución de Sodi Payarés consistía en una mezcla a base de dextrosa al 10% con insulina simple y potasio (GIK). Con ello se pretendía estabilizar las zonas aledañas al infarto con el objetivo de que no se produjeran arritmias. Cuando yo conocí al profesor Demetrio Sodi Pallares, era un anciano que todavía se mantenía activo, trabajando en el Instituto. Yo desde muy joven lo distinguía, no sólo por la solución polarizante, sino porque había escrito uno de los libros más extraordinarios sobre electrocardiografía que jamás se había escrito en el mundo. Era reconocido como una personalidad de la cardiología, situado a la vanguardia mundial en los estudios del infarto agudo del miocardio. Pero a pesar de su buena reputación, el uso de su solución polarizante se fue extinguiendo a nivel mundial a partir de 1980.

Los estudios habían demostrado que la mortalidad en el infarto agudo del miocardio era la misma entre los grupos de pacientes que habían utilizado la solución de Sodi Pallares y los que no la habían utilizado. Es más, algunos grupos de trabajo europeos habían demostrado una mortalidad mayor entre los que utilizaron la controvertida solución. Para no perder las esperanzas y con ello el optimismo, el Dr. Bernard Lown comenzó a utilizar lidocaína profiláctica durante toda la fase aguda del infarto. La estrategia partía del hecho de que la mayoría de los pacientes infartados morían por arritmias ventriculares generadas en la zona de la cicatriz o entre esta y la zona de miocardio sano aledaña, algo que yo he denominado como "zona de incertidumbre" por la sencilla razón de que se conoce muy poco sobre ella. Según el Dr. Lown, la lidocaína estabilizaba la membrana de las células aledañas lo que evitaba que se produjeran arritmias letales. La iniciativa no llegó muy lejos cuando algunos investigadores comenzaron a demostrar y a publicar en las principales revistas médicas del mundo que la lidocaína en infusión continua, lejos de evitar las arritmias ventriculares, las producía. Para esa época yo era interno y ya era capaz de reconocer que en materia de infartos miocárdicos, las ciencias médicas estaban en pañales, por no decir, completamente desnuda. Por las paradojas propias de la vida, esos conceptos fueron los que me motivaron a estudiar cardiología.

Pero, dónde estaba el problema. A mi modo de ver, no se conocía bien el concepto de placas de ateromas complicadas ni se habían estudiado lo suficientemente bien el comportamiento de las arterias coronarias ni la función sistólica y diastólica del ventrículo izquierdo, principal implicado en esas situaciones, durante la fase aguda del infarto del miocardio.

Se ha progresado mucho en el estudio de esas placas ocluyente, en honor a la verdad, el descubrimiento más importante en este sentido, es el hecho de reconocer que los grandes problemas, es decir, las grandes complicaciones se producen cuando esa placa se rompe y se vierte al torrente sanguíneo coronario o cerebral o de cualquier otro lugar, el contenido de ella. Ese contenido es altamente tóxico para el corazón. Para expresarlo en mejores términos, esos tóxicos son para el corazón, lo que fue para el Japón la radiactividad ambiental letal conseguida tras la fuga de esas sustancias de los reactores nucleares averiados tras el tsunami que los azotó.

Los cardiólogos ubicados en diferentes partes del mundo no contábamos con ningún medicamento para tratar esa tragedia. En esa época, a principio de los 80, se utilizaba el ácido nicotínico para tratar las cifras elevadas de colesterol, pero los efectos secundarios eran catastróficos porque teníamos que utilizar altas dosis para bajar unos escasos decalitros la concentración de colesterol. La luz llegó cuando apareció la primera estatina, que fue, sin mucho ruido, la lovastatina. No solo salvó a muchos, también ha resistido las pruebas inclementes del tiempo, pues aún, en el siglo XXI se sigue utilizando a pesar de que ya vamos por la cuarta y quinta generación de estatinas.

Casi junto con la primera estatina se realizó uno de los descubrimientos que más han influido en la cardiología moderna. En 1992, tres científicos ubicados en sus respectivas universidades, es decir, siguiendo caminos independientes y diferentes, llegaron al mismo lugar, coincidiendo en plantear que los diferentes factores de riesgo coronarios ejercían su acción devastadora, provocando un mal funcionamiento del endotelio vascular, esa fina capa que reviste las arterias del organismo. Todos quedamos boquiabiertos cuando comprendimos que muchos de los males que estaban diezmando a la humanidad estaban concentrados allí, bajo la frágil cubierta de algo que para nosotros nunca había tenido demasiado trascendencia.

Ese descubrimiento estimuló la curiosidad científica a una búsqueda afanosa de medicamentos que restituyeran la función endotelial perdida. Lo primero era dejar claro que esa función era recuperable. Para demostrar esa posibilidad se recurrió a un medicamento que ha sido el caballo de batalla en el escabroso escenario de la medicina mundial durante más de un siglo, obviamente, me estoy refiriendo a la aspirina, cuyo nombre químico es ácido acetil salicílico. Muchas personas y muchos médicos también, sabían de forma empírica que el ácido acetilsalicílico, mejora notablemente el estado circulatorio de quienes la usaban diariamente a bajas dosis. Se comenzó a especular, aún sin datos concisos, que utilizada de esa forma se evitaban muchos infartos del miocardio. Fue entonces que se infirió, después de 1992, que la aspirina estabilizaba la capa endotelial de las arterias, la que de alguna manera, hasta ese entonces desconocida, había sido lacerada. Sin embargo, desde los primeros momentos de su aparición en el mercado internacional se supo del poder antiagregante plaquetario que tenía. Los mismos laboratorios que produjeron la molécula original se encargaron de indagar el espectro de competencias farmacológicas tan amplio que poseía el mágico medicamento. Servía lo mismo para un dolor de muelas que para el tratamiento de cualquier episodio agudo cardiovascular o cerebral.

ALIVIO DEL DOLOR EN EL PECHO.

Es un objetivo prioritario, por cuanto es un síntoma de isquemia miocárdica severa activa, por lo que el paciente debe decirse, sin demoras, a un servicio de urgencias médicas, en el que existan condiciones humanas y científicas para tratarlo. El dolor en el pecho marca el inicio de un evento coronario agudo y por lo mismo, define las posibilidades inmediatas de ofrecer los más efectivos tratamientos mientras menos tiempo lleve ese dolor de instaurado. Este criterio marca grandes diferencias entre las mejores ofertas que puede recibir esa persona.

Los médicos deben ser agresivos en el tratamiento urgente del dolor precordial, aplicando medicamentos hasta que desaparezca totalmente. Si después de utilizar entre tres y cinco veces consecutivas Nitroglicerina sublingual, el dolor precordial persiste, no se debe escatimar la utilización de opiáceos. Para escoger cuál es el más indicado acorde con las características clínicas del paciente, se toma como referencia la frecuencia cardíaca. Si el paciente presenta taquicardia, es preferible utilizar MORFINA. La intoxicación por morfina es rara y se produce cuando se utilizan más de 120 miligramos en un día. La MEPERIDINA es el otro opiáceo que se utiliza frecuentemente.

VASODILATADORES CORONARIOS

NITRATOS

Si después de aplicar varias veces nitroglicerina sublingual y de haber recibido un opiáceo como la morfina o la meperidina, persiste el dolor precordial, el médico tratante recurre a la utilización de Nitroglicerina en infusión continua. Una vez controlado el dolor precordial se pasa a vasodilatadores coronarios orales, los que formarán parte del tratamiento ambulatorio.

El Dinitrato de Isosorbide, se presenta en tabletas de 10 miligramos, se suele utilizar en horarios específicos, para una mejor absorción y para evitar el fenómeno de tolerancia, el cual consiste en que la droga deja de tener su efecto terapéutico, cuando se mantiene a concentraciones altas en sangre durante los tratamientos crónicos. Es así como se suelen prescribir a las 7 AM, a las 12 meridiano y a las 5 PM. Su dosis oscila entre los 20 y 60 mg/día. Se pueden iniciar junto a la nitroglicerina en infusión, aunque algunos grupos de trabajo prefieren comenzar el vasodilatador oral cuando se está aplicando el esquema de retirada de la nitroglicerina, para evitar la cefalea intensa.

El Mononitrato de Isosorbide se presenta en tabletas de 20 mg y la dosis varía entre los 20 y 60 mg/día, divididos cada 12 horas. La forma retardada se utiliza una vez al día, a concentraciones entre los 60 y los 240 mg.

BETABLOQUEADORES

Contribuyen a disminuir el consumo miocárdico de oxígeno. Mejoran la irrigación sanguínea coronaria, al prolongar la diástole ventricular izquierda, momento en el cual se abastecen de sangre las coronarias, por lo que constituyen la piedra angular en la terapia anti isquémica. Tras la utilización de estos medicamentos, se disminuye en un 13% las probabilidades de que la angina inestable o el infarto sin elevación del ST progrese a un infarto transmural. Existen en el mercado gran variedad de beta bloqueadores, los más utilizados en la protección miocárdica son el metoprolol, el Propranolol y el carvedilol. Las dosis recomendadas son muy variables, pero siempre se debe alcanzar el efecto beta, es decir, producir cierto grado de bradicardia sinusal asintomática.

Si se dispone de metoprolol para utilizar por vía intravenosa, para el tratamiento de la fase aguda, se indican tres dosis de 5 miligramos, cada cinco minutos, sin pasar de 15 mg y se deja mantenimiento por vía oral a razón de 25-50 mg cada 6-8 horas. El metoprolol es cardioselectivo, a diferencia del propranolol, que actúa tanto a nivel de los receptores beta bronquiales como cardiacos. También existe Propranolol para vía IV para ser utilizado en la fase aguda, bajo estricta vigilancia médica. Se presenta en ampollas de 1 mg, se comienza a razón de 0, 5 a 1 mg y se pueden utilizar hasta 10 mg en 24 horas. Si se optó por el Propranolol, se debe continuar por VO a razón de 40 a 80 mg cada seis u ocho horas. En pacientes con inestabilidad hemodinámica o con importante EPOC, se debe utilizar el Esmolol a razón de 0,5 mg/kg en 2 a 5 minutos y luego una infusión continua de 0,1 mg/kg/min.

El Carvedilol se presenta en tabletas de 6,25, 12, 5 y 25 miligramos, se utiliza con excelentes resultados en aquellos pacientes con cardiomiopatía dilatada, con cierto grado de insuficiencia cardiaca, pero con fracción de eyección superior al 25%, pero la etiología de la misma debe ser isquémica. Independientemente del beta- bloqueador utilizado, se debe alcanzar una frecuencia cardiaca que oscile entre los 50 y 60 latidos por minutos y se debe mantener como terapia a muy largo plazo, salvo que se produzcan efectos secundarios que obliguen a ser suspendidos.

ANTIAGREGANTES PLAQUETARIOS

Los antiagregantes plaquetarios constituyen un importante grupo farmacológico, disponible en cardiología desde hace muchas décadas. Desde el punto de vista investigativo siempre ha sido de gran interés mantener la sangre en un estado que no sea capaz de crear trombos.

DIPIRIDAMOL.

En mi época de residente de cardiología solamente existían el dipiridamol y la aspirina como antiagregantes plaquetarios. El efecto antiagregante del dipiridamol está basado en la inhibición de la captación de adenosina y de la enzima fosfodiesterasa. Se presenta en grajeas de 75 miligramos y siempre me produjo suspicacia que sus fabricantes exigían que se utilizara junto a una aspirina, por lo que yo nunca supe quien realmente era el que producía el efecto antiagregante.

ASPIRINA.

La aspirina es el más cosmopolita de todos los medicamentos. Muy pocos tratamientos en la medicina moderna presentan un costo/beneficio superior al de la aspirina, la cual reduce ostensiblemente el riesgo en la prevención de la muerte y de infarto no mortal. Sus efectos beneficiosos comienzan tras su prescripción en la angina inestable, los pacientes isquémicos la deben mantener de por vida. La dosis oscila entre 75 a 100 mg/día. Se ha comprobado que en los tratamientos prolongados, las concentraciones mínimas son suficientes para conseguir una inhibición máxima de la vía de la cicloxigenasa plaquetaria y se evitan riesgos de sangramientos. Se sugiere que la primera dosis en la angina inestable sea en su forma masticable, sin recubrimiento entérico, con el objetivo de alcanzar rápidamente la inhibición plaquetaria.

CLOPIDOGREL.

En 2002 salió al mercado internacional el clopidogrel y aunque es un medicamento que no inhibe al tromboxano A2, peligroso depredador que tiene la infernal labor de estimular la formación de trombos, es un potente antiagregante plaquetario que utiliza otra vía en su accionar farmacológico. Tiene además otras propiedades farmacológicas adicionales que lo hacen indiscutible a la hora de elegirlo. Al principio muchos escépticos pensaron que se trataba de una aspirina sofisticada, sin ninguna otra opción más que la de obedecer al marketing intenso que hizo la compañía farmacéutica que produjo la molécula original, pero no, en honor a la verdad, tenemos que reconocer que con el clopidogrel se han evitado muchas trombosis de los anillos endovasculares de stent cuando estos se han colocado en una o varias arterias coronarias.

El Clopidogrel es una tienopiridina cuyo mecanismo de acción, como ya lo he señalado, es diferente al de la aspirina. Inhibe la activación plaquetaria mediada por la adenosina difosfato (ADP). Como actúan independiente de la vía del ácido araquidónico, las actividades antiplaquetarias de la aspirina y de la ticlopidina o el clopidogrel son sinérgicas, es decir, se multiplican entre sí. La dosis de mantenimiento del Clopidogrel es de 75 mg/día. Inicialmente se pueden administrar 300 mg, aun cuando se vaya a realizar angioplastia con implantación de Stent y luego se continúa con los 75 mg/día + 100 mg de aspirina.

Sin embargo, ha sido un tema controvertido, desde los primeros estudios, el tiempo que debe permanecer el paciente consumiendo el Clopidogrel. Hoy se sugiere que lo mantengan durante un año.

ESTATINAS

Ya he mencionado el uso y las dosis de las diferentes estatinas cuando analicé la dislipidemia como factor de riesgo coronario. Pero debemos tener presente, en el seguimiento a largo plazo de nuestros pacientes infartados, que como mínimo se les debe realizar perfil lipídico completo cada seis meses. Recuerdo que en una espectacular conferencia ofrecida por el profesor Braunwald en la ciudad de Cartagena de Indias, en el marco de un Congreso Interamericano de Cardiología, nos comentaba que era difícil para él aceptar el hecho de que muchos pacientes sometidos a costosos tratamientos de revascularización coronaria o con prótesis endovasculares de stent terminaran con esos trabajos dañados por la torpeza de muchos médicos de no monitorizar cada cierto tiempo los lípidos en sangre y con ello la utilización de estatinas.

ANTAGONISTAS DE LOS CANALES LENTOS DEL CALCIO.

Constituyen un importante grupo farmacológico a nuestra disposición, pero es importante seleccionarlos de la mejor manera. Es indiscutible que la mejor indicación es en la angina vaso espástica, pues por ser relajantes de la fibra muscular lisa, los antagonistas de los canales lentos del calcio mejoran la sintomatología de forma sensacional.

El Diltiazen es un derivado benzodiazepínico que se presenta en tabletas de 60 y 90 mg y su dosis puede llegar hasta los 360 mg/día, divididos en tres dosis. La forma LP de 200 o 300 mg, es de degradación lenta y tiene efectos muy beneficiosos en esos casos, por mantener concentraciones estables en sangre, evitando los valles-picos de otros medicamentos. El Verapamilo se presenta en tabletas de 40, 80, 120 y 240 mg, se puede llegar hasta los 480 mg/día, siempre que no se produzca bradicardia, hipotensión o diferentes grados de bloqueos auriculoventriculares. El Verapamilo retard se debe utilizar sólo cada 12 o 24 horas.

La mayoría de las dihidropiridinas como la Nifedipina y el Amlodipino, inducen un incremento reflejo de la frecuencia cardiaca, en ausencia de beta bloqueadores, una característica que posiblemente anula cualquier efecto beneficioso en la isquemia miocárdica, efectivamente, en ocasiones los antagonistas del calcio del tipo hidropiridinas empeoran la isquemia miocárdica y pueden ser perjudiciales cuando se usan en pacientes con anginas inestables que no están recibiendo beta bloqueadores. En sentido general, las mejores indicaciones de los calcios antagonistas son las siguientes:

- Persistencia de dolor en el pecho a pesar de dosis máximas de nitratos y beta bloqueadores.
- Contraindicaciones de nitratos y/o beta bloqueadores.
- Angina variante.
- No se recomienda el uso de Nifedipina y en caso de que se haga debe utilizarse combinada con un beta bloqueador.

TRATAMIENTO DE REPERFUSIÓN MIOCÁRDICA.

He decidido incluir este complejo aspecto del manejo del infarto agudo del miocardio, porque muchos de mis pacientes lo han recibido, de manera que muchos de ellos me preguntan sobre los principios generales, así como las consecuencias a corto, mediano y largo plazo del mismo. Debo comenzar explicando que la reperfusión del miocardio isquémico es el objetivo cimero para rescatar partes de ese musculo que han sido sometidas a hipoxia severa, es decir que han estado sometidas a carencias extremas de oxígeno. De esa manera se evitan complicaciones mayores, potencialmente letales. La reperfusión miocárdica se puede realizar de dos maneras:

A.- Métodos no invasivos:

1.- Con medicamentos trombolíticos:
Los medicamentos trombolíticos tienen la misión de destruir los coágulos de sangre que interfieren en que se realice una adecuada irrigación de sangre al corazón. Comenzaron a utilizarse en el tratamiento del infarto agudo de menos de 6 horas de evolución. Con el objetivo de incluir en esos protocolos al mayor número de infartados posible, se sugirió realizar la trombolisis de forma sistémica, es decir, utilizando una vena periférica.

B.- Métodos invasivos:

1.- A través de la angioplastia con o sin Stent.
2.- Cirugía de puentes aorto-coronarios.

TROMBOLISIS EN EL INFARTO AGUDO DEL MIOCARDIO

En las últimas décadas han aparecido nuevos medicamentos trombolíticos, capaces de destruir el coágulo de sangre que ocluye la arteria coronaria con muy alta efectividad y se han ampliado considerablemente las indicaciones específicas de los mismos. Ya no solamente se utilizan para trombolizar oclusiones a nivel de las arterias coronarias, también se usan en accidentes cerebrovasculares isquémicos y en trombosis a otros niveles. Desde sus inicios, uno de los principales inconvenientes que hemos observado al utilizar estos medicamentos, es precisamente el temor que tienen muchos médicos para usarlos. En honor a la verdad, ese temor no es infundado, pues de hecho los trombolíticos coronarios tienen que demostrar su eficacia terapéutica, produciendo arritmias de reperfusión y otros síntomas que alarman tanto a pacientes como a médicos.
El tratamiento trombolítico debe considerarse como una opción inmediata en todos los pacientes con infarto agudo, a los que no se les puede ofrecer angioplastia

primaria inmediata. El uso del tratamiento trombolítico es mucho más frecuente en pueblos en los que no existen salones de hemodinamia y el traslado del paciente para centros hospitalarios competentes es muy demorado. Los trombolíticos actuales son:

1.- Tenecteplaza
2.- Activador del plasminógeno tisular recombinante (rt-PA).
3.- Anistreplase (APSAC)
4.- Reteplase (r-PA)
5.- Lanoteplase (nPA)
6.- Estreptoquinasa (SC).

CRITERIOS DE INCLUCIÓN

Los criterios fundamentales para utilizar trombolíticos en el infarto agudo del miocardio son:

- Dolor de menos de 6 horas de evolución.
- Supra desnivel del ST mayor de 0,1 mV en dos derivaciones consecutivas.
- Bloqueo completo de rama izquierdo infrahisiano nuevo. (BRIHH)

CONTRAINDICACIONES DE LOS TROMBOLÍTICOS

- Historia previa de enfermedad cerebro-vascular hemorrágica.
- Pericarditis aguda
- Endocarditis
- Úlcera péptica activa
- Embarazo
- Neoplasia intracraneal o a cualquier otro nivel
- Aneurisma arterial o malformación arterial o venosa conocida
- Alergia a los fibrinolíticos
- Cirugía mayor reciente, de menos de tres semanas
- Diátesis hemorrágica

- Sangramiento interno en las últimas seis semanas
- Reanimación cardiopulmonar
- Pancreatitis aguda
- Reanimación cardiopulmonar prolongada, en los últimos 2 meses
- Hipersensibilidad a los trombolíticos
- Edad avanzada (mayores de 75 años)
- Personas con bajo peso (menor de 60 kg)
- Hemorragia gastrointestinal o genitourinaria reciente
- Trauma mayor en las últimas cuatro semanas.
- Hipertensión arterial severa no controlada
- Anticoagulación a dosis terapéuticas

COMPLICACIONES DE LA TROMBOLISIS.

A.   RECIENTES.

- Hipotensión arterial.
- Arritmias y trastornos de la conducción por reperfusión.

Se suelen producir extrasístoles ventriculares frecuentes, fibrilación auricular, taquicardia ventricular y supraventricular, fibrilación ventricular. Trastornos de la conducción auriculoventricular.

* Insuficiencia cardiaca.
* 4. Hemorragias: Sobre todo en los sitios de punción.
* Alergias: Rubor, urticaria, edema de los labios.

B.- TARDÍAS

Las complicaciones tardías son aquellas que aparecen seis horas después de aplicado el trombolítico. Son tan peligrosas como las complicaciones recientes, por lo que se requiere de un adecuado entrenamiento en el tratamiento de esas complicaciones en los médicos que aplican este tratamiento. De todos modos, si usted recibió este tratamiento no tiene por qué preocuparse, pues debe continuar con una evolución adecuada y libre de complicaciones por este motivo.

SIGNOS DE Reperfusión MIOCÁRDICA.

- Alivio del dolor precordial.
- Disminución del segmento ST.
- Arritmias de reperfusión: Extrasístoles ventriculares, fibrilación auricular, ritmo idioventricular acelerado, taquicardia o fibrilación ventricular.
- Sensación de bienestar del paciente

Hay que señalar que si bien es cierto que la fibrinolisis se puede realizar en hospitales del primer nivel, por médicos generales que reciban entrenamiento en este sentido, la tendencia generalizada es a remitir al paciente sin ofrecerle prácticamente nada. Cuando se analizan los riesgos del tratamiento fibrinolítico, se llega con facilidad a la conclusión de que es preferible asumirlos con el objetivo de disminuir la mortalidad a corto, mediano y largo plazo.

Por otra parte, hay que establecer campañas de educación para la salud, con las que se debe orientar a los ciudadanos acerca de la importancia que tiene dirigirse a un centro de salud apenas comience el dolor precordial con características isquémicas miocárdicas. Es la única manera de preservar la posibilidad de ofrecerles tratamiento de reperfusión miocárdica. Sería inaudito que el paciente llegue a tiempo a un servicio de urgencias y no se le practique. El mayor número de personas excluidas de esos procedimientos ocurre en lugares fuera de las grandes ciudades, pero casi siempre se excluyen por el temor de los médicos generales de asumir las posibles complicaciones, aunque esas son mínimas.

Si a usted se le practicó trombolisis y además se le realizó dilatación coronaria con implante de stent, casi siempre queda con tratamiento de sostén con clopidogrel, excepto si es portador de una fibrilación auricular, pues en ese caso se le prescribirá un anticoagulante como la warfarina.

REPERFUSIÓN POR CATETERISMO

La angioplastia primaria con implantes de anillos de stent sigue siendo la mejor y más efectiva opción de reperfusión para los pacientes con infartos agudos del miocardio y angina inestable, es decir, para todos aquellos infartados en los que ha sido imposible quitarles el dolor en el pecho a pesar de haber utilizado potentes analgésicos. Se obtienen buenos resultados en el 96% de los casos y se evitan los peligros de sangramientos propios de la fibrinolisis.

La dilatación del segmento ocluido de la arteria coronaria, es una opción importante para todos los pacientes con contraindicaciones de trombolisis y en los infartados en shock cardiogénico. La angioplastia con implantación de stent medicados, disminuye considerablemente la reoclusión del stent. En algunos centros se realiza la angioplastia primaria facilitada, es decir, utilizando previamente fibrinolíticos e inhibidores de la glicoproteína Iib/IIIa, de esta manera se produce un mejor flujo coronario.

Es bueno que usted sepa amigo lector, que si se le realizó dilatación de una o varias arterias coronarias y se le implantó uno o varios anillos de stent, se le dio una dosis de "carga" de Clopidogrel, que oscila entre los 300 y 600 miligramos, junto con aspirina, antes del procedimiento. Se ha demostrado que el pre tratamiento con Clopidogrel reduce al 46% las probabilidades de mortalidad cardiovascular, de infarto miocárdico recurrente y de accidentes cerebrovasculares, en los 30 días que siguen a la angioplastia. Esos resultados son válidos aún en aquellos pacientes que reciben tratamiento fibrinolítico por presentar infarto agudo y que son sometidos a angioplastia con implantación de anillos de stent.

El Clopidogrel se metaboliza en el hígado y pasa a su forma activa a través del citocromo P450. En ausencia de una dosis de carga, se requieren aproximadamente de 3 a 5 días para que los efectos anti plaquetarios de la dosis diaria de 75 miligramos alcance el umbral sanguíneo óptimo. El uso de una dosis de carga de Clopidogrel de 300 a 600 mg, produce una acentuada inhibición plaquetaria luego de algunas horas, lo que garantiza una adecuada reperfusión y una disminución importante de la mortalidad cardiovascular. Ahora bien, es un hecho controvertido, sobre el que no se ha podido llegar a un consenso unánime, definir el tiempo que se debe mantener el clopidogrel después de una angioplastia con Stent recubierto. La mayoría de los autores están de acuerdo en utilizarlo como mínimo tres meses. Otros prefieren suspenderlos al año. En los últimos años han aparecido diferentes endoprótesis vasculares o anillos de Stent, recubiertos por sustancias que se degradan paulatinamente, lo cual permite mantener un efecto antiagregante plaquetario local durante mucho tiempo. Es indiscutible las ventajas que ofrecen frente a los stent tradicionales, por la tendencia de estos últimos a la reoclusión temprana.

CIRUGÍA EN EL INFARTO AGUDO

Amigo lector, hemos transitado por los caminos escabrosos del diagnóstico y tratamiento del infarto del miocardio, siempre ha sido nuestra meta, evitar la muerte de quienes han padecido esta calamidad. En ese contexto existen casos extremos en los que se tiene que recurrir a la cirugía de revascularización coronaria urgente, muchas veces en situaciones hemodinámicas complejas, casi al borde de la muerte. De los pacientes que tratamos en Cardiocenter, operados en condiciones precarias durante un infarto agudo complicado, tenemos varios a los que hubo que intervenir en dos ocasiones. En ellos, el pronóstico durante el primer año de sobrevida es extremadamente malo por las condiciones tan deterioradas en que suele quedar el corazón. En sentido general con los medicamentos cardioprotectores con los que contamos en la actualidad, podemos mejorar ese pronóstico.

El hospital Mount Sinaí de Miami, en la Florida, es pionero a nivel mundial en el desarrollo de las cirugías cardíacas mínimamente invasivas. La técnica quirúrgica está basada en llegar al corazón a través de pequeñas incisiones que devendrán en una recuperación mucho más rápida de esos pacientes, lo que conlleva a disminuir la estadía de hospitalización y con ello los costos económicos por cada cirugía realizada.

TERAPIA CON CÉLULAS MADRE

En las últimas décadas, la medicina regenerativa se ha extendido a casi todas las especialidades médicas, dentro de ella, la terapia con células madre está cobrando gran interés en el campo de la cardiología por los resultados altamente alentadores que han mostrado varios grupos de investigaciones. Hasta el año 2000 se tenía el criterio de que el corazón no tenía capacidad regenerativa porque las células que morían durante el proceso de envejecimiento o durante un infarto del miocardio, eran irrecuperables. Hoy sabemos que existen nichos celulares con capacidad regenerativa tal y como sucede con las células hepáticas.

Con este tratamiento se evitaría un número importante de trasplantes cardiacos, a personas con miocardiopatías dilatadas severas por cardiopatía isquémica. Según algunos protocolos, se toman células madre de la medula ósea de los mismos pacientes y a través del cateterismo se "siembran" en el territorio del miocárdico ubicado en el límite entre el miocardio infartado y el normal, a la que he llamado "zona de incertidumbre". Se produce entonces regeneración del tejido sano, disminuyendo el tejido necrótico. Aun cuando está en su etapa incipiente, los resultados alentadores en su práctica la hacen una opción válida para muchos pacientes que no logran controlar sus síntomas con la terapéutica tradicional. Otras formas de terapia genética aplicadas en el tratamiento de la cardiopatía isquémica, todavía están en fase experimental. En Latinoamérica, Brasil está a la vanguardia del tratamiento de la cardiopatía isquémica utilizando células madre. Lo hacen inyectando el miocardio con células madre, lo cual, a la postre, mejora el tono y la contractilidad del miocardio, con la consecuente mejoría de la fracción de eyección del corazón y con ello, mejorando la calidad de vida de esas personas. En otros países como Colombia, se intentó introducir en el mercado esta tecnología, pero no prosperó porque las compañías de seguros de salud no la aceptaron.